朱汝功 审定

吴绍德 王佐良 徐玉声 陆焱垚 整理

第二辑

现代著名老中医名著重刊丛书

陆瘦燕

针灸论著医案选

人民卫生出版社

图书在版编目（CIP）数据

陆瘦燕针灸论著医案选/吴绍德等整理．—北京：人民卫生出版社，2006.1

（现代著名老中医名著重刊丛书　第二辑）

ISBN 978-7-117-07205-2

Ⅰ.陆…　Ⅱ.吴…　Ⅲ.针灸疗法-医案-汇编　Ⅳ.R245

中国版本图书馆 CIP 数据核字（2005）第 128711 号

现代著名老中医名著重刊丛书

第 二 辑

陆瘦燕针灸论著医案选

整　　理：吴绍德 等
出版发行：人民卫生出版社（中继线 010-59780011）
地　　址：北京市朝阳区潘家园南里 19 号
邮　　编：100021
E - mail：pmph @ pmph.com
购书热线：010-59787592　010-59787584　010-65264830
印　　刷：北京盛通印刷股份有限公司
经　　销：新华书店
开　　本：850×1168　1/32　　**印张：**11.125
字　　数：236 千字
版　　次：2006 年 1 月第 1 版　2025 年 4 月第 1 版第 14 次印刷
标准书号：ISBN 978-7-117-07205-2
定　　价：21.00 元
打击盗版举报电话：010-59787491　E-mail：WQ @ pmph.com
（凡属印装质量问题请与本社市场营销中心联系退换）

鐵壇之光

周谷城題

周谷城

尿道涩滞，混浊不清，经云：膀胱为州都之官，津液藏焉，气化则能出矣。故膀胱不利为癃。三焦者，决渎之官，水道出焉，故三焦实则为闭癃。癃乃闭，是二症也。暴病则为溺闭，久病则为溺癃。故解不解，屡出而短少，证诸文献记载，斯症应属癃之病无疑。而况久病之后，元气耗伤，调治本非易事，拟补元阳，填肾精，清湿热，利水道，标本兼施，以观其后

委阳 泻　阴谷 补　气海 补　中极 补　肓俞 泻　水道 泻
膀光俞 泻　三焦俞 泻　阳关 补　太溪 补　三阴交 泻

手法：深刺提插法　　疗程：间日一次，十二次为一疗程

建议：治疗请与五门诊主任联系，本方仅作参考

刘明元同志　六二年十二月九日　上海中医学院陆瘦燕拟方

患者于60年因腰椎骨折而引起二便不通并沿太阳膀胱经络筋部分感觉麻木经过多方调治病势渐减有所好转但十年来对小便频数涩滞尿赤混浊之症状依然存在有时发高热小便频急益甚平素大便不坚纳谷如恒切脉细弦带数二尺有虚浮之象右足太谿沉微甚于左足之冲阳独盛二太谿弦大右胖左坻腑复按脐下有悸动应指小腹弛软虚里无跳动背俞无显著压痛惟命门阳关重按有酸胀之感参脉证证是属虚中夹实症系元气亏损督脉空虚肾阳不固膀胱之气化失司更由于湿热之邪迫注下焦稽留胞中遂致

出版说明

自 20 世纪 60 年代开始，我社先后组织出版了一批著名老中医经验整理著作，包括医论医话等。半个世纪过去了，这批著作对我国近代中医学术的发展产生了积极的推动作用，整理出版著名老中医经验的重大意义正在日益彰显，这些著名老中医在我国近代中医发展史上占有重要地位。他们当中的代表如秦伯未、施今墨、蒲辅周等著名医家，既熟通旧学，又勤修新知；既提倡继承传统中医，又不排斥西医诊疗技术的应用，在中医学发展过程中起到了承前启后的作用。这批著作均成于他们的垂暮之年，有的甚至撰写于病榻之前，无论是亲自撰述，还是口传身授，或是其弟子整理，都集中反映了他们毕生所学和临床经验之精华，诸位名老中医不吝秘术、广求传播，所秉承的正是力求为民除瘼的一片赤诚之心。诸位先贤治学严谨，厚积薄发，所述医案，辨证明晰，治必效验，不仅具有很强的临床实用性，其中也不乏具有创造性的建树；医话著作则娓娓道来，深入浅出，是学习中医的难得佳作，为近世不可多得的传世之作。

由于原版书出版的时间已久，已很难见到，部分著作甚至已成为学习中医者的收藏珍品，为促进中医临床和中医学术水平的提高，我社决定将一批名医名著编为

《现代著名老中医名著重刊丛书》分批出版，以飨读者。

第一辑收录13种名著：

《中医临证备要》　《施今墨临床经验集》
《蒲辅周医案》　《蒲辅周医疗经验》
《岳美中论医集》　《岳美中医案集》
《郭士魁临床经验选集——杂病证治》
《钱伯煊妇科医案》　《朱小南妇科经验选》
《赵心波儿科临床经验选编》《赵锡武医疗经验》
《朱仁康临床经验集——皮肤外科》
《张赞臣临床经验选编》

第二辑收录14种名著：

《中医入门》　《章太炎医论》
《冉雪峰医案》　《菊人医话》
《赵炳南临床经验集》　《刘奉五妇科经验》
《关幼波临床经验选》　《女科证治》
《从病例谈辨证论治》　《读古医书随笔》
《金寿山医论选集》　《刘寿山整骨经验》
《韦文贵眼科临床经验选》
《陆瘦燕针灸论著医案选》

这批名著原于20世纪60年代前后至80年代初在我社出版，自发行以来一直受到读者的广泛欢迎，其中多数品种的发行量都达到了数十万册，在中医界产生了很大的影响，对提高中医临床水平和中医事业的发展起到了极大的推动作用。

为使读者能够原汁原味地阅读名老中医原著，我们在重刊时采取尽可能保持原书原貌的原则，主要修改了原著中疏漏的少量印制错误，规范了文字用法和体例层次，在版式上则按照现在读者的阅读习惯予以编排。此外，为不影响原书内容的准确性，避免因换算造成的人为错误，部分旧制的药名、病名、医学术语、计量单位、现已淘汰的检测项目与方法等均未改动，保留了原貌。对于犀角、虎骨等现已禁止使用的药品，本次重刊也未予改动，希冀读者在临证时使用相应的代用品。

人民卫生出版社

2005 年 10 月

整理说明

1. 本书所收论著与医案主要为陆瘦燕老师50年代后期与60年代初的著作和经验，代表了他晚年比较成熟的学术思想和医疗经验，可以作为针灸临床、教学、科研工作者学习和提高理论和技术水平的参考读物。

2. 本书论著部分计收辑论文22篇，其中有关经络和腧穴的论文计5篇；有关针刺手法的论文计10篇；有关治疗理论和经验总结方面的论文计6篇；另加杂谈1篇。这些论著从整理《内经》、《难经》文献出发，既有继承，又有阐发，内容广泛，列论精确，其中有些观点还独具创见，丰富了针灸学的理论内容，这些特点在按语中分别有所提示和说明。

3. 医案部分计收辑32病52案例，除了逐一加按，叙明陆老治疗之理法方穴思想外，遇有相同病种不同型类或病因病机的例子，均在每一病种之后加讨论一则，以比较其异同，分析其治理，并据整理者多年跟随陆老的体会，叙明陆老对治疗该病的学术见解和施治规律，借以弥补病案不足的缺点，俾使读者能更多地掌握陆老治病的经验。

4. 陆瘦燕老师晚年治病十分重视全身切诊，同时善于运用各种手法，疗效十分显著。这些经验在本书中也有较多的反映，这是祖国医学宝贵的遗产，值得我们进一步继承和研究。

5. 本书内针灸处方中穴位右上方所用符号:“+”代表针刺补法,“-”代表针刺泻法,“±”代表针刺先补后泻,“∓”代表针刺先泻后补,“△”代表艾灸,“○”代表火罐。穴位右下方分别标明所取为“左”、“右”或“双”侧。对某些特殊穴位所用的特殊手法,均在处方下手法栏内加以说明。药物处方中所用的重量单位,一律以公制——“克”为标准。

6. 由于陆老师已经故世,目前整理他的遗著和医案,给我们造成很大的困难,幸而朱汝功老师从旁指导,给我们以很多帮助,但总因我们水平限制,一定会有缺点和错误,希望陆老身前的友好以及广大读者给我们提出宝贵的意见。

整理者 吴绍德 王佐良 徐玉声 陆焱垚

1981年9月

朱 序

瘦燕同志离开我们已 12 年了。在十年浩劫中，他遭受诬陷迫害，于 1969 年 4 月 27 日在原上海市针灸研究所隔离室含冤逝世。

瘦燕同志原籍江苏昆山，字昌。16 岁中学毕业后，随生父针灸名家李培卿公学医。父亲对他严格要求，督其精研《内经》、《难经》、《甲乙经》、《类经》、《针灸大成》等医学典籍，他少年勤学，为了习诵有关经文和歌赋，每天早兴晚睡，刻苦攻读，遇有疑难问题，必穷诘其奥理，非悟不休。由于自己的勤奋好学，兼以家学熏陶，使之于年少时对针灸医学即奠定坚实基础。18 岁来沪开业，认真辨证，正确施治，针刺沉疴，屡见奇效，诊余钻研经络理论，考证穴位、手法，如饥似渴，对技术精益求精，积数十年如一日，因此，业术猛进，晚年卓然成家，蜚声海上，病者盈门，历久不衰。

我自 1941 年在上海中国医学院毕业后，开业于奉贤县南桥镇。1943 年春与瘦燕同志结婚，婚后各自行医，诊务之暇，相互切磋，为研究疑难杂病而每致寝食俱忘。他临床经验丰富，治学态度严谨，对病者认真负责的精神，都给我启发帮助极大。

解放前，祖国医学日益衰微，我们触目心伤，认为要振兴中医事业，必须重视整理祖国医学理论，总结临床经验。遂于1948年春创办了“新中国针灸学研究社”，并附设函授班，以期推广针灸医学，扩大影响，挽救危亡。同时，他又编著了《针灸正宗》第一集（中风预防法，金针实验录）、第二集（金针心传，穴位释义），分别于1950年、1951年出版。

瘦燕同志经常和我商讨祖国医学的继承、整理、研究、发扬等问题。于1952年我们参加上海市公费医疗第五门诊部工作，同时又创办针灸学习班，培养了大批针灸专业人才，并准备着手整理经络、腧穴、刺灸、治疗等方面的临床经验和系统理论，编写一部《针灸学习丛书》。1958年，瘦燕同志参加上海中医学院工作，此一设想，得到中医学院领导的大力支持。在瘦燕同志的主持下，组织了几名学生，开始了《针灸学习丛书》的编写工作，1959年9月《丛书》第一册《经络学图说》问世，以后陆续出版了《腧穴学概论》、《刺灸法汇论》、《针灸腧穴图谱》等书，还有《腧穴释义》、《针灸歌赋新释》、《治疗学总论》等文稿亦已撰写竣事，讵于十年浩劫中付之一炬，长年心血，毁于一火，实极痛心。目前，《针灸腧穴图谱》被译成外文，仍在国外发行。

此外，在瘦燕同志的主持下，还与上海教学模型厂协作创制与成人等大的经络腧穴电动玻璃模型，通电后能显示经络循行与流注关系，并配录音讲解，为针灸教学提供了现代化的直观教具。1959年奉派出国讲学，回国后，虽身患数种慢性疾病，仍经常出席各省市及全国中医学术交流会，全心全意为振兴中医事业做了大量工作，对针灸医学的继承、发扬作出了贡献。

瘦燕同志毕生从事针灸学理论和临床的研究，对针灸学术有较深的造诣。他十分强调经络理论对临床的指导作用，在经络理论上多有阐发，例如对经气含义的理解，他认为经气应包括禀受于父母先天精气而产生的元气和流行于经脉内外的营卫之气（即后天水谷之气），前者是维持经络通行血气、营运阴阳、调理虚实、处治百病的功能力量，也是腧穴所以能够通过经络的传导发生治疗作用的动力；后者则是营养脏腑、充实身形、维持生命活动的物质基础。从而阐发了刘完素有关“元气动而不息，巡于四方”，“无器不有，无所不至”的理论，为诠释《难经》提出的“十二经脉皆系于生气之原”，以及十二经脉原穴的意义——“所止辄为原”的理论提供了依据。由此伸引，联系十二经脉标本和足六经根结的理论，阐释了五输穴的不按经脉循行逆顺排列：六阳经脉五输穴之所以仅能治外经病，六阴经脉的五输穴之所以能治本脏病；以及“治腑者治其合”等理论，为针灸学的理论提高作出了贡献。他还在整理十二经脉和奇经八脉的腧穴交会关系中，发现了手足同名经所以上下相接，“同气相求”的理由，为阐释伤寒六经的来由，找到了源泉；并还用来诠释奇经八脉作用的由来。他对十二经脉“是动、所生病”的意义，作了深入的探讨，敢于力破众议，提出比较合理的见解，并从而对十二经脉的病候，逐经地作了析解。他运用经络学说，全面地诠释针灸学的各项理论，从刺灸方法到处方配穴的应用，融会贯通，自成体系。有关这些内容的专著均已辑入本书之中。

他在临床诊治时严格辨证，重视经络切诊。认为真元不足，浮阳上越的病人，脐下“肾间动气”每应手而躁动；肝阳上亢，肝胃不和的病人，切按“颔厌”、

“太冲”往往弦紧或弦细。对疾病的转归和预后，十分重视先后天的虚实因素。经常运用太溪脉（肾脉）和冲阳脉（胃脉）的切诊，并以此配合寸口脉变化来判断疾病的轻重和吉凶。他赞同李中梓的论述：“冲阳者，胃脉也，盖土者万物之母，冲阳脉不衰，胃气犹存，病虽危，犹可生也。……太溪者，肾脉也，盖水者天一之元，太溪不衰，肾气未绝，病虽危，尚可生也。”故冲阳脉搏动有力，说明胃气健旺，病虽重，恢复有望；冲阳脉衰微不至，“脉无胃气”，恢复健康就较困难；但若冲阳衰微而太溪仍旺，先天之根（肾气）未绝，疾病纵然危险，仍有转机的希望；若“太溪”、“冲阳”二脉切之均微弱不至，说明病情十分危重，必须密切注意。

瘦燕同志对针刺手法也颇有研究。曾撰写多篇论文，讨论针刺手法的分类及组合等问题，为临床应用提供了依据。他将针刺手法的目的区分为“催（候）气”、“行气”、“补泻”三类，并在《略论毫针基本手法与平补平泻及平针法》一文中，将进退针、提插针、捻转针及针刺方向和留针等基本操作手法的意义和在各类针刺手法中的操作与作用，作了详细的分析，对“徐疾补泻”和“提插补泻”概念作了清楚的说明。他在《针刺补泻手法的探讨》一文中，以经络理论为依据，按《内》、《难》原意，将针刺补泻手法的作用归纳为“调和阴阳”和“疏调营卫”两类，他认为前者是针对脏腑经络阴阳之气的“有余”与“不足”而设，“从阳引阴”，“阳下之为补”；“从阴引阳”，“阴上之为泻”，“徐疾补泻”和“提插补泻”是这类手法的代表。后者是针对营卫之气运行的“太过”与“不及”

而设，以“迎随补泻”、“捻转补泻”为代表，在临床运用中颇有指导意义。

瘦燕同志在行（导）气手法的科学研究中，曾与上海第一医学院附属中山医院协作，用多方位经穴肌电测绘的方法，施用经络“导气”针法，对感觉产生、循行方向与相应经穴电变化情况作了实验性观察，结果表明，三者之间有较多数的相对一致性。在三组对照中，瘦燕同志的符合率最高，这说明他对控制针感的“行气”手法有独到的经验。在临床上他运用这种手法曾获得显著的疗效，这些案例在本书中也有收载。

对针刺复式手法的组合与作用，瘦燕同志曾作了详细的整理和归纳，并逐法加以解释。在科学研究中，他和中医学院生化教研组老师们一起观察了“烧山火”、“透天凉”手法对体温和某些体液成分的影响，实验结果表明，这两种手法对体温变化和对血糖、血浆柠檬酸的含量都有显著的影响。

瘦燕同志不但研究针刺手法，对灸治方法亦有深入的研究和临床心得，他对施灸点穴和体位姿势，灸穴顺序等均严格要求，对艾炷的大小和灸治的壮数，都以辨证为原则，根据年龄及不同部位区别对待，经常针灸并用，迭建奇功。有关这方面的经验，本书案例中也有反映。

瘦燕同志穷毕生精力，从事针灸医学研究与实践，有丰富的临床经验和深刻谨严的学术思想，必须予以继承和发扬。为此，上海中医学院党委和人民卫生出版社要我组织力量，将瘦燕同志生前的论著及医案进行搜集和整理，编纂成书，这对我来说，于公于私均属责无旁贷。但因十年浩劫，资料大多散失，虽经勉力搜寻，然尚多有挂漏，未能全面反映瘦燕同志于针灸医学之成就，实为憾事。

本书的编写工作，在我主持下，由跟随瘦燕同志多年的及门弟子吴绍德、王佐良、徐玉声医师及小女焱垚共同负责；并承高忻洙医师、王卜雄医师将郑重收藏的临诊记录慷慨惠寄；又承上海中医学院针推系主任奚永江副教授将珍藏的瘦燕同志会诊案遗墨惠赠；许多老病家也纷纷前来将保存的病历记录慨于支助，在此一并致谢。

在《陆瘦燕针灸论著医案选》编排付梓之际，为纪念瘦燕同志，谨留数言，以志永存，并就正于诸同道。

朱汝功

1981年6月于上海

黄　序

著名针灸学家陆君瘦燕，吾多年老友也。少年时即随其父针灸名医培卿公学医，在慈父严师的培养下，勤奋学习，苦心钻研，数年后尽得其传。学业既成，在沪悬壶应世，热情为群众诊治疾病，疗效显著。以此而声望日隆，就诊者踵趾相接，经久不衰。

陆君素怀发扬祖国医学之宏旨，培育中医人才之心愿。在繁忙的诊务之余，以聪颖之天赋，探《素》《灵》之秘奥。博览群书，兼收并蓄，对技术精益求精，向古人学习，但又不拘泥于古，结合自己的心得，而有独创之见。尤其重视经络学说对临床的指导意义；在强调经络作用的同时，也十分注意取穴的准确，而对腧穴作了严格的考证；还对针刺手法作长期的探索和研究。并将丰富的学术经验，进行总结，著书立说，已出版的有《经络学图说》、《腧穴学概论》、《刺灸法汇论》、《针灸腧穴图谱》等著作，广泛流传于全国，影响深远，有的则被译成外文，远销国外。

陆君在解放前目睹中医针灸学横遭歧视、摧残，濒临绝境，毅然排除阻力，兴办新中国针灸学研究社，并附设函授班。解放后，在党的领导下，热情以培育中医后继人才为已任，创办带徒班，为国家培养了大批针灸专业人才。以后又主持我院针灸学的理论和临床研究，并以充沛的精力，关心针灸教材建设和教具改革。因此，门墙桃李，遍及全国，对继承发扬祖国医学作出了贡献。

陆君生前历任上海中医学院针灸系主任、附属龙华医院针灸科主任、上海市针灸研究所所长、国家科委委员、第三届全国政协特邀代表、上海市第一、二、三届政协委员、上海市南市区第一、二、三届人民代表、中国农工民主党上海市委委员、上海市中医学会副主任委员、针灸学会主任委员等职，由于遭受林彪、“四人帮”的残酷迫害，不幸去世。这是中医界一大损失，同道无不为之悲痛。“四人帮”粉碎后，陆君得到平反昭雪。尤其令人欣慰的，其夫人朱汝功同志率其女公子焱垚和及门弟子，以高度的责任心和对亲人深切怀念之情，将陆君生前的论著及医案，进行搜集、整理，编写成《陆瘦燕针灸论著医案选》，对经络、腧穴、手法等从理论到实践，作了精辟的论述，对某些病种的针灸治疗经验，作了具体的介绍，并整理包括 32 个病种的医案 52 例，内容丰富，各具特色，足资后学者以有益的借鉴。书既成，朱君索余为之序，欣然应命。

总之，老友陆君瘦燕之所以在中医针灸学术方面取得深邃的造诣，卓越的成就，这与他治学严谨，坚持实践和勇于革新创造的精神分不开的。他是一位对中医学术理论有所发展，对培育中医人才有所贡献的针灸学家。值得我们学习和寄予深切的怀念。

黄文东

1981 年 5 月

目　录

论　　著

一、经络学说的探讨与针灸疗法的关系

经络学说是中医基础理论的重要组成部分，几千年来，在中医各科的临床实践中，一直起着指导作用。如失去经络学说的指导，实践中就会迷失方向，缺乏理论根据，在千变万化的病例面前，必然不知所措。所以《灵枢·经别》篇曰："夫十二经脉者，人之所以生，病之所以成，人之所以治，病之所以起，学之所始，工之所止也。"明·马元台亦曰："不识十二经络，开口动手便错。"由此可见，经络学说乃是中医学术理论体系中十分重要的内容之一。

（一）经络学说的起源和针灸的关系

经络学说虽与中医各科皆有关系，但是从经络现象的具体表现来看，本人认为经络学说的起源和针灸的关系十分密切。经络学说的形成，是在腧穴定位定性的基础上发展而来的。腧穴最初是以"按之快然"、"以痛为输"的形式被人类发现的。公元前2000年，由于生产工具的改革，冶金术的进步，针灸的器具也有了重大的革新。九针的出现，逐渐取代了上古时代盛行的砭石。针灸工具的进化，无疑促使了当时针灸医学的巨大发展，随着针灸实践经验的积累和适应证的日益扩大，腧穴才脱离了"以痛为输"的雏形而确定了位置和性能。同时在针灸某些腧穴时，发现了感

觉的传导，每有一定的径路，而同类主治性能的腧穴，又往往排列在同一条感觉传导的径路上。因此结合内脏和腧穴在病理反应上和治疗作用上的相互关系，归纳同类主治性能的腧穴，从感性认识的初级形式，通过思维，逐步加以充实，提升到理性认识的高级阶段，最后成为理论体系，奠定了经络学说的基础。由此可见，经络学说用于指导临床实践，以针灸为较早，其后随着中医学理论的发展，才广泛地被应用到各科中去。据此，经络学说从孕育、诞生到发展，皆与针灸息息相关。

（二）有关经络学说客观存在的论证

经络的存在，是客观的事实，数千年来，无数著名的医家均十分重视。例如我国现存最早的医学经典著作——《黄帝内经》中，就有很多篇幅专门讨论经络学说，《灵枢·经脉》篇："经脉者，所以能决死生，处百病，调虚实，不可不通。"强调了经络的重要作用。四总穴歌云："肚腹三里留，腰背委中求，头项寻列缺，面口合谷收"就是以经络学说为基础的，因为足三里属于胃经，其脉循行于腹部，属胃络脾，肚腹之疾，多是胃气不和所致，故取胃经的合穴足三里施治。腰背部是足太阳膀胱经所过，属膀胱，络肾脏，临床中腰痛多属肾亏和膀胱经脉有邪之故，所以要用委中穴来治疗。列缺虽属肺经，但是在奇经八脉中，通于任脉，任脉之气和督脉相连，合则为一，分则为二，而督脉行于头项，头项强痛也与肺经中了表邪有关，故此取用列缺，能够疏风散邪，通任督之气。至于合谷，乃是手阳明大肠经的原穴，手阳明之脉，循颈上颊，入下齿中，左之右，右之左，上挟鼻孔，取合谷治疗面口病，也离不开经络学说的范围。近来发现的治疗阑尾炎特效穴——阑尾穴（在上巨虚上约1寸）也和经络有关。《灵枢·本输》篇指出“大肠小肠皆属于胃，是足阳明也。”《灵枢·邪气脏腑病形》篇:“大肠合入于巨虚上廉”。同时指出:“大肠病者，……取巨虚上廉”的治疗方针。以《内经》腑病取合的原则结合阑尾所在的位置考虑，针刺上巨虚附近的阑尾穴治疗阑尾炎，是不难解释的。

最近上海发现产后灸神阙穴，可以帮助子宫收缩和止血，这种作用也可用经络学说来解释。神阙属于任脉，为心经下络小肠之脉的止穴。任脉出于胞中，主女子胞胎，心脏为阳中之阳脏而主血脉。所以“神阙”二字在意义上包涵着心神所居的宫阙之义，是阳气所舍所合之处，因此别名又叫“气舍”、“气合”。灸治此穴，可以温暖胞宫而补益血中之气。《内经》说:“阴阳之道，阳密乃固。”又说:“阳气者，精则养神，柔则养筋。”胞宫之阳气恢复，筋肉得其濡养，自然可以加快收缩；血中之阳气充沛，气能摄血，当然不致过多地流失。这种机制若不是通过经络的联系，则是无法理解的。

此外在腧穴的性能上，心经的腧穴可以治心病，肺经的腧穴可以治肺病，脾经的腧穴可以促使脾气健运，帮助消化等等，皆和经络有关。目前临床上很多人的体会，循经取穴往往比局部取穴疗效要好。

针刺时的感应现象不但符合古人文献中的记载，而且其通传方向还可以用手法来控制。如欲经气上行，也就是感应向上，可用押手的拇指紧压所针腧穴的下方，闭其下气，然后针尖向上，外捻推之，并结合提插，经气就会上行，感觉也就向上；反之，紧压腧穴的上方，闭其上气，针尖向下，内捻导之，也结合提插，经气就会下行，感觉也就向下。倘若不用捻转手法，以针尖上下的方向，施行“苍龙摆尾”法，也能得到同样的结果。同时在施行“烧山火”手法时，用三进一退、紧按慢提的方法，患者就会有针下灼热的感觉；但如同样在一个部位上施用“透天凉”时，以一进三退、慢按紧提的手法进行操作，病人又会有针下清凉的感觉。甚至在同一个腧穴，补泻兼施时，依阴中隐阳法操作（首施慢按紧提——泻，继用紧按慢提——补），病人也会有先凉后热的感觉；相反，依阳中隐阴法操作（先用紧按慢提——补，后行慢按紧提——泻），病人又感到先热后凉。这种情况本人在临床上常常遇到，是经气“已补而实，已泻而虚”的结果，也就是《素问·针解篇》提出的:“刺虚则实之者，针下热也，气实乃热也；满而泄之者，针下寒也，气虚乃寒也”的道理。

（三）经络学说的内容及其相互关系

“经”和“络”是两个不同的部分，经脉是纵行的干线，络脉是横出的细枝，经脉和络脉就是经络的主体。外加若干连属部分，在内有五脏六腑，在外有经筋，皮部，这样组成了经络的体系，列表如下（见表1-1）。

十二正经是气血通行的主干，十二经别别出于正经，循行于体内，以辅佐正经循环的不足；奇经八脉交错于十二正经之间，以调节正经中气血的盈亏；十五络脉别行于体表，以加强正经之间的联系；无数络脉和孙络，如网罗一样遍布全身，起着渗灌各部的作用；由此组成了通行气血，沟通内外的经络体系。必须指出，经筋、皮部仅是受经络之气所渗灌濡养的一些组织而已，不能代表经络在体表所联系的整个部分。其实人体外部的五官九窍、四肢百骸等，皆赖经气濡养，全靠经络联系。

表 1-1

- 经络的内容
  - 经络系统
    - 经脉
      - 十二正经——行于分肉间，常不可见
      - 十二经别——别行之正经
      - 奇经八脉——不拘于正经
    - 络脉
      - 十五络脉——是主要的大络
      - 络　　脉——由正经支而横出者，浮而常见
      - 孙　　络——络脉之支别
  - 连属部分
    - 内　部
      - 五（六）脏、六　腑——经脉之所络属
    - 外部
      - 十二经筋、十二皮部——十二正经之所渗灌

1. 十二正经

（1）十二正经的分布规律：四肢经脉上下分布的规律是与五脏的位置和脏腑的表里关系相关的。心、肺、包络位在胸膈以上，所以它的经脉分布在上肢；又因为脏属阴，故此循行于手臂内侧。基于脏腑表里的关系，腑经随脏，因此小肠、大肠、三焦经也分布在上肢，腑为阳，故这三条腑经，就分布在手臂的外侧了。同样的理由，肝、脾、肾三脏位在胸膈以下，因而此三经分布在下肢内侧，胆、胃、膀胱三经，也因脏腑表里的联系而分布在下肢外侧。

头部经脉的分布以六阳经脉为主，手足少阳布于侧头部，手足阳明分布于面部，足太阳分布于后头及头顶

部，手太阳分布于颊部及颧部。

躯干部经脉分布的规律是以背为阳，阳经分布在腰背部；腹为阴，阴经分布在胸腹部。所以肩背部是手三阳分布的区域；腰背部是足太阳分布的区域；足少阳分布在背腹之间的侧腹部；较特殊的是足阳明胃经，虽属阳经，却分布在属阴的腹部。对此本人的理解是：由于胃经属于戊土，在“生数”中为五，土具坤德而是万物生化之母，其位居中央而有统领四方的作用，虽为阳经而具有坤母的阴性意义，所以胃经在腹。

十二经脉与脏腑的络属关系，阳经皆属腑而络脏；阴经皆属脏而络腑。这种络属关系，结合十二经别在体内的循行，加强了脏腑之间的联系，维护正常的生理功能，但在病理上亦相互影响。例如手太阴属肺络大肠，手阳明属大肠而络肺，互为表里，互通其气，若肺脏受了风寒之邪，可以传大肠而发生肠风下血或泄泻等症。再如手少阴属心络小肠，手太阳属小肠而络心，因此心和小肠也为表里，可以互通其气，如心火炎盛时可以下注小肠，小便多见黄赤。其他各经，例如脾胃为表里，脾气不运时，胃中水谷之气就难以输化；肾与膀胱为表里，肾气不化，则膀胱津液就无以出；肝胆为表里，故肝阳上亢时胆火也常相并冲逆。

（2）十二经走向和流注规律：十二正经循行走向的规律，《灵枢·逆顺肥瘦》篇曰：“手之三阴，从脏走手；手之三阳，从手走头；足之三阳，从头走足；足之三阴，从足走腹。”如果我们把十二经脉分成自四肢走向躯干（向心性）和自躯干走向四肢（远心性）的二大类，则手三阳、足三阴均属于前者，而手三阴、足三阳则属于后者。如将双手上举，则所有的阴经皆向上行，所有的阳经都向下行，只要记住“阴升阳降”四字，则十二经脉的走向即可全部掌握了。

经脉的走向，在针灸补泻方面十分重要，在施用“迎随法”时，必须首先审察经脉顺逆循行的方向，才能下针施术，不然的话，顺逆不分，迎随无据，也就根本谈不上补虚泻实的手法了。

十二经脉相互连接，有以下两个方面：

十二正经即是气血循环的主要通路，故此必须按其顺逆方向相互连接，形成一个连通的整体，气血才能依次流行（这种生理现象在以后还将作专节讨论）。兹将其相互连接的情况列表如下（见表1-2）。

表1-2　十二正经顺逆连接表

相接处（腧穴名）	手食指端（商阳穴）		足大趾内侧端（隐白穴）		手小指端（少冲、少泽）		足小趾端（至阴穴）		手无名指端（关冲穴）		足大趾外侧（大敦穴）		
经名	手太阴	手阳明	足阳明	足太阴	手少阴	手太阳	足太阳	足少阴	手厥阴	手少阳	足少阳	足厥阴	手太阴
相接处（腧穴名）		鼻孔旁（迎香穴）		心　中		目内眦（睛明穴）		胸　中		目外眦（瞳子髎穴）		肺　内	

十二正经除了顺逆相接以外，手足同名的三阴经、三阳经也是相互衔接的。因此十二经脉若将其压缩来看，实际就是六经。这种关系，对人体的生理、病理均有影响。例如心肾之气必须相交，就是手足少阴相连的关系；脾气散精，上归于肺，即是因为手足太阴相接的特点；包络相火之所以寄附于肝胆，即因手足厥阴通连

之故。在病理上，如前面已经提到的伤寒六经，就是以此为基础来辨证论治的（见表1-3）。

表1-3　手足三阴三阳同名经连接表

手　经	相接处（或穴）	足　经
手太阴	中府穴	足太阴
手少阴	心　中	足少阴
手厥阴	天池穴	足厥阴
手太阳	睛明穴	足太阳
手少阳	瞳子髎穴	足少阳
手阳明	迎香穴	足阳明

（3）十二经脉的表里阴阳和五行的关系（见表1-4、表1-5）：表里阴阳关系：十二正经阴阳的分类，是以脏为阴、腑为阳，阳在外为表，阴在内为里。十二经脉分属六脏六腑，所以腑经皆属阳为表，脏经皆属阴为里。经脉表里的来由：在体内，①经脉的属络关系，使脏腑内部相互贯通。②十二经别组成六合，阴经之别合入阳经，加强了联系。在体外，①表经的别经入走里经，里经的别络入走表经。②十二正经表里两经的末端皆相互衔接（见表1-2）。因此经脉的表里，实际上说明了十二经脉的阴阳配偶与相互通气的作用。临床上针灸循经取穴时表里经脉可以相配应用，即称表里配穴法。假使取用病经的原穴和表里经脉的络穴共同配合，就是古人常用的主客原络配穴法（详见《论针灸的辨证论治程序及处方配穴原则》）。

五行的关系：十二经脉五行的属性是根据五脏六腑配五行的方法而来的。其中比较突出的是十二经脉除了本身和五行相配外，还包括四肢肘膝以下六十六个五行穴（又名五输穴或本输穴）。这是以阴阳衍化、五行之中更有五行的原则定出的，用来说明脏腑经脉之间相互促进、相互制约的生理作用和相乘相侮、生中有克的病理现象，并且用作指导针灸处方配穴的依据。《难经·六十九难》的子母补泻法和《七十五难》的泻南补北法，即以此为配穴的基础（详见《针灸临床上的点滴体会》）。在临床上应用五行穴和经脉属性的生克关系来治疗疾病，效果往往令人满意。最近上海结核病第二医院对针灸治疗肺结核做了十几例实验，采用滋水泻火（补尺泽穴、泻鱼际穴），实金御侮（补肺俞、中府穴）和培土生金（补太渊穴）的方法，配取肺经的五行穴施治，有半数以上的病人很快获得疗效。

表1-4　十二经表里阴阳和五行属性表

表经（阳）	经	手阳明	足太阳	足少阳	手太阳	足阳明	手少阳
	腑	大肠	膀胱	胆	小肠	胃	三焦
五行		金	水	木	火	土	相火
里经（阴）	经	手太阴	足少阴	足厥阴	手太阴	足太阴	手厥阴
	脏	肺	肾	肝	心	脾	包络

表1-5　表里经脉五行穴属性表

阳经	金	水	木	火	土
五行穴	井	荥	输	经	合
阴经	木	火	土	金	水

2. 十二经别

经别是别行的正经，是由正经别出的另一经脉系统。张志聪说:“正者，谓经脉之外，别有正经；非络也。”经别的定义目前已基本一致。但是既有十二正经，为何还要有十二经别呢？个人的理解是：十二经脉在体表有十五络为之沟通，并且其表里二经又在肢端相接，加强了表里通气、相互调节的作用。而在体内仅靠正经在脏腑内的属络关系，还不能满足生理的需要。因此在正经内行脏腑的经脉以外，还必须有经别来增强其作用。从十二经别自正经别出后皆入走内脏，其中手足六阳经别均行过与其为表里的脏腑，尤其是足三阳的经别都属腑而散布于脏，手足六阴经别均行过本经所属的内脏，然后合入与其为表里的阳经，从而组成六合关系。由此可以推知，经别的作用是通连机体内外，渗灌脏腑，以补助正经的不足，并可进一步加强表里二经在体内外的联系。

此外，由于阳经经别自本经别出后复注入于本经，阴经经别自本经别出后注入阳经，其脉气不按经脉流注的次序传注，所以其走向也就和正经不同，没有顺逆的分别，均自四肢别入内脏深部，复出头颈浅部，这也是经别特点之一。

经别的循环径路也是决定腧穴主治性能的因素之一。例如足太阳之经别，自腘中别出，上入于肛，所以本经腘以下的合阳、承筋、承山等穴可以治疗后阴部的疾病，成为循经取穴的依据。

3. 奇经八脉

八脉即冲脉、任脉、督脉、带脉、阴维脉、阳维脉、阴跷脉、阳跷脉。以其不入于五脏，无表里相配，不随十二经流注循环，异于常经，故名为“奇”。在功能上有溢蓄调节正经脉气，而司吐纳和温濡全身的作用。奇经八脉的个别作用，据本人的理解，和其所过腧穴及所会经脉有关，兹分论如下：

（1）任脉：任有“容任”的意思，古人也作“妊”字解释，以其和妇女的妊娠有关而得名。任脉的作用为诸阴之海，这是因为足三阴经皆交会于任脉的中极、关元二穴。手三阴经虽然不直接和任脉相交，但是由于和足三阴相连接，所以任脉能够容任诸阴之气而为阴经之海。

（2）督脉：督有“都督”之意，以其“总督诸阳”，为阳经之海而得名。督脉中有大椎穴为手足六阳经脉交会之处，又有百会是督脉足三阳之会，故此手足诸阳之脉气可以集聚于督脉，称为诸阳之海。

（3）冲脉：冲是“冲要”的意思，冲脉发于气街，并足少阴直冲而上，气街属胃，是五脏六腑和后天之海，足少阴属肾为藏精之处和先天之本，冲脉统贯二经，为十二经脉之海。

（4）带脉：带脉的名称，以其“束腰如带”而得。其脉当十四椎处前行，发起于季肋的章门穴，经带脉、五枢、维道前而相合，所以此脉的形状是回绕周身而向前微垂，有统束一身上下纵行诸经的作用。

（5）阴维与阳维脉：维是“维系”的意思。古人说阴阳二维，维络一身表里之阴阳，阳维维络诸阳，阴维维络诸阴。这也是因为二脉所经过的腧穴和交会的经脉决定的。阳维所过共计 18 穴，包括手太阳的臑俞，手少阳的臑会、天髎，手阳明的臂臑，足太阳的金门，足少阳的阳交、日月、肩井、本神、阳白、临泣、目窗、正营、承灵、脑空、风池等穴，以及督脉经的风府、哑门穴。虽然上面没有足阳明的穴位，但是足少阳中的肩井、阳白二穴，却是足阳明脉气所过的会穴（阳白是手足阳明、少阳、阳维五脉之会，肩井是手足少阳、足阳明、阳维之会），由此可见，阳维是维络诸阳经的。阴维所过共计7穴，其中有足少阴的筑宾穴，足太阴的府舍、大横、腹哀穴，足厥阴的期门穴，任脉的天突、廉泉穴等。这些穴位包括足三阴和任脉经，虽然手三阴的腧穴没有在内，但是由于手足三阴同名经相连的特点，故此阴维维络诸阴的作用，也可以想见了。

又因阴主里，阳主表，所以阴维脉主一身在里之阴，阳维脉主一身在表之阳。

（6）阴跷与阳跷脉：跷是足跟，又有"跷捷"的含义。阴阳二跷均起于足跟部，并能令人步行跷捷，因此命名。阳跷主一身左右之阳，阴跷主一身左右之阴，这种作用如以其循行径路来理解，则阳跷所过计左右各11穴（睛明、承泣、巨髎、地仓、巨骨、臑俞、肩髃、居髎、跗阳、仆参、申脉），在此11穴中均为双穴，没有任督二脉中线的腧穴，所以其脉气是不能左右相通，而是两侧各别的。再加以上各穴均为阳经的腧穴，阳跷脉本身也循行于阳部，故此阳跷分主一身左右的阳气，其理昭然了。而阴跷所过，左右计各二穴（照海、交信），也不和任督中线的经脉交会，循行于阴部而分居左右，这即是阴跷主一身左右之阴气的道理。

八脉之中，冲、任、督三脉皆起自胞中，同出会阴，任脉行于胸腹正中，督脉行于脊背正中，二脉上行至头面而在唇内的龈交穴相接，合之为一，分之则二，用来象征阴阳一气，子午南北的关系。而冲脉，出会阴，过气街，并足少阴而上至胸中。此三脉称为一源而三歧，加上带脉统束诸经，在生理上有十分重要的作用。

八脉在针灸上的应用，除了根据其特性和作用在对症取穴时选配其所属的腧穴外，也可以循经取穴。这种方法就是将八脉配属四肢部的八个穴位，称为“八脉配八穴”。在处方配穴法中也是重要的一种。

还有一种用法，就是将八脉配合八卦，从八卦中阴阳变化的原理来按时取穴，称为“奇经纳卦法”。也因为八脉配合了古代《洛书》中“九宫”的数字。《洛书》相传是大禹治水时，由神龟所负出，故此又名“灵龟八法”。本文限于篇幅，仅备其名，不作进一步的介绍。

4. 络脉

络脉包括十五络、络脉、孙络（见表1-1）。

十五络脉乃是络脉中主要大络，皆自经脉别出。十二正经各有一络，任督二脉亦各有一络，加上脾之大络，计成十五络。十二经的别络有沟通表里经脉的作用，任脉的别络散布于腹部，督脉的别络上项散布于头上，下及肩胛，左右别走足太阳经。脾之大络，布于胸胁。喻嘉言所论“十二经生十二络，十二络生一百八十系络，系络生一百八十缠络，缠络生三万四千孙络，自内而生出者，愈多则愈小，稍大者在俞穴肌肉间……凡是出诸皮毛，方为小络”，此十二经之别络形如树枝，愈分愈多。据此十二经的络脉只有别出处的部位和腧穴而没有进入表里经的部位和腧穴。

除了十五主络以外，全身还有无数的络脉和孙络，主宰着渗灌及温濡筋骨皮肉的作用。络脉皆从经脉上的腧穴分出，孙络则从络脉分出。这种关系《灵枢·小针解》篇说：“节之交三百六十五会者，络脉之渗灌诸节者也。”《脉度》篇也说：“经脉为里，支而横出者为络，络之别为孙。”从而组成了络脉系统。

十五络脉由于有一定的循行径路，所以，在针灸临床上，络穴的应用也可以结合络脉的径路来考虑。

由于络脉皆自腧穴分出，所以腧穴是经脉、络脉互相通气，注输出入的枢钮。在病理上，不论外邪内侵，由络脉传注经脉；或者病自内生，如气血瘀滞、痰饮凝积，由经及络，皆以腧穴为集散所在。《素问·五脏生成》篇说：“人有大谷十二分，小溪三百五十四名，少十二俞，此皆卫气之所留止，邪气之所客也，针石缘而去之”。由此可见，以针治病必取腧穴。

5. 十二经筋

十二经筋就是十二经脉所属的筋肉体系。由于经脉的循行有一定的部位，其所属的络脉也有一定的分布区域，故受经气注濡的筋肉也可以划分为十二个系统，此即十二经筋。

经筋的走向，自四肢行向躯干。《灵枢·终始》篇所说的“阳受气于四末”，是以四肢为诸阳之本有关。因为阳气有温养筋肉的作用，十二经脉的阳气由四肢末端出发，渐流渐深，所以经筋也就从四肢发起而走向头面躯干。

经筋在生理上的功能，为联缀百骸使能发生动作。所以《灵枢·经筋》篇中记载的十二经筋病皆属于筋肉方面和动作有关的疾病，都称为“痹症”。针灸治疗此病，《灵枢》中采用“以痛为输”的局部取穴法，结合燔针劫刺（燔针包括了目前的温针）来疏导其痹闭的气血，参阅《痹病的针灸治疗》。

6. 十二皮部

十二皮部也是属于十二正经体系之内的一个附属系统。《素问·皮部论》说:“皮部以经脉为纪，诸经皆然”。又说:“凡十二经络脉者，皮之部也”。张介宾注解说:“浮络之见于皮，故曰皮之部”。虽然经脉伏行于分肉之间，不在体表皮肤部分，但是由经脉别出的浮络却无所不到。皮毛部分的营养就是依靠这些络脉来供给，因此在生理上可以按不同经脉分出的络脉分成十二个区域，此为十二皮部。《皮部论》指出:“邪客于皮，则腠理开，开则邪入客于络脉，络脉满，则注于经脉，经脉满，则入舍于腑脏也”。病邪中人，由皮而络，由络而经，最后入传内脏。临床上不同部位感受邪气，会出现不同经脉、不同脏腑的疾病。

皮部和经脉的关系，临床上可以以此解释梅花针和火罐等治疗作用。梅花针不深刺入于经脉和腧穴；火罐也仅在皮肤外面吸拔，为什么也能治愈内脏的疾病呢?这就是“皮部以经脉为纪”。梅花针和火罐虽然在皮肤外表施治，通过经脉的传导，故此也可以对内脏发生治疗效能。可惜的是皮部区域分划的内容，古人没有文字记载，以后有待充实。

（四）经络的交叉和交会

经脉在人体内的走向，并不是完全挺直而各不相干的，而是曲折交错十分复杂的。往往几条经脉可以交会在一个腧穴上形成交叉或交会的情况，人体的101个会穴就是由此而产生的。交叉和交会，在意义上是不同的，交叉是相交以后并且贯穿至对侧的意思，例如手阳明经之脉在人中部和督脉足阳明相交而贯穿至对侧，上行抵鼻孔旁的迎香穴而终。还有一种交叉的情况，就是交而不会，没有共同的腧穴，例如肝、脾二经在足内踝上 7 寸处相互交过。交会乃是相交而会合，就是相会后并不交贯而是重新退回到同侧的意思，一般经脉的交会都是如此。由于会穴有几经相交会，所以往往能够兼治几经的疾病，在临床上的价值也较大。会穴全身均有，而以头面躯干部为最多，这大概和头面躯干部经脉较多和循行比较复杂有关。十四经脉中，手足三阳在督脉的大椎穴交会，手三阴连于足三阴而在任脉的中极、关元穴交会，因此人体左右两侧的经脉可以互通经气，加强统一联系。刺法中的巨刺、缪刺，左病取右，右病取左的原理即是基于这种关系而产生的。

（五）经络的生理作用

《灵枢·本脏》篇说："经脉者，所以行血气而营阴阳，濡筋骨，利关节者也"。《灵枢·海论》篇也说："夫十二经脉者，内属于腑脏，外络于肢节"。由此可见经络的生理作用大致可分两个方面来讨论：

1. 通行营卫气血的作用

《灵枢·营卫生会》篇说："人受气于谷，谷入于胃，以传与肺，五脏六腑，皆以受气，其清者为营，浊者为卫，营在脉中，卫在脉外，营周不休，五十而复大会，阴阳相贯，如环无端"。《灵枢·邪客》篇说："营气者泌其津液，注之于脉，化以为血，以荣四末，内注五脏六腑，以应刻数焉。" 可见营气就是血气。营气（或血气）在经脉之内流行，起着内溉脏腑，外濡四末的作用，推动营气循环的力量称谓"宗气"。《灵枢·邪客》篇又说："宗气积于胸中，出于喉咙，以贯心脉而行呼吸焉"。所以人一呼，脉再动，气行三寸，一吸，脉也再动，气行三寸，一呼一吸而成一息气行六寸，二百七十息，气行十六丈二尺，一周于身，营气也就循环周身一圈。正常的人体，一昼夜间呼吸一万三千五百息，气行八百一十丈，营气就五十次循环于全身（参阅《灵枢·五十营》篇）。除此以外，营气的循环还有一定的径路和盛衰的时刻。寅时出中焦上注手太阴肺经，卯时入手阳明大肠经，辰时入足阳明胃经，这样一时一经，十二地支时辰配属十二经脉，到次日丑时注入足厥阴肝经，复出肺经。这种一时一经气血盛衰的配合方法，称谓“纳支法”，是子午流注法的基础。此外另有一条循环的道路是由肺上注任脉在颈上的一分段，入注督脉，上巅而下行，绕过阴部，复上出任脉的胸腹段，注入于肺（参阅《灵枢·营气》篇）。兹绘图（图1-1）示意之。

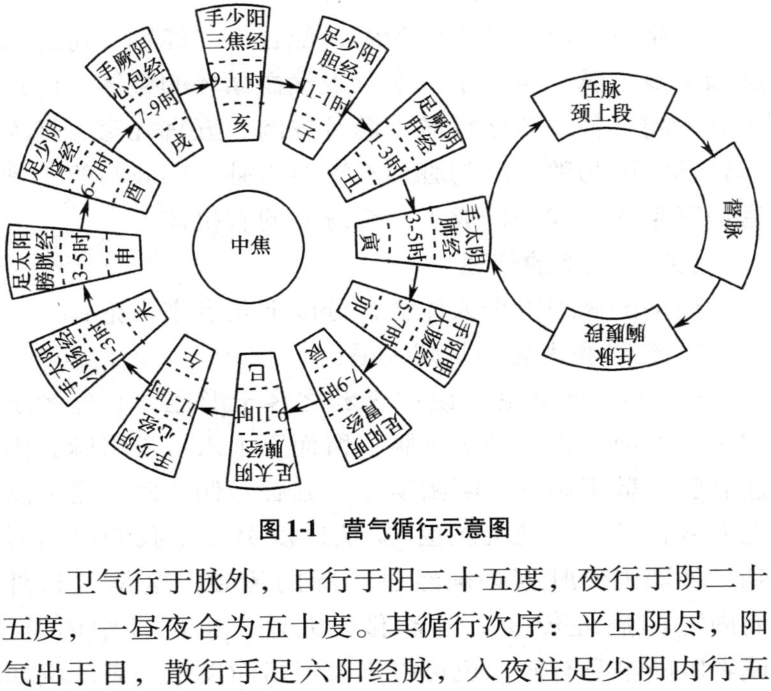

图1-1　营气循行示意图

卫气行于脉外，日行于阳二十五度，夜行于阴二十五度，一昼夜合为五十度。其循行次序：平旦阴尽，阳气出于目，散行手足六阳经脉，入夜注足少阴内行五脏，经肾、心、肺、肝、脾而复注于肾，合入于目，输布循环（参阅《灵枢·卫气》篇。图1-2）。

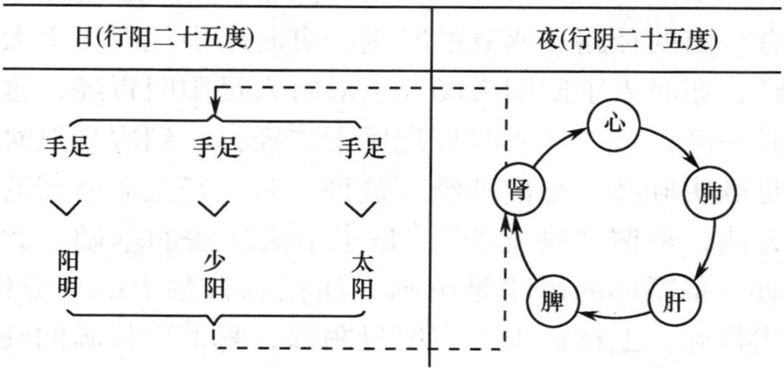

图1-2　卫气循行示意图

2. 沟通内外表里的统一作用

经络系统以十二正经为纲，配合十二经别、奇经八脉和全身络脉，组成了一个营卫气血循环的整体。内连五脏六腑，外及四肢百骸、筋骨皮肉、五官九窍，把人体各部，脏与腑、脏与脏、五官与内脏、四肢与躯干紧密地联系在一起，构成了一个统一的有机体。

（六）经络的病理

经络的病理以个人体会，分以下几点来讨论：

1. 经络和内脏的病理关系

《素问·缪刺论》说："夫邪之客于形也，必先舍于皮毛，留而不去入舍于孙脉，留而不去入舍于络脉，内连五脏，散于肠胃，阴阳俱感，五脏乃伤，此邪之从皮毛而入，极于五脏之次也"。从这段引文中我们可以看到，外邪内传脏腑必须经过经脉的传导，这是"自外而内"的病理传变。但若邪气太盛，也可直中内脏，或者脏腑本身有病，也可以累及经络而发生病态。例如

《灵枢·邪气脏腑病形》篇记载的“小肠病者……当耳前热”、“膀胱病者……肩上热”等。《素问·脏气法时论》也记载：“肝病者，两胁下痛引少腹”、“心病者……两臂内痛”、“脾病者……腹满”、“肺病者，肩背痛”、“肾病者……大腹小腹痛”等，皆与经脉的病变有关。在《灵枢·经脉》篇中所记载的十二经和十五络病，常兼有内脏的病候，其理就在于此。

2. 经络与五官九窍的病理关系

五官九窍皆有经络分布，而受气血之营养。所以经络壅滞气血不和，或者外邪随经入传，也可引起五官九窍的疾病。如：大肠经病的齿痛、鼽衄；胃经病的口㖞唇胗；脾经病的舌本强痛，皆因此理。

3. 经络和四肢的病理关系

四肢部的筋骨皮肉，也必须依靠经气为养，所以经络受邪，四肢也必然出现病态。例如肺经病的臑臂内侧前廉痛厥；大肠经病的大指次指痛不用，胃经病的气街股伏兔骭外廉皆痛等等。

4. 经气的厥逆

经脉之气如逆乱，则营卫气血就不能正常流行，经络壅滞，可导致内脏、五官、四肢、躯干等出现病态。《灵枢·经脉》篇将肺经和心经的是动病称为“臂厥”；胃经的是动病称为“骭厥”；胆经的是动病称为“阳厥”；膀胱经的是动病称为“踝厥”；肾经的是动病称为“骨厥”，皆是此例。另外《素问·厥论》篇对十二经的厥症还有专文记载，也是属此范围。

5. 经气的终绝

一旦某一脏腑的经脉丧失了它的功能时，则其所主宰的器官及肢体的功能也必然随之衰竭。这种情况如果三阴三阳六经并现，则死亡在于俄顷了。《灵枢·经脉》篇和《素问·诊要经络》篇中有详细的记载，可资读者参考。

（七）经络在诊断上的应用

《灵枢·经脉》篇中说："经脉者，所以能决死生，处百病，调虚实，不可不通"。《素问·三部九候论》进一步说："人有三部，部有三候，以决死生，以处百病，以调虚实，而除邪疾"。这种以"三部九候"脉搏跳动的情况来诊察疾病的方法，就是古代经络学说在诊断学上具体应用的实例之一。目前中医都用手太阴肺经的寸口脉（中部天脉）来决断百病，也不能脱离经络。此外《灵枢·经脉》篇中还有观察络脉颜色来诊断疾病的记载，也属经络的范畴。三部九候脉及络脉色诊内容如表1-6、表1-7：

表1-6

三部九候脉	上部	天——两额之动脉（足少阳颔厌穴部），候头角之气。
		人——耳前之动脉（手少阳和髎穴部），候耳目之气。
		地——两颊之动脉（足阳明大迎穴部），候口齿之气。
	中部	天——手太阴脉（寸口动脉当经渠穴部），候肺。
		人——手少阴脉（锐骨下动脉当神门穴部），候心。
		地——手阳明脉（歧骨间合谷穴部），候胸中之气。
	下部	天——足厥阴脉（气冲下3寸五里穴部），候肝。
		人——足太阴脉（鱼腹上筋间箕门穴部），候脾。
		地——足少阴脉（跟骨内旁太溪穴部），候肾。

表1-7

络脉的色诊	色青——寒而痛
	色赤——有热
	色黑——久痹
	青而短——少气
	青、黑、赤并现——寒热之气

同时诊断经络本身虚实的方法，《灵枢·经脉》篇中有详细的记载，其法以肺经的寸口脉和颈部的人迎脉为根据。总的原则：凡是阴经的虚证，寸口必小于人迎，实证则寸口大于人迎；阳经的虚证寸口大于人迎，实证则寸口小于人迎。络脉，实证时皮部必有结络壅现，虚证时则络脉青短而下陷。

（八）经络在治疗上的价值

经络在治疗学上的价值，其中有关针灸方面的，已在上面各节中分别讲到。实际上，不论中医的汤药、气功、推拿等治疗方法，皆以经络学说为基础，不然就会丧失辨证的正确性。同时对针灸砭石，从外而治内，药物醪醴自内而治外等，皆可以说明经络的作用。可见经络学说在中医治疗学上，是十分重要的。

（九）结语

本文是我在上海中医学会经络学专题讲座——“经络学总论”的讲稿中整理出来的。内容不求全面周到，仅就目前此间各方面所提的若干问题，结合个人的理解，提出来予以讨论。博而不精，尚祈读者鉴谅。若欲深入钻研可以参阅上海科学技术出版社出版的拙著《经络学图说》一书。此间恕不赘述。

按：本文原载《中医杂志》1959 年 7 ~ 8 月号。陆老在该文中比较全面而系统地讨论了经络的基本概念，在当时有一定影响，并结合针灸临床上的实际运用，给读者以较大的帮助。文中有关“十二经脉同名经相接”和“奇经八脉功能”等问题的解释，是陆老研究经络交会关系和交会穴过程中的发现，深化了经络理论，有较大价值。现全文收辑。

二、经气的探讨

经气就是经络之气。针刺得气的“气”就是指的经气。古人文献中认为针刺的作用可以调气，这种被调整的气也是经气。经气究竟是什么？它和经络、脏腑、腧穴又有什么关系？是一个值得探讨的问题。为此，作者参阅了若干文献，就个人学习中的体会，提出讨论，抛砖引玉，以就正于同道。

（一）经气的意义

《素问·离合真邪论》认为，经气就是“真气”。因此，要明白经气的意义首先须对“真气”作一探讨。

《灵枢·刺节真邪》篇云：“真气者，所受于天，与谷气并而充身者也。”清代张志聪认为：“所受于天者，先天之精气，谷气者，后天水谷之精气，合并而充身者也。”可知真气是禀受于先天之精气而产生，与身俱生，并和后天水谷精微之气相并，有充实形体，营养全身的作用。先天的精气可以化生元（原）气，后天水谷精微之气，可以化生荣卫之气。因此，真气的概念也可以理解为元气和荣卫之气相合并而成的气。据此而论，经气可包括以下二个方面：

1. 指禀受于父母先天精气而产生的气（元气）

它是维持经络通行血气、营运阴阳、调理虚实、处治百病的功能力量，也是腧穴所以能够通过经络的传导发生治疗作用的动力。李东垣认为：“元气乃生身之精气也。”秦越人在《难经·八难》中指出：“十二经脉皆系于生气之原，所谓生气之原者，谓十二经之根本也。”宋代丁德用认为生气之原就是肾与命门。说明经气之中包涵着经络本身与生而来的元气，即经络的元气，而这种经络元气的禀受所出处，则是肾与命门。

2. 指流行于经脉内外的荣卫之气，即后天之谷气

《灵枢·营卫生会》篇中说:“人受气于谷,谷入于胃,以传与肺,五脏六腑,皆以受气,其清者为营,浊者为卫,营在脉中,卫在脉外,营周不休,五十而复大会,阴阳相贯,如环无端”。如果狭义地来理解,则系指循行在经脉之内的营气而言。《灵枢·营气》篇中指出:“营气之道,内谷为宝,谷入于胃,乃传之肺,流溢于中,布散于外,精专者,行于经隧,常营无已,终而复始”。营气在经脉之内常营无已的循环,是营养脏腑,充实身形,维持生命的物质基础。

以上所论，虽然先天元气和后天水谷之气有本质上的区别，但在生理上是相辅相成，相互为根的。李东垣在《脾胃论》中指出:“元气非胃气不能滋之”。就是说：元气必须依靠胃腑所化生的水谷精微之气——营卫的滋养，才能充实不衰，而脾胃禀受了元气的作用，才能不断化生精微。因此，元气与谷气是不可分割的一个整体。经络之气也是如此，经络元气必须赖营卫之气而生，营卫之气必须靠经络元气而成。这就是说：经络元气没有营卫之气的不断充实，必致耗损而枯竭；营卫之气没有经络元气的作用，就会壅滞而不行。因此，经络元气和经络中流行的营卫之气也是统一而不可分割的。

（二）经络元气和脏腑及腧穴的关系

《灵枢·卫气》篇中的“标本”说，和《根结》篇中的“根结”说，都指出经络元气和内脏及腧穴有一定的联系。兹为说明其关系，特将标本和根结列表于后，以供参考。

从表2-1、表2-2 十二经脉的标本和足三阴、三阳根结的关系中，可以归纳出以下二个特点：

表 2-1 足三阴三阳经脉根结表

经 名	根 部	结 部
太 阳	至 阴	命门（睛明）
阳 明	厉 兑	颡大（头维）
少 阳	窍 阴	窗笼（听宫）
太 阴	隐 白	太仓（中脘）
少 阴	涌 泉	廉泉
厥 阴	大 敦	玉英

表 2-2 十二经脉标本表

经别	本 部		标 部	
	部 位	穴位*	部 位	穴位*
足太阳	跟以上五寸中	跗阳附近	命门（头）	睛明
足少阳	窍阴之间	窍阴附近	窗笼（头）	听宫
足阳明	厉兑	厉兑	人迎颊下上颊颃颡（头）	—
足少阴	内髁下上三寸中	疑是交信	背俞（背）舌下两脉	肾俞
足厥阴	行间上五寸处	疑是中封	背俞（背）	肝俞
足太阴	中封前上四寸中	疑是三阴交	背俞（背）与舌本	脾俞廉泉
手太阳	外髁之外	养老	命门上一寸（头）	—
手少阳	小指次指之间上二寸	疑是中渚	耳后上角下，外眦处（头）	丝竹空
手阳明	肘骨中上至别阳	曲池	颜下合钳耳上（头）	疑是头维
手太阴	寸口之中	太渊	腋上内动脉**（胸）	中府
手少阴	锐骨之端	神门	背俞（背）	心俞
手心主	掌后两筋之间二寸处	内关	腋下三寸（胸）	天池

注：*穴位注解根据马元台《灵枢注证发微》而来。

**《灵枢》原文为“腋内动脉”，今从《甲乙经》改正。

（1）十二经脉的本部及足三阴、三阳的根部都在四肢肘膝以下，而标部及结部都在头面和躯干。

（2）其中六阳经脉的标部在头面，六阴经脉的标部大都在各该经脉所属的胸部募穴或背部俞穴处。

《灵枢·九针十二原》篇说："五脏有六腑，六腑有十二原，十二原出于四关。"原指的是原穴。《难经·六十六难》说："脐下肾间动气者，人之生命也，十二经之根本也，故名曰原……所止辄为原。"肾间动气即生气之原，是元气生发之处，故此称为"原穴"，其意义则是元气留止之处。《灵枢》即称十二原出于四关，四关就是四肢肘膝关节，可知经脉之元气，除了内以生气之元为根本外，其作用则是四肢肘膝以下的四关。这种见解和十二经脉本部及足三阴、三阳根部都出于四肢末端的关系完全相同。

经络元气和脏腑的影响关系也可以在上述标本与根结中窥见其端倪。六阴经脉的标部都在胸部的募穴或背部的俞穴处。根据《灵枢·背腧》篇："五脏之输出于背。"张介宾注："五脏居于腹中，其气俱出背之足太阳经。"及李东垣："凡治腹之募，皆为原气不足之病"的记载，可知背俞穴是五脏之元气注输所出的地方，募穴是脏腑之元气募聚之处，反映了阴经经络元气，由四肢本部作用于本脏，然后注输出于足太阳经的背俞穴，募聚于五脏的募穴的关系。《灵枢·九针十二原》篇指出："十二原者，五脏之所以禀受三百六十五节气味也。"这是说五脏所属的十二原穴所出处的四关部位，也是六阴经脉本部所在处，是五脏禀受所属经脉元气的地方。三百六十五节即是三百六十五穴，此间不过泛指腧穴而言，三百六十五节气味则是指腧穴之气，也就是经络之气。从《灵枢》这段引文来参证标本、根结和内脏的关系，异途同归，说明了经络元气的作用。

在标本、根结中，还有另一特点，就是手足阳经的标部均在头面，这说明六阳经脉的元气不能直接作用于本腑，仅能对头面等外经循行所过处发生影响。

至于六腑与经脉元气的联系,《灵枢·本输》篇指出:"六腑皆出足之三阳,上合于手者也。"说明六腑之气出于足三阳经,上合于手三阳经,同时还指出:"大肠、小肠皆属于胃,是足阳明也","三焦者……太阳之别也",说明了手三阳经属的大肠、小肠、三焦三腑之气皆是禀受了足阳明、足太阳之气后上合于手阳明、手太阳、手少阳而与本经自肢端发出的经络元气相合而作用于标部(头面)的关系。有关六腑之气自足三阳经别入处所的记载,在《灵枢·邪气脏腑病形》篇中有详细的说明,概言之,即是"六腑之合"。原文对此六个合穴的解释认为:"此阳脉之别，入于内，属于腑者也。"

归纳上段所论，则六腑之气都自足阳明、足少阳、足太阳三经发出，自合穴处别入内腑，其中大肠、小肠、三焦三腑之气，更上合于手三阳经（见表2-3）。

表2-3 六腑之合穴

腑　名	合穴名	合穴所属经名
大肠	上巨虚	足阳明
小肠	下巨虚	足阳明
胃	足三里	足阳明
胆	阳陵泉	足少阳
三焦	委阳	足太阳
膀胱	委中	足太阳

六腑的背俞穴，也和五脏的背俞穴一样，是六腑之气注输所出之处。《灵枢·卫气》篇中记载："气在胸者，止之膺与背俞，气在腹者，止之背俞。"如果从脏腑居于胸腹之中的概念来推论，可见胸腹之气，就是指胸腹内的脏腑之气，因此，背俞穴除了包括五脏的俞穴外，同时也有六腑的俞穴，并且还概括了胸腹腔内其他器官的俞穴，例如：膈俞、气海俞、关元俞、中膂俞、白环俞等。

如上所述，经络元气与脏腑、腧穴的关系可以理解如下：生气之原是十二经的根本，十二经脉的元气，皆禀先天而生。

十二经脉元气的作用影响，皆自肢端及于躯干、内脏。其中手足三阴经脉之元气自肢端直接作用于本脏，然后注输出于背部五脏的俞穴、募聚于五脏的募穴。足三阳经的元气除了作用于头面躯干部经脉循行所过处外，一部分脉气由合穴处别入内腑，与六腑相通，然后注输出于背部六腑的俞穴，募聚于六腑的募穴。手三阳经的元气，不深入本腑，仅能作用于头面、躯干部外经循行所过处，其本腑之气皆自足三阳经合穴处别入，上合于手部的本经。

（三）营卫之气的流行与脏腑腧穴的关系

营卫之气在经脉内外流行是人体维持生命现象的物质基础，同时与脏腑、腧穴也有一定的关系：

1．与脏腑的关系

营气循环与脏腑的关系，就是十二经脉的属络关系。十二经脉循行的方向是一顺一逆地排列的，这样构成了一个贯通的整体，营气才能在脉内流行不息。十二经脉各有所属所络的脏腑，其脏腑禀受着十二经脉的血气。此外，十二经别中，阳经之经别除了经过本腑之外，还散布于与其相表里的内脏。《灵枢·脉度》篇说："阴脉荣其脏，阳脉荣其腑。"但是，这仅指主次关系而言，就其整个影响来说，则表里相关的经脉、经别以及循行经过内脏的络脉对脏腑营气的供给都是不可分割的一个整体。

其次是卫气的循环。《灵枢·卫气行》篇讨论了卫气日行于阳二十五周，夜行于阴二十五周的先后次序。如"阳尽于阴，阴受气矣，其始入于阴，常从足少阴注于肾，肾注于心，心注于肺，肺注于肝，肝注于脾，脾复注于肾为周"。《素问·痹论》中提到："卫者水谷之慓气也；其气慓疾滑利，不能入于脉也，故循皮肤之中，分肉之间，熏于肓膜，散于胸腹。"据此可知，卫气的循行不得入于脉，而散行于皮肤、分肉、肓膜、胸腹之中。

2. 与腧穴的关系

《灵枢·九针十二原》篇中说："节之交三百六十五会……所言节者，神气之所游行出入也。"神气的概念，在《灵枢·营卫生会》篇中指的是血气，即营气，所以腧穴是营气循脉而行注输出入聚会之处。《灵枢·小针解》篇中还指出，"节之交三百六十五会者，络脉之渗灌诸节者也。"从这段经文来进一步理解，则知腧穴除了是营气注输出入聚会之处外，还是络脉与经脉血气流行转输的枢纽，经脉之内流行的营血，在腧穴处聚会，然后通过络脉的转输，渗濡到全身各部组织中去。

（四）经气概念的具体运用

1. 腧穴主治规律的问题

十二经脉所属的腧穴，其主治性能一般均可分远距离主治和局部主治二个方面。差不多所有的腧穴都有局部主治的性能，但远距离主治的性能则仅见于四肢部，特别是肘膝（四关）以下的腧穴才有。疾病的发生，有些是由于气血壅滞，不得宣通而成。而气血的壅滞，大多是由于气机不调所致。或是由于经络之元气的有余或不足，或是因为外邪侵袭，阻碍了气机的正常运行，从而发生各种病理改变。腧穴是大气之所会，营卫出入之处，也是经络元气作用的集中反映，《素问·五脏生成论》篇中认为："……此皆卫气之所留止，邪气之所客也，针石缘而去之。"通过针灸，调整了经络元气的虚实，疏泄了稽留在经络中的外邪，营卫即能恢复畅通，腧穴的局部治疗作用和主治性能也即在此。

六阴经脉在肘膝以下的穴位一般均能治疗本脏病。六阳经脉中，特别是手三阳在肘以下的穴位只能治疗头面病；足三阳在膝以下的腧穴，除一般都能治疗头面病外，个别穴位，特别是"六腑之合穴"，还能治疗六腑病。这就是因为手足三阴之本在四肢，标在背俞与胸募，经络元气直接作用于本脏的缘故。同时，由于手三阳经脉之元气不入内腑，所以其腧穴也不能治疗本腑病；而六腑之气出足三阳，足三阳本部所出的经络元气，经六腑之合别入内腑，所以足阳明、太阳、少阳三经在膝以下部分的腧穴可以治疗六腑病。

背俞穴是脏腑之气注输所出之处，募穴是脏腑之气结聚之处，也与经络元气相关，故二者均可以治疗所属脏腑器官的疾病。

脏腑器官的病，还可以取脏腑器官所在处局部或邻近的腧穴来治疗，其理由也和腧穴局部主治作用一样，不再赘述。

2. 十二经脉病候中和病理上的若干问题

《灵枢·经脉》篇中记载的十二经病候，阴经的是动所生病中差不多均有本脏病的症状记载。例如手太阴的肺胀、喘、咳；足太阴的食则呕、善噫、溏泄；手少阴的心痛；足少阴的善恐；足厥阴的飧泄（木克土）等。但是，在六阳经脉中，手三阳的是动所生病，仅反映了外经循行所过处的疾病，没有涉及大肠、小肠、三焦病。足三阳经中，足阳明有胃中寒热的病候记载；足少阳有口苦，善太息的胆腑病症状；足太阳虽然没有讨论到膀胱病，但是《灵枢·本输》篇中却补充说："三焦者……太阳之别也……，并太阳之正，入络膀胱，约下焦，实则闭癃，虚则遗溺。"经脉病候记载及治疗功能是总结所属腧穴的主治性能，其与经络元气作用的影响有关。

又因五脏禀气于十二原，十二原出于四关，也即五脏之气各禀本经本部之气而生，所以五脏的经脉各主其本脏。《灵枢·经脉》篇中的记载："手太阴主肺"、"手少阴主心"、"足少阴主肾"、"足太阴主脾"、"足厥阴主肝"，即是此例。心包为心之外卫，有代心行令的作用，心主脉。脉也是心脏的外周部分，所以"手厥阴主脉"，也寓有心包类同的意义。六腑禀气于足之三阳，其经脉之气不直接作用于内腑，所以六阳经脉不主本腑，仅能主其气化作用。六阳经脉之所主，可以另详《灵枢·经脉》篇原文，至于其原因，当另撰专文讨论，此间姑不置议。

在《灵枢·经脉》篇及《素问·诊要经终论》中还记载了十二经经气终绝时的症状和预后。由于五脏禀气于十二原，十二原出于四关，也就是五脏之气禀四肢所属本经经络的元气而生，所以六阴经经气终绝的时候必然累及本脏，从而出现五体（皮毛、脉、肌肉、筋、骨）枯绝的证候，以至于死亡。而阳经之中，由于经络元气不入本腑，仅作用于外经，所以太阳终者以戴眼反折为主，阳明终者以耳聋、百节皆纵为主，少阳终者以口目动作为主。

此外，十二经脉之循行是顺逆相接，交错排列的。而五输穴却不分顺逆均自四肢末端行向躯干，可知五输穴的排列是指经络元气作用于躯干的方向而言，体现了经络元气作用的渐入渐深的过程。

3. 有关处方配穴中的问题

由于手足三阳经本在四肢，标在头面，经络元气作用的方向由肢端及手头面，六腑之气皆自足三阳经上的合穴处别入，所以《灵枢·邪气脏腑病形》篇中指出：“荥输治外经，合治内府。”其意义就是：治疗六阳经脉外经循行所过处的疾病，必须取用各该经脉的荥穴或输穴，治疗六腑之病，则须取用六腑之合穴。例如：耳为手太阳、少阳经脉所过，因此耳病取穴时除用耳区局部的穴位如听宫、听会、翳风等外，还可配合手太阳经的后溪（输）、手少阳经的中渚（输）等来治疗。鼻病及口齿病，除了取用口鼻局部的穴位外，还可配合手阳明的二间（荥）、三间（输）同治。治疗六腑病：如胃病取足三里，胆病取阳陵泉，大肠病取上巨虚，小肠病取下巨虚，膀胱病取委中，三焦病取委阳。阴经方面，由于六阴之标皆在背俞穴或募穴，五脏之气禀四肢经络之元气而生，所以《灵枢·寿夭刚柔》篇中指出：“病在阴之阴者，刺阴之荥输。”腹内为阴，五脏是阴中之阴，故五脏有病，必须阴经的荥穴或输穴来治疗。又因为阴经以输代原，十二原是五脏禀气的所在，故治疗脏病一般均用俞穴。这就成为临床上治疗脏腑病时“脏病取俞，腑病取合”的规律。此种取穴的例子在《内经》中常可见到。例如：《素问·痹论》中治疗脏腑痹病时的取穴原则时指出：“五脏有俞，六腑有合”；《素问·痿论》中对五脏痿的配穴原则也指出：“各补其荥而通其俞”；《素问·咳论》中更明确地指出：“治脏者治其俞，治腑者治其合”。这些取穴规则都是基于经络元气和内脏作用的影响。同时，临床上除了“脏病取俞，腑病取合”的远取法外，还必须配合脏腑的俞募穴同用。这种处方配穴的方法，是临床上治疗内腑病时习用的规律，是以经络元气为基础的。

此外，尚有经气的概念与刺法的关系，以及刺法的分类及选择上的运用等问题，可另详于《针刺补泻手法的探讨》一文。

按：本文原载《中医杂志》1962 年 3 月号，是陆老对经络理论的重要阐发性论著之一，其中对经气含义的解释，发《内》、《难》之奥秘，继承刘完素、李东垣有关元气的学说，作了深入的讨论，同时联系十二经脉标本和足六经根结的理论作了较多的发挥，诠释了针灸学中某些要穴（例如五输穴、六腑合穴、俞穴、募穴等）的意义，以及十二经脉病候中阴经有本脏症，阳经一般没有本腑症，和有关临床应用中的许多理论性问题，提出了独特的见解，在当时有十分重要的意义。现全文收载。

三、有关十二经脉病候中“是动、所生病”的探讨

《灵枢·经脉》篇是论述十二经脉的专文。其中每

条经脉的病候都分为二个部分，即“是动病”和“所生病”。秦汉以下，历代医家对此作了许多解释，见仁见智，争论不休。但就目前为止，“是动”，“所生”的意义还是中医学术上一个悬而未决的问题。为了交流学术见解，特就此问题作初步探讨，窥管之见，祈同道们指正。

（一）文献的记载和分析

有关“是动、所生病”的意义，秦越人在《难经·二十二难》中首先提出讨论，以后历代医家也发表了许多不同意见。归纳起来可分为两派：其一是以《难经》气血先后说为立论根据的，有杨康候、虞庶、李驷、叶霖、张世贤、丁锦、滕万卿等；其二是否定《难经》气血先后说的，有马元台、张介宾、徐灵胎、张志聪、薛雪、冈本一抱等；滑寿虽也以气血解释，但否定《难经》先后立说，介乎二派之间。兹将各家注解作一比较和分析：

《难经·二十二难》中认为“是动病”概属于气病，“所生病”概属于血病，并且认为必须先有“是动病”，然后才及“所生病”。秦越人提出这种论点的理由是:“气主呴之，血主濡之”，血气所以壅滞不通，乃因邪在气分，气先受病所致。因此必须先有“是动病”，然后才及“所生病”，也就是说，“所生病”是由“是动病”发展而成的。但是查考一下《灵枢·经脉》篇十二经脉病候记载的原文，如果逐一地以气血先后的关系来分析，则有很多难以解释的地方。例如：肺经是动病中的“肺胀膨膨而喘咳，缺盆中痛”，固然可以用气病来理解，但是所生病中的“咳，上气，喘”，很显然同样是气病，不能用血病来解释。再如以中医“伤气为痛，伤血为肿”的理论判别一下：手阳明经是动病中有“颈肿”，手太阳经是动病中有“颔肿”，手厥阴经是动病中有“腋肿”，手少阳经是动病中有“嗌肿”，足厥阴经是动病中有“少腹肿”等，都是血分病，不是气分病。相反，手太阴经所生病有“臑臂内前廉痛厥”，手阳明经所生病有“肩前臑痛”，足阳明经所生病有“循膺乳气街股伏兔骭外廉足附上皆痛”，足太阴经所生病有“舌本痛”，手少阴经所生病有“胁痛，臑臂内后廉痛”，手太阳经所生病有“颈颔肩肘臂外后廉痛”，足太阴经有“项背腰尻腘踹脚皆痛”，足少阴经有“脊股后廉痛”，手少阳经有“目锐眦痛，颊痛，耳后肩臑臂外皆痛”，足少阳经有“胸胁肋髀膝外至胫绝骨外踝前及诸节皆痛”等，都属气分病，而不是血分病。其他如肢体不用的原因，《素问·逆调论》中指出是“卫气虚”所致。卫为阳属气，故肢体不用的病应该归属于气病。但是，十二经脉的所生病中，手阳明有“大指次指不用”，足阳明有“中指（趾）不用”，足太阴有“足大指（趾）不用”，足少阴“小指（趾）次指（趾）不用”等，显然也不是血病。因此，“是动”如理解为气病，“所生病”理解为血病，在十二经脉中则不尽完全符合。至于先后受病的问题，如果以“是动”在先，“所生病”在后，先有“是动”，后有“所生病”的转变关系来理解，也有不切实际的地方。再以肺经为例来说明：手太阴经是动病中的“肺膨膨”已经是气喘很严重的样子了，但后面所生病中的“咳、上气”却比前者为轻，先病为重，由先病导致后病则反轻，这样的病理关系，临床上比较少见。可见，先病在气为“是动”，后病在血为“所生病”的论点则不能确立。

杨康候的注解由于承认了《难经》气血先后的学说，认为“邪中于阳，阳为气，故气先病，……在阳不治，入于阴中，阴为血，故为血后病”。因此，和《难经》一样没有充分的理由。但是，杨氏指出“是动病在于外，所生病病在于内”的论点，却给后世以较大的启发。但是杨康候将在外、在气、先病，和在内、在血、后病，牵强地联系在一起，仍未能体现经旨。

虞庶的注解，以“邪在气，脉动反常”和“气受邪，传之与血”的关系来理解“是动”和“所生病”，虽同样承袭了《难经》气血先后的论点，但“脉动反常”的解释却给后世以启发。

李驷的“气热而动”“血壅不润”说，也以《难经》气血先后的关系立说。但是，“阳气因邪而动”为是动，“血壅不润而病”为所生病，却给清代张世贤以启示。

滑寿则批判了《难经》的先后转变说。他认为邪气中人有只在气分或径入血分的，不必拘泥地分别先后，此种见解较为切合实际，但其最终也是拘泥于《难经》的气血之说。

叶霖的注解，仍有沿袭《难经》之嫌，但是充实了虞庶“脉动反常”说，基本同于虞庶说。

张世贤受了李驷的影响，也以气滞血壅的关系立说，其余气血先后的解释仍未能脱出《难经》的范围。

丁锦认为“邪在气，见于脉”为是动；“邪在血，见于病”为所生病。并指出“气为是动于脉，而血后所生于病”。除了沿于《难经》之说外，更片面地将病理变化和疾病症状孤立地看成是二回事。如果邪在气分仅能有经脉的病理变化，必然要至邪入血分时才能出现病候症状，那末是动病中不应该有病候症状记载，这一点显然与经文不符。

张介宾受虞庶“脉动反常”说的影响，认为“是动”是“脉气变常而为病”。并且批判《难经》之言，似非经旨。这种解释摆脱了《难经》气血先后之说的机械观点，单从字义上来说明“是动”的意义，颇与经旨相近，但是仅有“是动”的解释，对所生病的意义没有提及，未免有所缺漏。

与此相并，马元台指出“所生病”是指“某经所生之病”。并且也批判《难经》之言为臆说，也是遵循经旨的解释，有一定的价值，但是，没有提到“是动”的意义，并与前者相同，有疏漏之嫌。

张志聪创立脏腑经脉内外传变说，不拘执于气血的先后，较杨康候等人均高出一筹。尤可贵者，张氏虽将“是动’解释为“病因于外”，“所生病”解释为“病因于内”，并能进一步补充说明：“病有因外及内，有因内及外，有内外兼病”的统一关系，摆脱了一点论的片面性，提出了辨证的看法，所以比较符合经脉和内脏病理传变的实际情况。

薛雪对所生病的解释认为，“阴经的所生病是本脏所生之病，阳经的所生病是津、液、气、血、筋、骨等所生之病”。这种见解用之于阴经尚有可取，但用来解释阳经的所生病症候，则矛盾百出，后面将进一步提出来讨论，此间暂略。

徐灵胎的“是动”是本经之病，“所生病”是旁及他经之病的注解也不够理想。十二经脉的是动病中，足阳明有“善伸、数欠、颜黑”等肾病的症状；足少阴有“咳唾则有血，喝喝而喘”等的肺病症状。所生病中差不多每经都包括本经的病候，对他经的病症反而叙述得很少，或者甚至没有，例如手阳明、足阳明、手少阴、手太阴、足太阳、手厥阴、手少阳、足少阳等的所生病中均无他经或他脏（腑）的病状，故将“是动”“所生病”理解为本经或他经之病，也是理有欠周的。

冈本一抱认为“是动”为经络变动所生,“所生病”是脏腑所生之病。设若如此，则是动病中不应该有脏腑病，所生病中不应该有经络病了。但事实上十二经脉的是动病中，手太阴有“膨膨而喘咳”的肺脏病；足太阴有胃脘痛、善噫的脾胃病；手少阴有心痛；手厥阴有心中憺憺大动、喜笑不休等心脏和心包病；足少阴有善恐的肾脏病。在所生病中差不多每经都有经脉病的记载。例如手太阴的“臑臂内前廉痛厥”；手阳明的“肩前臑痛，大指次指不用”；足阳明的“循膺乳气街股伏兔骭外廉足跗上皆痛，中指（趾）不用”等等，都是经脉的病候。所以冈本氏单纯从经脉变动和脏腑所生病的观点来理解“是动”、“所生病”尚不全面。但是经脉脏腑受病传变的学说还是给了人们以启发。

（二）讨论

1. 就字义来讨论

本人认为虞庶、张介宾、张志聪、薛雪、叶霖等将“是动”解释为脉气变动失常，较符合经旨。所谓动，指气动的论据，可以在《内经》其他篇幅中找到。例如《素问·刺禁论》中指出：“刺中心，其动为噫，……刺中肝，其动为语……”等。这个“动”字，也是指的脏腑之气变动，而“为噫”“为语”乃是由于针刺引动了心肝之气，使其变动失常，所表现的病理症状。同时，在《经脉》篇中也指出："脉之卒（猝）然动者，皆邪气居之"。可知是动的意义指"脉动失常"是有根据的。因此，"是动则病"的意义就是说：当脉气变动失常时，则经脉和内脏发生病变，因而表现出种种症状。

至于"所生病者"，《灵枢·百病始生》篇在讨论三部（上、中、下）的病理变化时也提到，"此内外三部之所生病也"。可见"所生病者"，不但是十二经脉所有，其他器官或组织所发生的病理变化，都可以理解为该器官或组织所生病。因此，马元台的解释是比较合理的。

由于《百病始生》篇的启示，还可以说明，"是主……"和"所生病者"是二句话，必须点断来读，不能混为一谈。不然的话，会使经文更复杂难解。例如：足阴阳经"是主血"，如果将"所生病者"联在一起，则成为"是主血所生病者"，那末后面："狂疟温淫，汗出鼽衄，口喎唇胗，颈肿喉痹，大腹水肿，膝膑肿痛，循膺乳气街股伏兔骭外廉足跗上皆痛，中指不用"等都应该是血病了。这又如何去和手少阳经"是主气所生病者"下面的："汗出目锐眦痛、颊肿，耳后肩臑肘臂外皆痛，小指次指不用"等气病相别？同时，足少阳胆经"是主骨所生病者"，应该都是骨病的症状，但《灵枢·经脉》篇原文足少阳经所生病病候中："头痛、颔痛、目锐眦痛、缺盆中肿痛、胁下肿、马刀侠瘿、汗出振寒、疟、胸胁肋髀膝外至胫绝骨外踝前及诸节皆痛，小指次指不用"等却不完全是骨病。其他，手阳明主津液，手太阳主液，足太阳主筋等，如果也将"所生病者"联在一起，则后面的病候记载亦不能贯串，历代注家未明此意，将它联起来读，因此造成费解的语句。薛雪论所生病之义，认为阳经为津、液、气、血等所生之病，其原因也就在此。

2. 就病理关系来讨论

张介宾的“是动”是脉气变动的解释，《灵枢·经脉》篇指出是“邪气所居”。邪气是一切致病因素的代称，故“是动病”也就是经脉之气受致病因素的作用，发生变动失常的一种病理状态；试举风邪为例：《素问·离合真邪论》中曾说:“虚邪……入客亦如经水之得风也……其行脉中，循循然。”这种循循然的流行，就是经气的变动失常。再如经脉中气血的流行，热则淖泽，寒则凝泣；热则气盛而脉动有余，寒则气虚而脉动不足，这也是经气的变动失常。经气变动失常，可导致营卫之气的运行出现过迟或过速的病理现象，破坏了“五十而复大会”的生理机转，使营卫之气丧失“相连上下”的和谐状态，从而产生逆乱。《灵枢·五乱》篇中对经气逆乱的病理曾解释说:“经脉十二者,别为五行,分为四时,……相顺则治,相逆则乱。……四时者,其气各异,营卫相随,阴阳已和,清浊不相干,如是则顺之而治。……清气在阴,浊气在阳,营气顺脉,卫气逆行,清浊相干,气乱于心,则烦心密嘿俯首静伏,乱于肺,则俯仰喘喝,乱于臂胫,则为四厥,……”。《灵枢·胀论》篇也提到经气逆乱的发病机制说:“卫气之在身也，常然并脉，循分肉，行有逆顺，阴阳相随，乃得天和；五脏更始，四时循序，五谷乃化，然后厥气在下，营卫留止，寒气逆上，真邪相攻，两气相搏，乃合为胀”。这里虽指的是营卫留止而发生胀病的机制，但是，与《五乱篇》之意相同，都说明经气的逆乱乃是因为逆于四时之气，也就是为外邪所侵犯，引起经气厥逆，营卫乖错，因而出现的种种病态。为此，《经脉》篇中将手太阴、手少阳的是动病称为“臂厥”，意即脉气因受外邪而变动，气乱于臂，厥逆于下，以致肺心二脏之营卫不行，发为肺胀及心痛等症。同时，足阳明的是动病称为“骭厥”，足太阳的是动病称为“踝厥”，足少阳的是动病称为“阳厥”，则是因为，足阳明之经循骭下行，足太阳之经至足外踝，足少阳之经下行于足之外（阳）侧，经气因邪气的激惹厥逆于下，阻塞了上部经气的流行，从而产生种种病症，所以分别以“骭厥”、“踝厥”、“阳厥”等为名。以《灵枢》原文中这五个厥病的命名来引证“是动病”的病理，可见其属于经气逆乱的发病机转。

其余，手三阳、足三阴的是动病，虽然也是经气变乱的发病机转，但是由于这六条经脉都是由四肢行向躯干的，营气也向心流行，经气的厥逆，不能阻塞营气的通行，所以仅是一种变乱，不致成为厥症，为此，《经脉》篇中也不以四肢之厥症命名。

以这种病理机转来推论，即“是动病”是经气逆乱于下或变动于外周部分所引起的病，所以张志聪认为“病因于外”的注解是有一定价值的。

至于所生病，则是经络或内脏本身所生的病。经脉有反映内脏病理及于体表，或因其本身的功能有余不足，影响血气的运行，从而出现各种疾病的症状。例如：《灵枢·邪客》篇记载：“肺心有邪，其气留于两肘，肝有邪，其气留于两腋，肾有邪，其气留于两腘”等，都说明内脏有病，可以反映于外经循行所过处。经脉本身功能的有余或不足，直接可以影响血气流行的过速或过迟，甚至发生血气壅滞，营卫易居等病理变化，从而出现受经脉濡养的区域之筋骨皮肉，五官七窍等种种病症。《经脉》篇记载十二经脉的所生病时，差不多每一条经脉病候的后面都有经脉循所过处外经部的局部症状。同时所生病症状的排列规律，一般都是首先内脏或躯干，渐次及于四肢末端；这种排列的规律，体现了内脏或经脉发生病变反映于体表或经脉外周部分的病理关系，这就是张志聪所说："所生病是病因于内"的理由。

但是，病邪的中人，可以由经脉而内脏，如果影响经脉中血气的流行，同样可使血气壅滞，营卫易居，因此，在是动病症状的表现中也和所生病一样可以兼见内脏或五官七窍的病症。

还有气血和"是动"、"所生病"的关系。气和血是一个统一的整体，气为血帅，血为气母，血的流行必须依靠气的煦送，气的功能必须依靠血的濡养，两者是相辅相成，不可分割的。气病的结果，血必壅滞不行，血病的转归，气必出现不足，而且两者是形影相随的。为此，十二经脉病候中，不论"是动病"或"所生病"都兼有气病和血病的症状。这说明不论是经脉的"是动"或"所生病"，其发病过程都由于气血的不和所造成。

以上所论，仅就十二经脉病候中"是动，所生病"的意义，提出了肤浅的看法，是否可以作这样的理解，有待大家讨论。

按：本文系陆老与朱汝功老师合写，原载《哈尔滨中医》1962 年 7 月号。当时对"是动、所生病"的讨论十分热烈，本文所论有它独特的见解，特别是敢于破前贤之旧说，提出自己的看法，既有鲜明的观点，又有充分的论据，加上剖析精辟、意理明晰，很有说服力。现全文收辑。

四、十二经脉病候析解

十二经脉的病候，详载于《灵枢·经脉》篇中，分为“是动病”和“所生病”二个部分。有关“是动”、“所生病”的意义，在上篇《有关十二经脉病候中“是动、所生病”的探讨》中已详细讨论。其中所载的各项具体病症及其发病原理，目前各论述经络的专文或专著很少谈论，致使学者多知其然而不知所以然，今特撰此文，析解如下。

（一）十二经脉病候的病机

《素问·调经论》中指出：“夫十二经脉皆生其病……经脉之病，皆有虚实”，还说：“经络支节，各生虚实”，“五脏之道，皆出于经隧，以行血气，血气不和，百病乃变化而生”。说明经络的病候除了经络本身的虚实变化外，必然累及四肢百骸、皮肉筋骨、五官七窍、脏腑器官等等，从而出现各种不同的症状。经络是运行气血的，所以不论经络的脉气变动或是其所生之病，其结果必然影响气血的运行，从而出现虚实的病理变化。经络的实证，多由经脉之中为某种致病因素所激惹或壅阻导致气血运行不能通畅，即所谓经气壅滞。例如：外感六淫之邪，袭入经络；内因七情之郁，气滞脉闭；或者风痰入络、瘀血凝阻，以及经气厥逆等，皆可影响气血的畅通，发生各种经络实证的病态。经络的虚证，多为经气虚陷，气血不足而成。其原因有：由某一脏腑和经脉本身的元气不足，阳气虚陷而致；也可因全身性的气血不足，阳气虚弱而引起。经络的虚实病理变化，如为单纯的经络病，在实证时沿经脉所过处会出现肿或痛的症状，就是所谓“血伤为肿”、“气伤为痛”；如果邪壅化热，还兼有灼热的现象。虚证由于气血不足，濡润不周，往往会出现局部不仁不用，甚至枯痿的症状。这就是因为营卫衰枯，“营气虚则不仁，卫气虚则不用”，“营卫俱虚，则不仁且不用”。但是，在临床上有时虚证也可由实证转化而来，如痹久成痿，常见筋肉削瘦，肢体痿废，就是此例。

经络中阴阳二气也可有偏亢或偏衰的病理变化。阳亢的结果，沿经络所过处就会发热；阴盛而阳衰，则经络分布所及处会感觉僵硬发冷，甚或寒栗。阳虚而水湿之气失于布化，则又会发生冷肿的现象。

由于经络“内属脏腑，外络肢节”，所以经络的病候，实际上离不开脏腑器官以及皮肉筋骨等组织功能变异的症状。同时，由于经络的分布错综复杂，有的联络一脏一腑，有的联络数脏数腑，有的经络交会关系少，有的经络交会关系多，加之脏腑经络之间阴阳表里、生克制化等各方面的生理病理影响，故十二经脉的病候，实际上是多脏腑器官病变的证候群，有着错综复杂的关系，在辨证时必须作具体的分析。

此外，有些证候虽然相同，但由于隶属的经脉不同，病理传变的结果也不相同，临床上必须加以辨析。例如膀胱经病可有腰痛，肝经病也见有腰痛，虽属同一腰痛的症状，但膀胱经的腰痛因由脉气厥逆，气血不通，脉道壅塞而致，属实证，所以疼痛如折断腰脊，不能转侧；而肝经的腰痛，则为肝病不能淫气于筋，腰部的筋肉，缺少阳气温养，故而拘急板滞，不能俯仰，有如“张弓弩弦”的样子。再如肺经和肾经同有喘证，可是肺经的喘乃是经气厥逆，肺气壅阻而成，所以其症是“膨膨喘满”；而肾经的喘则是肾虚不能纳摄肺气而致，故多为逆气而喘。临床上必结合脏腑的特性和病理关系，全面考虑，细加研究。

（二）十二经脉病候的分析

1. 手太阴肺经

【原文】 是动则病：肺胀满膨膨而喘咳，缺盆中痛，甚则交两手而瞀，此为臂厥。是主肺。所生病者：咳，上气、喘、渴、烦心、胸满，臑臂内前廉痛厥，掌中热。气盛有余，则扁背痛，风寒汗出中风，小便数而欠。气虚则肩背痛寒，少气不足以息，溺色变，卒遗矢无度（原文无此句，今据《铜人》补入。见表4-1）。

表4-1　病候分类表

项目	本外经病	本脏（腑）病	他脏（腑）病	有关器官病	其他病
是动病		肺胀膨膨然、气喘、咳嗽		目瞀	缺盆中痛，甚则交叉二手按住胸中
所生病	胸满，臑臂内前廉痛而厥冷，掌中热	咳、上气、喘	烦心	口渴	
气盛			小便数而欠		肩背痛、汗出
气虚		少气不足以息	溺色变、遗矢无度		肩背痛寒

【说明】

(1) 本外经病，指本经循行所过处的局部病。

(2) 本脏（腑）病，指本经所属脏（腑）的疾病。

(3) 他脏（腑）病，指与本经或本脏有关的脏（腑）疾病。

(4) 有关器官病，指本经循行所过或与本经或本脏（腑）病理相关的有关器官病。

(5) 不属以上四类的有关疾病。

【析解】

(1) 本外经病

胸满：肺脏有病，脏病及经，影响本经中焦脉气的输布，胃口，胸膈等部的气机失于输化，因而出现胸部胀满。

臑臂内前廉痛而厥冷：本经之脉循行于臑臂内侧的前缘，本经之脉有病，气血失和，脉道不通，就会沿经脉所过处发生疼痛。如果本经阳气不足，就会发生厥冷。

掌中热：本经之脉循鱼际，其络脉入掌中，散于鱼际，若经络有病阳邪亢盛，掌心就会出现灼热的症状。

(2) 本脏（腑）病

肺胀膨膨然："膨膨"，胀满貌。本经脉气变动，逆经厥上，失去从胸走手的流行常态，致使肺气壅阻，叶张举升，故膨膨而胀。

气喘，咳嗽：肺举叶张，气失肃降，逆而上冲，则为气喘；金不平则鸣，故发为咳嗽。

少气不足以息：肺主气，本经气虚，经病及脏，则肺气亦虚，宗气不足，故呼吸少气，甚至短气不足以行呼吸。

（3）他脏（腑）病

烦心：肺属金，肺病则金不生水，水不济火，致心神不宁，因而发生烦心。

小便数而欠、溺色变：肾经之脉，上入肺中，肺为水之上源，有通调水道下输膀胱的作用。肺经脉气盛实，传邪于肾与膀胱，而见小便次数多而不畅的淋证。若脉气不足，则肺脏通调水道，下输膀胱之水液也会不足，尿量减少，自然颜色会有变化。

遗矢无度：肺与大肠为表里，肺气不足，大肠传导之功能失常。肛门者下极也，是"肺气之所出"，肺气上通喉咙而行呼吸；下通于肛门而遗矢便（即大便）。肺经气虚，肛门固约无力，故为遗矢无度。

（4）有关器官病

目瞀：肺气壅阻，气喘严重时，则肺脏朝会百脉之功能乖乱，五脏六腑之精气，注目不足，故而眼生黑花，看不清东西。

口渴：肺病津液不升，或则金不生水，阴虚内燥，而见口渴。

（5）其他病

缺盆中痛，交叉二手按住胸中：缺盆内容肺脏，肺胀而喘咳严重时，缺盆部也会胀满而经气失于宣通，所以作痛，喘甚而痛，病人交叉二手卫护胸中，此皆肺胀喘咳之重症。

肩背痛、寒：肺脏附丽于背，在肺经脉气盛实时，邪气有余时，经脉壅滞，气血不通，所以作痛。当肺经脉虚弱时，阳虚而气化不行，脉道也会闭塞不通而发生疼痛，同时兼有寒冷。

汗出（中风）：手太阴属肺，肺主皮毛，若皮毛为风寒之邪所中，卫阳受伤，腠理开疏，就会发生汗自出的中风热病症状。

2. 手阳明大肠经

【原文】 是动则病：齿痛颈肿，是主津液。所生病者：目黄，口干，鼽衄，喉痹，肩前臑痛，大指次指痛不用。气有余则当脉所过者热肿，虚则寒栗不复（见表4-2）。

表4-2 病候分类表

项目	本外经病	本脏（腑）病	他脏（腑）病	有关器官病	其他病
是动病	颈肿			齿痛	
所生病	肩前臑痛，大指次指痛，不用			目黄、口干、鼽衄、喉痹	
气有余	脉所过者热肿				
气不足					寒栗不复

【析解】

（1）本外经病

颈肿：手阳明经上颈贯颊，脉气发生变动，气伤及形，而致颈肿。

肩前臑痛，大指次指不用：手阳明之脉，起于大指次指之端，上臑外前廉，上肩。本经有病，经气不行，就会出现肩前臑痛。卫气不达，所以大指次指不用。

脉所过者热肿：若本经邪气盛实，郁而化火，则沿脉所过处会发生局部灼热；邪伤形，血壅气滞，就会红肿。

（2）有关器官病

齿痛：手阳明之脉入下齿中，脉气变动，齿部经气不通，所以发生齿痛。

目黄：手阳明主津液，若热郁大肠，津液内伤，热郁蒸熏，所以发生目黄。

口干：手阳明经病，津液不足而致。

鼽衄：手阳明经之脉上挟鼻孔，脉病鼻窍虚寒，就会发生鼻流清涕的症状，如果津液干枯，虚热内郁，灼伤细络，就会鼻中出血。

喉痹：手阳明经之脉循颈，脉病津液内伤，热郁喉嗌，所以发生咽喉肿痛的喉痹病。

（3）其他病

寒栗不复：手阳明与手太阴为表里，肺主皮毛而居一身之表，阳明表阳之气不足，故见发冷战抖，甚至难以回复。

3. 足阳明胃经

【原文】 是动则病：洒洒振寒，善呻数欠，颜黑，病至则恶人与火，闻木声则惕然而惊，心欲动，独闭户塞牖而处，甚则欲上高而歌，弃衣而走，贲响腹胀，是为骭厥。是主血。所生病者，狂疟，温淫汗出，鼽衄，口祸唇胗，颈肿，喉痹，大腹水肿，膝膑肿痛，循膺乳气街股伏兔骭外廉，足跗上皆痛，中指不用。气盛则身以前皆热，其有余于胃，则消谷善饥，溺色黄。气不足则身以前皆寒栗，胃中寒则胀满（见表 4-3）。

表4-3　病候分类表

项目	本外经病	本脏（腑）病	他脏（腑）病	有关器官病	其他病
是动病	贲响腹胀		善呻数欠，颜黑，心欲动		恶人与火，闻木声惕然而惊，独闭户塞牖而处，上高而歌，弃衣而走
所生病	颈肿，膝膑肿痛，循膺、乳、气街、股、伏兔、骭外廉、足跗上皆痛，中趾不用			鼽衄，口㖞，唇胗，喉痹	狂疟，温淫汗出，大腹水肿
气有余	身以前皆热	消谷善饥	溺色黄		
气不足	身以前皆寒栗	胀满			

【析解】

（1）本外经病

贲响腹胀：胃经之脉，其直者从缺盆下乳内廉，下挟脐，入气街；其支者，起于胃口，下腹里，下至气街而合。如果经气动乱厥逆，腹部的气机运化失常，因此发生鸣响腹胀的症状。

颈肿：胃经之脉，从大迎前下人迎，循喉咙，经过颈部，如果经脉有病，血伤壅郁，就会发生颈肿。

膝膑肿痛：胃经之脉，下膝膑中，若经脉有病，经气失宣，血郁膝膑则致肿胀疼痛。

循膺、乳、气街、股、伏兔、骭外廉、足跗上皆痛，中趾不用：胃经之脉，循膺乳，合于气街，经股部，历髀关、伏兔穴，沿骭外廉，下足跗，入中趾间。若经病而气血壅滞不通，在上述经脉循行所过处均会发生疼痛。若脉病经气枯竭，卫气不达，足中趾就不能运动。

身以前皆热，身以前寒栗：胃经之脉经过胸腹，若气火有余，阳盛则热，若气虚不足，阳虚则为寒栗。

（2）本脏（腑）病

消谷善饥：胃腑之气有余，胃火偏炽，消烁水谷，就会出现嘈杂善饥的症状。

胀满：胃腑之气不足，胃阳不振，食物不能消化，所以发生胸腹胀满的症状。

（3）他脏（腑）病

善呻、数欠、颜黑：胃属土，肾属水，土能制水。若脉气动乱，则己所胜者趁机反侮，可以出现水气（阴气）偏盛的症状。肾主欠、主呻，所以病人动辄呻吟，常打呵欠，肾水色黑，水色外现，所以病人颜面发黑。

心欲动：火生土，土经气火有余，上传于母（心脏），心神为之干扰而不安，故筑筑而悸动。

溺色黄：《灵枢·本输》中说："大肠、小肠皆属于胃。"胃府之阳气有余，传邪于小肠，所以溺色变为黄赤。

（4）有关器官病

鼽衄：胃经之脉，起于鼻，交頞中，胃经虚寒，鼻窍多流清涕，胃经热郁，灼络血溢，就会鼻中出血。

口㖞唇胗：胃经之脉，挟口环唇，其筋上挟口。胃经有病，气血失濡，颊筋无气温养，则发生口角㖞斜。热在阳明血络，则循脉所过之口唇部发生干疮。

喉痹：胃经之脉循喉咙，入缺盆，阳明血分郁热，上攻喉嗌，就会咽喉肿痛。

（5）其他病

恶人与火，闻木声惕然而惊：阳明为多气多血之经，阳气有余，所以病人怕见火光；木克土而生火，土畏木侮，所以病人听到“角”声（五音之一，性属木）就会惊怕。

独闭户塞牖而处：如果阳尽转阴，由于阴气好静，所以病人畏光畏声而性不喜动，所以独自一人关闭了门户，填塞了窗牖而居住。

上高而歌，弃衣而走：这是阳明大热之邪炽盛到较高程度，由于清阳实四肢，阳邪炽盛，所以病人善于登高；火热生痰，迷蒙心窍，病人狂言而歌；阳邪亢盛，病人自觉烦热，因此弃衣乱跑。

狂疟：风温热邪袭入阳明，与多气多血之经相搏，疟势鸱张，热多寒少，甚或但热不寒，名为热疟及瘅疟，疟在阳明也，亦称阳明疟。

温淫汗出：温邪袭入阳明，症见高热，口渴，汗自出，脉洪大，即仲景所谓“阳明病”。

大腹水肿：胃属戊土，肾为胃关。土虚不能制水，关门不利，水气渗溢，所以发生蛊胀和水肿。

4. 足太阴脾经

【原文】 是动则病：舌本强，食则呕，胃脘痛，腹胀善噫，得后与气则快然如衰，身体皆重。是主脾。所生病者，舌本痛，体不能动摇，食不下，烦心，心下急痛，溏、瘕、泄，水闭，黄疸，不能卧，强立股膝内肿厥，足大趾不用（见表4-4）。

表4-4 病候分类表

项目	本外经病	本脏（腑）病	他脏（腑）病	有关器官病	其他病
是动病		食则呕，腹胀	胃脘痛，善噫	舌本强	身体皆重
所生病	股膝内肿厥，足大趾不用	食不下，便溏，瘕症，泄泻，水闭	烦心，心痛	舌本痛	体不能动摇，黄疸，不能卧

【析解】

（1）本外经病

股膝内肿厥，足大趾不用：脾经之脉起于大趾内端，上踹内，上膝股内前廉。经脉有病，气血不和，所以发生上症。

（2）本脏（腑）病

食则呕：脉气变动，脾气失运，中州输化无权，当升不升，当降不降，故食入而呕。

腹胀：脾气失于运化，升降失司，故而腹部胀满。

食不下：脾脏有病，饮食不消，故而不思饮食。

便溏、泄泻：脾家虚寒，水湿不化，则为便溏，泄泻。

瘕症：脾气不运，气滞肠胃，忽散忽聚，形成瘕症。

水闭：脾失健运，水气失于输化，阻闭于内而成。

（3）他脏（腑）病

胃脘痛：脾与胃为表里，脾失运化，食积胃腑，发生胃痛。

善噫：心在气为噫，脾病，子邪传母，心气受扰，故动而为噫。

烦心、心痛：脾经之脉，上膈注心中，脾邪犯心，干扰心神，而为烦心，心气不通，而为心痛。

(4) 有关器官病

舌本强，舌本痛：脾脉连舌本，散舌下，脾经脉动，经气不能营运于舌本，则筋无所养而成强硬之症；如果经脉有病，气血壅滞，不通则致疼痛。

(5) 其他病

身体皆重：脾主四末，脾脉动乱，脉气营运不周，四肢无气以禀，故而全身沉重少力。

体不能动摇：经脏同病，脾气散精不能达到全身，以致四肢懈惰，懒于动摇，严重时水湿困扰，四肢皆肿而动摇不能。

黄疸：脾虚湿困，湿郁化热，湿热郁蒸，土色外现，则成黄疸。

不能卧：脾失运化，胃气不和，所谓“胃不和卧不安”也。

5. 手少阴心经

【原文】 是动则病：嗌干心痛，渴而欲饮，是为臂厥。是主心。所生病者：目黄胁痛，臑臂内后廉痛厥，掌中热痛（见表4-5）。

表4-5 病候分类表

项目	本外经病	本脏(腑)病	他脏(腑)病	有关器官病	其他病
是动病		心痛		嗌干、渴而欲饮	
所生病	胁痛，臑臂内后廉痛厥，掌中热痛			目黄	

【析解】

（1）本外经病

胁痛，心经之脉上肺出腋，经脉生病，气失宣通，故见胁痛。

臑臂内后廉痛厥，掌中热痛：心脉下经臑内后廉，循臂内后廉，入掌内后廉，经脉生病，经气不通，则沿脉所过产生疼痛，气盛有余，阳热生火，掌中就会灼热，多见于心火炎盛时。

（2）本脏（腑）病

心痛：脉气变动，心气受扰，失于宣通而致。

（3）有关器官病

嗌干、渴而欲饮：心脉上挟咽，脉气变动，心阳失宣，郁而化火，火盛伤津，所以咽部干燥，津伤故渴而欲饮。

目黄：心脉上入目系，心火郁蒸，所以眼珠发黄。

6. 手太阳小肠经

【原文】 是动则病：嗌痛颔肿，不可以顾，肩似拔，臑似折。是主液。所生病者：耳聋，目黄，颊肿，颈颔肩臑肘臂外后廉痛（见表4-6）。

表4-6 病候分类表

项目	本外经病	本脏（腑）病	他脏（腑）病	有关器官病	其他病
是动病	颔肿，不可以顾，肩似拔，臑似折			嗌痛	
所生病	颊肿，肩臑肘臂外后廉痛			耳聋、目黄	

【析解】

（1）本外经病

颔肿不可以顾：本经之脉从缺盆沿颈通过下颔部，脉气动乱，气血壅阻，血伤为肿，痛甚故而不可以顾盼。

肩似拔，臑似折：本经之脉经过肩部和臑部，脉动而气血失和，经气不通，故肩痛如拔，臑疼似折。

颊肿：本经之脉上颊，脉病气血瘀阻，故为颊肿。

肩臑肘臂外后廉痛：经脉所过，脉病气不通而痛。

（2）有关器官病

嗌痛：本经之脉循咽下膈，心与小肠为表里，心火移热于小肠，攻迫喉嗌，故而嗌痛。

耳聋：本经之脉，却入耳中，脉病耳失所濡，故不用而为聋。

目黄：本经之脉至目锐眦，其支者至目内眦，脉病邪热内郁，薰蒸而为目黄。

7. 足太阳膀胱经

【原文】 是动则病：冲头痛，目似脱，项如拔，脊痛、腰似折，髀不可以曲，腘如结，踹如裂，是为踝厥。是主筋。所生病者：痔，疟，狂癫疾，头囟项痛，目黄泪出，鼽衄，项背腰尻腘踹脚皆痛，小趾不用（见表4-7）。

【析解】

（1）本外经病

冲头痛，头囟痛：本经之脉，上额交巅，脉气变动，厥而上冲，清空受扰而痛；经脉有病，气血瘀滞，则头囟部经脉所过处作痛。

项如拔，脊痛，腰似折，髀不可以曲，腘如结，踹如裂。项、背、腰、尻、腘、踹、脚皆痛，小趾不用：本经之脉别下项，挟脊抵腰中，过髀枢，合腘中，贯踹

表4-7　病候分类表

项目	本外经病	本脏(腑)病	他脏(腑)病	有关器官病	其他病
是动病	冲头痛，项如拔，脊痛腰似折，髀不可以曲，腘如结，踹如裂			目似脱	
所生病	头囟、项、背、腰、尻、腘、踹、脚皆痛，小趾不用			痔、目黄、泪出、鼽衄	疟、狂、癫

内，循足外，抵小趾外侧。脉气厥逆而动，气血错乱，乱于上部故疼剧烈，如拔如折如结如裂，皆痛甚而所致。脉病气血壅滞，脉中血少，故虽痛而不甚，脉气壅塞，卫阳不布，故小趾不用。

（2）有关器官病

目似脱，目黄：本经之脉起于目内眦，脉气厥而冲逆，故目痛甚如脱，脉病邪热内郁，薰蒸而目现黄色。

泪出：脉病泪液无气固涩，故泪自出。

鼽衄：脉起于鼻，左右相交于颎中，脉病气不足，则鼻流清涕，脉有郁火，血络伤则衄血。

痔：本经之经别，下尻5寸，别入于肛，脉病气血不行，瘀血浊气，留注肛门而为痔疾。

（3）其他病

疟：邪中太阳，阴阳交争，而为疟。太阳者，寒水之脏，疟邪入经，热少寒多，是谓寒疟，或称太阳疟。

狂癫：本经从巅直络脑，邪入阳分，阳气相并，重阳而为狂，邪入阴分，阴气相并，重阴而为癫。

8. 足少阴肾经

【原文】 是动则病：饥不欲食，面如漆柴，咳唾则有血，喝喝而喘，坐而欲起，目䀮䀮如无所见，心如悬若饥状，气不足则善恐，心惕惕如人将捕之，是为骨厥。是主肾。所生病者：口热舌干，咽肿上气，嗌干及痛，烦心心痛，黄疸，肠澼，脊股内后廉痛，痿厥嗜卧，足下热而痛（见表4-8）。

表4-8 病候分类表

项目	本外经病	本脏（腑）病	他脏（腑）病	有关器官病	其他病
是动病		善恐，面如漆柴	饥不欲食，咳血，气喘，心悬如饥	目䀮䀮无所见	
所生病	脊股内后廉痛，痿厥，足下热而痛		上气，烦心，心痛，肠澼	口热，舌干、咽肿，嗌干痛	黄疸嗜卧

【析解】

（1）本外经病

脊股内后廉痛、痿厥，足下热而痛：肾经之脉，出腘内廉，上股内后廉，贯脊属肾，脉病经气不畅，故循经所过作痛，肾属水主骨，肾亏骨弱，故而痿软无力。肾性寒冷，肾中阳虚，故而厥冷。其脉斜趋足心，倘肾阳偏虚，阴虚生火，足下热会有灼热疼痛。

（2）本脏（腑）病

善恐：肾主恐，脉气动乱，干扰肾志，肾气不足故心中常跳动，恐惧不宁，好似怕人来捕捉的样子。

面如漆柴：肾主黑色，肾精不足，水色外泛，面部就会黯黑无光，瘦削而没有光泽。

（3）他脏（腑）病

饥不欲食：肾主命门真火，有腐熟水谷的作用，胃中水谷之气须依靠肾火蒸腐，脾气健运，才能正常消化而变为精微之物。若肾火浮炎，而脾阳不振，则虽有饥饿的感觉但吃不下食物，这是脾肾合病之故。

咳唾有血：水亏火盛，损伤肺络，所以咳唾出血。

气喘、上气：经病及脏，肾亏不纳肺气，逆气上冲，故喝喝而喘，气上不下。

心悬若饥：水亏不能上济心火，心神躁动不宁，故有如悬如饥的症状。

烦心、心痛：肾脉络心，经脏同病，肾精不能上济心君，心火失阴精承奉，所以烦躁而不安，如果肾邪循经上犯心君，心气失于宣畅，又会发生心痛。

肠澼：肾开窍于二阴，肾病大肠不和，则致肠澼不利。

（4）有关器官病

目无所见：骨之精为瞳子，而肝开窍于目，肾虚肝血不足（母病及子），而致肝肾二亏，所以病人目视䀮䀮看不清景物。

口热、舌干：肾主唾，肾病于下，阴精上奉者少，以致口热而舌干燥。

咽肿、嗌干痛：肾经之脉循喉咙，挟舌本。肾病阴精上奉不足，虚火上浮，所以咽肿、喉咙干燥而痛。

(5) 其他病

黄疸：寒湿之气入于肾经，脾肾同病，水土之色，泛浮外现，而成阴黄。

嗜卧：肾精亏竭，作强之官乏力，遂致神疲力乏，嗜好睡觉。

9. 手厥阴心包经

【原文】 是动则病：手心热，臂肘挛急，腋肿，甚则胸胁支满，心中憺憺大动，面赤目黄，喜笑不休。是主脉。所生病者：烦心心痛，掌中热。

【析解】

(1) 本外经病

手心热，臂肿挛急，腋肿，胸胁支满：心包之脉循胸出胁，下腋三寸，上抵腋下，循臑内，入肘中，下循臂内，入掌中。脉动有余，阳邪亢盛，掌心即灼热；脉动不足，筋失温濡，臂肘之筋牵掣挛急；脉动异常而气血壅滞，伤血而为腋肿；经气不和，气机不畅，故胸胁支撑而胀满（见表4-9）。

表4-9 病候分类表

项目	本外经病	本脏(腑)病	他脏(腑)病	有关器官病	其他病
是动病	手心热，臂肘挛急，腋肿，胸胁支满	面赤，心大动，喜笑不休		目黄	
所生病	掌中热	烦心，心痛			

掌中热：与手心热类同，此为脉病，包络火旺，阳邪有余所致。

(2) 本脏（腑）病

面赤：心包为心之外卫，有代心行令的作用。心之华在面，心包相火炎盛，每致面赤如妆。

心大动、喜笑不休：心包为邪所干犯，神不安于心舍，故筑筑而动；心在声为笑，心气实则喜笑不休。

烦心，心痛：心病而气机失宣，故见心痛；心神躁越，故而烦心。

(3) 有关器官病

目黄:心之使在目,心火虚炎,热蒸拂郁,故见目黄。

10. 手少阳三焦经

【原文】 是动则病：耳聋浑浑焞焞，嗌肿喉痹。是主气。所生病者：汗出，目锐眦痛，颊肿，耳后肩臑肘臂外皆痛，小指次指不用。

【析解】

(1) 本外经病

颊肿，耳后、肩、臑、肘、臂外皆痛，小指次指不用：本经之脉起于小指次指之端，循臂外，贯肘，经臑外，上肩，系耳后，屈下颊。脉病经气不通，伤血而为颊肿；气不通则沿脉所过疼痛；卫气不达则小指次指不用（见表4-10）。

表4-10　病候分类表

项目	本外经病	本脏（腑）病	他脏（腑）病	有关器官病	其他病
是动病				耳聋，嗌肿,喉痹	
所生病	颊肿,耳后、肩臑、肘、臂外皆痛,小指次指不用			目锐眦痛	汗出

（2）有关器官病

耳聋：本经之脉，系耳后，出耳上角，其支者，入耳中，出走耳前。脉动气血失和，耳窍气机闭塞，故耳聋听不清声音。

嗌肿、喉痹：本经性属相火，相火炎盛，伤血耗津，三焦腑气通于喉，所以咽喉肿痛。

目锐眦痛：本经之脉至目锐眦，邪气循经传注于目锐眦，郁闭不通，目锐眦处就会赤而疼痛。

（3）其他病

汗出：三焦主气，若三焦生气不足，腠理开疏，必然汗出。

11. 足少阳胆经

【原文】 是动则病：口苦，善太息，心胁痛不能转侧，甚则面微有尘，体无膏泽，足外反热，是为阳厥。是主骨。所生病者：头痛，颔痛，目锐眦痛，缺盆中肿痛，腋下肿，马刀侠瘿，汗出振寒，疟，胸胁肋髀膝外至胫绝骨外踝前及诸节皆痛，小趾次趾不用（见表4-11）。

表4-11　病候分类表

项目	本外经病	本脏（腑）病	他脏（腑）病	有关器官病	其他病
是动病	胸胁痛，不能转侧，足外反热	口苦，善太息			面微有尘，体无膏泽
所生病	颔肿，缺盆中肿痛，腋下肿，马刀侠瘿，胸胁肋髀膝外、胫绝骨外踝前皆痛，小趾次趾不用			目锐眦痛	头痛，汗出，振寒，疟，诸节皆痛

【析解】

（1）本外经病

胸胁痛不能转侧，足外反热：本经之脉循胸，过季胁，至足部循行于足外侧。脉气变动，气血不通，发生胸胁疼痛，痛甚则不能转侧。少阳为多气之经，性属阳木，木气主升，阳气厥逆，足外侧灼热，故称阳厥。

颔肿，缺盆中痛，腋下肿，胸、胁、肋、髀膝外至胫绝骨、外踝前皆痛，小趾次趾不用：本经之脉，下颊车，下颈，合于缺盆，下胸中，循胁里，横入髀厌中，出膝外廉，抵绝骨之端，下出外踝之前，入小趾次趾之间。脉病气血不和，经气壅滞，故循脉所过皆痛，卫气不达，故小趾次趾不用。

马刀侠瘿：是一种外科病，生在腋下，气血壅滞，凝结而成此症。

（2）本脏（腑）病

口苦：胆汁味苦，脉气动乱，厥而上逆，胆腑之气郁滞，胆汁外泄，故而口苦。

善太息：木曰曲直，性喜条达，经脉气乱，胆气不舒，郁闷胸中，所以病人经常叹息。

（3）有关器官病

目锐眦痛：本经之脉起于目锐眦，脉病气伤，不通则痛。

（4）其他病

面微有尘，体无膏泽：肝胆为表里，肝主藏血，胆木气郁，肝失疏泄，以致气血不能滋荣全身，而见面部灰暗如蒙尘埃，身体皮肤失去润泽。

头痛：本脉上抵头角，故脉病而为侧头部痛。

汗出、振寒、疟：少阳居三阳之中，属半表半里，脉病阴与阳争，若阳气偏胜，则生热而汗出；若阴气有余，则振寒而战栗；阴阳交争，则寒热往来，发而为疟。

诸节皆痛：本经主骨，邪犯骨节，故诸节皆痛。

12. 足厥阴肝经

【原文】 是动则病：腰痛不可以俯仰，丈夫㿗疝，妇人少腹肿，甚则嗌干，面尘脱色。是主肝。所生病者：胸满呕逆，飧泄，狐疝，遗溺，闭癃（见表4-12）。

表4-12 病候分类表

项目	本外经病	本脏（腑）病	他脏（腑）病	有关器官病	其他病
是动病	妇人少腹肿			丈夫㿗疝，嗌干	腰痛不可俯仰，面尘脱色
所生病		胸满	呕逆，飧泄，遗溺，闭癃	狐疝	

【析解】

（1）本外经病

妇人少腹肿：肝脉过阴器，抵少腹。脉气变动，气血壅阻，所以少腹部肿胀。

（2）本脏（腑）病

胸满：《灵枢·胀论》："肝胀者胁下满而痛引少腹"，肝脉有病，肝气胀实，故胸胁满而痛。

（3）他脏（腑）病

呕吐、飧泄：木实侮土，脾胃受伤，所以水谷之气不能正常消化及传送，若胃气受伤，逆而上冲则为呕吐；肠道受伤，分清泌浊之职失司，故为飧泄。

遗溺、闭癃：足厥阴之筋，结于阴器，络诸筋。足厥阴之脉绕阴器。膀胱者州都之官，主藏津液，其所泌尿液，全赖足厥阴之筋为之约束。若厥阴之气不足，约束膀胱之筋失用，则为遗尿不禁；若厥阴之气盛实，约束膀胱之筋拘急，则为闭癃不尿。

（4）有关器官病

丈夫㿉疝、狐疝：足厥阴之气不足，系睾之筋无力，所以发生㿉疝，若足厥阴之气乍有余，乍不足，有余则筋急而睾隐，不足则筋弛而睾垂，即为狐疝。

嗌干：肝木生火，燔灼阴津，所以喉嗌干燥。

（5）其他病

腰痛不可俯仰：足厥阴之脉过少腹，其筋结于少腹，络诸筋。肝脉有病不能淫气于筋，少腹部筋肉无气温养，则寒而拘急，牵连腰部作痛，不能前后俯仰，有如张弓弩弦之状，此即所谓“厥阴腰痛”。

面尘脱色：肝主藏血，肝血不足，不能滋荣肌肤，所以面色无华，如蒙尘埃而少光泽。

按：本文系陆老未曾发表的存稿，是在他的著作——《经络学图说》中《十二经脉·各论》内有关“病理”诠释的内容基础上改写而成的。特点是条理清晰，释义恰当，对学习经络理论有一定帮助，现全文收辑。

五、腧穴的命名

腧穴的发展到目前为止，已有经穴 361 个，奇穴 400 个左右。这些穴位在针灸临床上起着重要的作用。但有关解释穴名意义的文献，并不多见。作者有鉴及此，撰文择要论之：

腧穴最初是以“按之快然”，“以痛为腧”的形式被人们发现的。那时的穴位既无固定的位置，也无固定的主治性能，没有脱离原始的雏形，也就是说还没有固有的特异性质和实质基础，当然不可能有名称的存在，所以概称为“阿是穴”、“天应穴”、“不定穴”等。其后，随着针灸学的发展，肯定了腧穴的部位和性能，具备了特异性和实质的基础，因此，穴位的名称才逐渐出现。从腧穴命名多以阴阳五行、脏腑气血等学说为根据来推论，腧穴名称的制订，可能肇始于东周，至战国时方渐趋完整。

腧穴穴名的制订，由于去古已远，目前已很少有人能逐一地解释清楚。历代医学文献中，有关讨论穴名意义的著作也如凤毛麟角，不可多得。现在可以查考及见到的：有隋代杨上善撰《黄帝内经太素》第九卷十五络脉篇所载十五经穴穴名意义的注解。还有杨氏撰注的《黄帝内经明堂》一书，对十四经经穴也曾作过解释。可惜此书现存者唯手太阴一卷十穴（内少云门穴），其余部分均已散佚了。

唐代孙思邈的《千金方》及明代张介宾的《类经》均对腧穴穴名的意义作了综合性的叙述，如“凡诸孔穴，名不徒设，皆有深意”。但未逐穴地注解。

唐宋以下，甚少发展，直到清代，有海阳程知扶生氏撰著《医解》一书，其中对十四经经穴逐穴地加以解释。但此书刊行不广，医史鲜载，多为好古家所搜集珍藏。除此以外，少有诠释穴名的专著了。

古人命名腧穴是遵循着一定的方法和有一定依据的。这些方法和依据，若细加归纳，可分类如下：

（一）腧穴命名的方法

腧穴的特异性是客观存在的，古人根据腧穴的特异性，首先将其归纳成概念，然后制订出腧穴名称。其方法约有下列四种：

1. 比拟法

此种方法是以腧穴的特异性为基础，结合自然界其他事物的特征，根据事物之间相互联系的现象和性质，用比拟的方法来刻划和记述所要命名的腧穴，从而使这个穴位的形象或功能通过名称具体地反映出来。

古人观察到经脉内经气的作用和影响，有和流水相似的地方，因此就用水的流行现象来比喻腧穴的功能而制订名称，如将经气所入处的穴位命名为海、泽。例如手太阴的合穴自寸口上量其长盈尺，故名为“尺泽”；手太阳属小肠，其经气所入之合穴，命名为“小海”。将经气深集处的穴位命名渊、泉。例如手太阴之原穴，由于脉气大会于此，博大而深，故名“太渊”；足少阴属肾为水经，故命经气深集之郄穴为“水泉”。经气通过比较狭窄处的腧穴名为沟、渎。如手少阳所行之经穴位在腕后 3 寸两骨之间，手腕属上肢，“肢”字古与“支”通，脉气行过此穴，狭窄如沟，故名“支沟”；又如足少阳有一个穴位在髀骨外，膝上 5 寸处，上当风市，下临阳关，此穴居中，脉气通过时好象水行于沟渎之中，颇为狭窄，所以名为“中渎”。经气通过比较表浅处的腧穴名为池、渚，例如手少阳在手背部的“阳池”、“中渚”等。

又用人事来类比：市或府代表经气聚集处，如“风市”即指此穴为下肢风气聚集之处，故善治中风偏枯，是祛风的要穴；“中府”为中气府聚之处，故是手足太阴之会。道、里代表经气经过之处，例如手少阴属心，心藏神，神化而为灵，故其脉气所行之经穴，名为“灵道”；其通达表里的络穴，命名为“通里”。室、舍比喻经气留住的处所。如“意舍”、“志室”就是脾气、肾气留住的穴位。门、户比喻经气出入之处，如肝魂出入的腧穴称为魂门；肺魄出入之处为“魄户”。经气流注重要的地方作关、梁，足阳明在上腹部有二个穴位，正当胃气出入的重要之处，故名为“关门”和“梁门”。经气留住而深居之穴位，称为堂或阙，如心神留住之处有“神堂”；心气募聚之处则称为“巨阙”。

还有象征腧穴所在处骨肉起陷的命名方法：凡隆起的比作山、陵、丘、墟；低陷的比作溪、谷。腧穴位置在上的比喻为天；位置在下的比喻为地。都属此法范围，兹不逐一举例。

2. 象形法

此法假借其他事物外在的形象，直接描记腧穴所在处各种组织的形状特征从而定出名称，目的要把腧穴所在处的形状特点，通过命名的形式，真实地记录下来，给人们以深刻的印象。用作象形的事物有：动物、植物……等,例如:“伏兔”穴是因其处有肌肉隆起如俯伏着的兔子相似而得名；“攒竹”穴的名称，是由于两眉攒聚时形如竹叶而来；还有“曲垣”穴，是因该处肩胛棘隆起，弯曲如墙垣一样，故以为名。都属象形的命名方法。

3. 会意法

这是以腧穴本身在生理、病理、解剖上的特点，通过会意的方法，使它从名称上反映出来，其范围比较广泛。例如：手阳明的井穴——商阳，是因为此穴属庚金，金为商声，故名“商阳”；又如，胆为中正之官，决断所出，十一藏皆取决于胆，决断务求其明，“明”字从日从月，所以胆募命名为“日月”。

4. 写实法

此法实录腧穴的部位、生理、治疗等方面的特点和作用，所以给人们的印象最为深刻。例如:“肩髃”穴即指此穴位在肩上髃骨端；“气海”实录了生气之海的生理作用；“睛明”反映出能治疗眼目视物不明的性能等等，都属此法范围。

上述四种命名的方法，有时常合并用之。例如“商丘”穴，因此穴属金（足太阴之经金穴）而定名为“商”（会意法）；又因它所在处有骨隆起而取名为“丘”（比拟法）。又如“前谷”穴，因位于手小指本节之前，所以用写实法命名为“前”；再因孔穴所在处，骨肉相会，凹陷如谷，所以用比拟法取名为“谷”。均是比较典型的例子。

（二）腧穴命名的依据

运用上述四种命名的方法后，在制订腧穴名称时还必须抓住所要命名的腧穴的某些特点，这样才能把腧穴的实质具体地反映出来，使人们对这个穴位能有鲜明的概念。这种提取腧穴特点来制订穴名的方法，乃是腧穴命名最基本的条件，也就是腧穴命名的依据。下面分别论之：

1. 以经络学说为根据

腧穴是位在经络上的点，又是经气出入的处所，它的作用与关系和经络学说最为密切，所以在命名腧穴时也以此为主要的根据。兹分二方面来说明：

（1）根据经气流行的现象来命名：凡腧穴名称以流水现象来比拟命名的，均以此为依据。例如前述海、泽、池、渚、渊、泉等。还有名“俞”、名“注”的，也是指经气流注的现象而言。前面已经举例，此间从略。

（2）根据经脉循行和交会的特点来命名：例如肾经的“交信”穴，就是因为肾经之脉从此穴交会到脾经的“三阴交”穴去。脾属土，在五德中主信，所以命名为“交信”；又如“三阴交”，则因此穴是足太阴、厥阴、少阴三经交会之处，故以为名；再如肾经的“肓俞”穴，系指肾经之脉由此循行深入到肓膜中去的意思。都属此类。

2. 以阴阳五行学说为根据

阴阳和五行可分为二部叙述之：

（1）根据阴阳学说来命名：人体的部位，内为阴，外为阳；腹为阴，背为阳；足为阴，手为阳……有些腧穴名称也据此而制定。例如：腹部有“阴交”、“阴都”等穴，背部有“至阳”、“会阳”等穴；四肢内侧有“阴郄”、“阴陵泉”、“阴谷”、“阴廉”等；四肢外侧有“阳关”、“阳谷”、“阳溪”、“阳陵泉”、“阳池”等，都是鲜明的例子。

（2）根据五行学说来命名：五行学说用来作为腧穴命名的根据：以五声为依据则有“商阳”、“商丘”（均已解释）、“商曲”（位在上腹部，内当大肠横过处，大肠属金为商声，穴在肠曲处，故名商曲）、“少商”（乙年阴金，少商起初运，“少商”是肺经的井穴，属乙木，肺为阴金，故所出之井以初运为名）等；以五色为依据时，有“侠白”（穴在上臂内侧，正当肺脏两旁，肺色白，穴侠其旁，故名侠白）；“伏白”（复溜之别名，乃水经之经金穴，金生水，是金伏水中之象，金色白，故名伏白)；以五常为依据，则有“交信”(已解)；以五帝为依据则有:“公孙”(此为脾经之络，脾居中土，灌溉四旁，有中央黄帝，位临四方的意义，黄帝姓公孙，故以为名)。

3. 以脏腑气血学说为根据

脏腑和气血是人体维持生命的基础，它在生理、病理上的影响也和腧穴息息相关，所以古人亦用以作为腧穴命名的根据。分述如下：

(1) 根据脏腑来命名：五脏六腑在人体内并不是孤立地存在着的，其生理功能和病理影响，必和其他器官、精神活动、环境变化等有着有机的联系。古人在命名腧穴时考虑到脏腑和五体（筋、脉、肉、皮毛、骨)、五神（魂、神、意、魄、志）及其他脏腑的联系。因此，用脏腑来直接命名时，有“心俞”、“肝俞”、“脾俞”、“肾俞”、“胆俞”、“胃俞”、“三焦俞”……等。用五神与脏腑的关系命名时，有“神堂”、“魄户”、“志室”、“意舍”、“魂门”(均已解）等。联系五体时，有“筋缩”(在第九椎节下间，旁为肝俞，肝主筋，肝病则筋肉挛缩，此穴和肝气相通，故名“筋缩”）等。

(2) 根据气血来命名：气血在经脉内流行，它的关系和腧穴特别密切，所以，在腧穴的名称中也结合了腧穴和气血的关系。例如“血海”即指脾血归聚之海而言；“血室”乃“关元”之别名，因此穴为女子蓄血之处，腹气出入之处；又如“气冲”，即指腹气出入之冲要；肾气归聚之穴，命名为“气穴”。都以气血为依据。

4. 以腧穴所在处的解剖和位置特点为依据

腧穴分布全身，随着它们所在的部位不同，在解剖上和位置上也各具特异。例如：有的腧穴在某一骨骼、肌肉、器官的近旁；有的腧穴因所在部位的特征而和某一器官有特殊的生理、病理影响；有的腧穴在骨肉丰隆之处；有的腧穴在骨肉宛陷之中。根据这些特点，所以有的穴位以所在处的骨骼为名，如“曲骨”、“完骨”、“大椎”、“巨骨”……等；有的穴位以所在处的器官为名，如“耳门”、“鼻准”等；也有以穴位所在处的局部名称为名的，如“印堂”、“会阴”等。

5. 以腧穴在生理、病理、治疗上的特性为依据

某些腧穴因有某种生理功能而得名，如“水分”，因此穴是小肠分清别浊的分水岭而得名；某些腧穴的名称是由病理影响而来，如风气出入之处曰“风门”、风气入中之处曰“风府”等；还有一些腧穴是因为在治疗上有特殊的影响，人们为了记录这种特性，故以治疗效果来命名，例如“睛明”（已解）、“光明”（能使目视物光明之意）等皆是。

除了上述五种命名的依据外，古人还利用腧穴的特点结合自然界其他事物的关系，作为命名的依据。其内容包括了古代的“音律”、“运气”等学说和某些现成的名词，在腧穴的名称中常可见到。例如：“吕细”（“太溪”之别名）即是指吕声之细弱者，吕为阴声，细弱亦阴象，肾为阴中之阴，故其原穴以吕之细者为名，这是音律的运用；又如“少商”的名称即因运气而来（已详前）；再如“列缺”为手太阴之络穴，因肺为华盖，有垂天之象，其络自此穴别出，经气由此而至手阳明经，也有裂出缺去的现象，故用会意法取用这个名词为名。

（三）结语

由于腧穴名称的内容包括了腧穴本身在解剖、生理、病理、治疗等各方面的特性，真实地反映了腧穴的内容，因此研究它的命名是有科学意义的，可以帮助我们了解腧穴客观的特性，进而应用于临床。同时，古人在制订穴名时广泛地引用了当时的各种学术思想，因此腧穴的名称，也可以作为一种民族文化遗产来研究。尤其是在定名的过程中，对客观事物之间，有内在联系的这一自发的辩证法思想曾被充分利用，因此研究腧穴的命名，对了解古代的哲学思想也有一定的益处。

本文略论腧穴命名的概念。由于篇幅所限，不能全面地对各经腧穴穴名逐一地解释，同时举例解释的穴名，也比较简单，不当之处，祈同道正之。

按：本文原载《中医杂志》1962 年 11 月号。陆老鉴于腧穴名称的意义，从古以来很少有人进行研究和作全面的解释，因此从事整理和收集穴名意义的工作，积多年心血，对此有较深的认识。本篇所述仅是腧穴命名的方法和依据的概况，所举穴名，如少商、商曲、日月、交信、公孙、伏白、吕细、列缺等，均义深难懂，经陆老剖析，恍然大白。虽文短词简，但对研究腧穴名称的含义有一定参考价值。现全文收辑。

六、略论毫针基本手法与平补平泻及平针法

毫针基本手法，包括进退、提插、捻转、针向、留针五项。本文就这些手法的概念、操作及运用，以及平补平泻与平针法的意义等，结合本人体会，试作初步讨论。

（一）毫针刺法的分类

针刺的作用，即《灵枢·九针十二原》篇中所指出："通其经脉，调其血气"，主要是调气。调气的意义：个人体会是调整机体脏腑经络之气机。从作用上来分析，则包括候（催）气、行气、补泻三个方面。所谓"候气"和"催气"，乃是促使针刺得气的方法，任何针刺手法必须在得气的基础上施术方能有效。所谓"行气"，是宣行气血直达病所的方法。杨继洲曾说："有病远道者，必先使气直到病所"，故临床上多在病所邻近或远处取穴施治时应用。至于补泻，则是针对疾病虚实性质而设的治疗措施。尚有平补平泻法，是一种刺激量较平和的手法，也属于补泻的范围。

（二）各种基本手法的具体应用

毫针基本手法，与针刺辅助手法不同，乃是针刺过程中的一些基本动作。这些手法可以产生各类不同作用，以下分别论之：

1. 进退针

进针和退针是针刺过程中相对的两种动作，根据古人文献记载，应包括二方面的意义：其一是指针尖刺透皮肤和将针退出皮肤的动作，前者是针刺的开端，后者则是施行手法后，针刺的终了；其二是指针刺透皮后，根据不同刺法的要求，将针进至一定深度，及施行手法完毕后，按各该刺法的要求，将针退至皮下的动作。兹分述之：

（1）透皮、出皮的进退针手法

1）进针法：进针透皮，务使病者不痛，古人文献记载的方法有下列两种：

窦默《标幽赋》中记载："左手重而多按，欲令气散，右手轻而徐入，不痛之因"。窦默的这种进针手法是受《灵枢·官能》篇中“微旋而徐推之”的启示而来的。其操作须双手协作，左手重切下针的腧穴，以使气血疏散，免伤营卫，右手随切，轻微地将针捻转，徐徐将针刺入，可以使病者不觉或减少疼痛。

何若愚《流注指微赋》中记载:“针入贵速，既入徐进。”何氏的进针法恰与窦氏相反，是一种快速的手法。操作时要求一捻一插迅速将针刺透皮肤。由于操作快，病者有时甚至不感疼痛。

本人在临床上的体会：前者进针缓慢，较易掌握，对初学者帮助较大；后者进针快速，必须具有相当的指力方能运用自如，一不当心，就会使针折弯，所以必须正确处理好押手（左手）与刺手（右手）的协作关系，先用押手的拇指压在腧穴上，刺手的中指须抵住针身，将针夹在中间，固定针的下端，这样刺入时较易着力。

针刺透皮肤后，古人认为须在皮下略停片刻，然后按不同刺法的要求进至一定的深度。

如须结合呼吸，则补法时应在病人呼气时进针，泻法须在病人吸气时刺入。

2）退（出）针法：这里所说的退针，实际就是出针。出针的方法，杨继洲在《针灸大成》中指出:“如出针至于天部之际，须在皮肤之间留一豆许，少时方出针也。”这就是说，出针不能一拔而去，必须首先按刺法的要求退至皮下，停留片刻，方能出针，否则常易出血。所以何若愚说:“出针贵缓，急则多伤”。

出针时，还可结合补泻的要求配合呼吸，并须掌握开穴与扪穴的原则。补法可于吸气时出针，应揉闭孔穴，无令气逸，泻法可于呼气时出针，同时要摇大针孔，不闭其穴，令邪气随针散泄。

（2）透皮后的进退针手法：透皮后的进退针，须根据腧穴深度及刺法要求作具体决定。腧穴的针刺深度均有一定的分寸，浅者仅三～五分，深者可达数寸。为此，古人配合各类刺法的需求而制定了分层（部）的标准。腧穴浅的一般不予分层；深的，则按具体情况可分为二层或三层。分二层者，即将腧穴的深度一分为二；分三层者，则将腧穴的深度分为三等分，称为天（上⅓）、人（中⅓）、地（下⅓）三方。

针刺透皮后，按不同刺法的需要，每进针至一定深度（不论分层或不分层），均必须首先使之得气，因此，就有分层候气或催气的要求。

如果施行行气手法，徐凤在《金针赋》中指出："下针至地之后，复人之分……运气走至疼痛之所……"。就是先要将针刺至地部，然后退至人部，再配合各种具体的行气操作法，以使经气行运到病所而起治疗作用。故施用行气法，必须在人部进行。

在施行补泻时，古人认为须分别徐疾，这就构成了徐疾补泻法。《灵枢·小针解》篇中说："徐而疾则实者，言徐内而疾出也；疾而徐则虚也，言疾内而徐出也。"如果结合分层法，《针灸问对》中指出："补法三次进（徐）一次退（疾），泻法一次进（疾）三次退（徐）"；或补时二进（徐）一退（疾），泻时一进（疾）二退（徐）。这种分层徐疾进退法可以在综合手法中见到：如烧山火的三进一退，透天凉的一进三退，阳中隐阴的二进一退，阴中隐阳的一进二退，子午捣臼的九八六出（为三进二退，三度行针），都是具体运用的例子。

徐疾补泻法的机制，即杨继洲所谓；"泻者先深后浅，从内引持而出之；补者先浅后深，从外推内而入之”。因此，不论三进一退、二进一退、或三进二退都符合先浅后深（徐而疾），从外推内——补法为原则；一进三退、一进二退、或二进三退都以先深后浅（疾而徐），从内引出的原理为依据，故也符合泻法的原则。所以，严格地说，如果腧穴的深度符合要求，徐疾补泻法的运用必须分层操作才有意义。

2. 提插针

提针和插针也是两个相对的动作。提插是指进针到达一定深度后，在所要求的层次或幅度内一上一下反复地操作而言，故不能与分层进针相混淆。提插是针刺过程中具体行针的手法之一，故在各类刺法中均须重点应用，以下简要论之：

催气时的操作：《神应经》中记载："用右手大拇指及食指持针，……进退（指提插）、搓捻（指捻转）其针……谓之催气"。具体应用时，应结合分层进退针的需求，在施行行气或补泻之前，首先在针进入的层次内分别候气或催气。若候气不至，需要催气时则可结合捻转手法，将针上下均匀地提插并左右来回小幅度捻转。这种方法目前临床上应用最广。

行气时的操作：《针灸大成》中记载："徐推其针气自往，微引其针气自来"。推即是插，引则是提。此法的具体应用常须配合分层法来理解，即先在人部得气后，治上时乘病人吸气时提针退至天部；治下时呼气时将针插入地部。这种方法《金针赋》中结合在通关过节四法（即青龙摆尾、白虎摇头、苍龟探穴、赤凤迎源）中应用。

补泻时的操作：《难经·七十八难》中首先指出：

“推而内之，是谓补：动而伸之，是谓泻”。后人据此以提针插针的缓急来分别补泻，即《针灸大成》中所记载的：“紧提慢按似冰寒（泻），慢提紧按如火热（补）”。提插补泻的机制，杨继洲解释说：“阳下之为补，阴上之为泻”，以调和阴阳为目的。故其操作应按疾病的阴阳偏胜之轻重程度而决定补泻刺激量的大小。杨继洲在论刺法有大小时说：“有平补平泻，谓其阴阳不平而后平也，……但得内外之气调则已；有大补大泻，唯其阴阳俱有盛衰，内针于天地部内……”。因此，本人认为提插补泻的运用，应视疾病阴阳偏胜的程度灵活掌握。偏胜严重时，须用大补大泻，提插的幅度应较大，所谓“内针天地部内”，即指须以整个腧穴的深度为标准，上下提插针，这样自然刺激量较重较大，故称“大补大泻”。偏胜轻微时，提插针的幅度应相对减小，一般仅取三层中的一层（或更小些），这样刺激量就轻，故名“平补平泻”。但是临床上阴阳偏胜严重的病者，正气往往也较虚弱，难以忍受大补大泻强烈的刺激。本人认为可以参照烧山火与透天凉的办法，采用逐层小幅度提插的方法，用较多、较弱的刺激综合成一个“大补大泻”的刺激量，常能使病者易于接受。

3. 捻转针

捻转不能只是向一个方向360°地旋转，而是一左一右相对地转动针体。此种手法是针刺过程中行针的另一种方法，故也是包括了各类作用的刺法。兹亦概论之：

催气时的操作：已详提插。

行气时的操作：《金针赋》中记载：“及夫调气之

法，下针至地之后，复人之分，欲气上行，将针右捻，欲气下行，将针左捻。”右捻即大指向后时用力大些，向前时用力轻些，左捻即大指向前时用力大些，向后时用力轻些。这种行气手法也可以配合呼吸同用。《普济方》中记载：“呼外捻针回经气，吸内捻针行经气”。外捻就是左转，内捻即为右转，此种结合的理由，可参考提插法，当不难理解，不再赘述。《针灸问对》中十四法的“动法”，也包涵了这种手法。

补泻时的操作：捻转手法在补泻时的操作，历代文献意见不一，详见本书《有关“捻转补泻”手法的文献研究》一文。有从阴阳立说的，以左转顺阳为补，右转逆阳为泻；有从经脉循行之顺逆，以营气循环的太过、不及立说的，则需分别手足阴阳经脉，视其循行方向，以为施术的根据，即手三阳、足三阴及任脉右转为补；手三阴、足三阳及督脉左转为补，反之则泻（见《针灸问对》）。补时顺脉而转针有推助营气循环，随济其不及的作用；泻时逆脉转针则牵制营气的流行，故有迎夺其太过的作用。这两种方法，本人认为以后者较切实用，可以在痹病时应用。《素问·离合真邪论》中说：“夫邪去络入于经也，舍于血脉之中，其寒温未相得，如涌波之起，时来时去，故不常在，故曰方其来也，必按而止之，止而取之”。所以在暴痹痛无定处者，可用后者的泻法来治疗。如为寒湿稽留，久痹体虚者，基于《素问·调经论》中：“寒湿之中人也，皮肤不收（仁），肌肉坚紧，荣血泣，卫气去，故曰虚”的理论指导，可以应用后者的补法，借针力捻转以推助营气的流行，营气得行，则经脉畅通，壅滞也就随之而去。

4. 针向

针向即针刺的方向，必须在进针时或在留针的基础上应用，也是针刺过程中比较重要的一种方法。其在各类刺法中的操作如下：

催气时的操作：针刺在未中腧穴之时，往往不能得气。这时只要将针退至皮下，改换一个方向刺入，即能得气，或稍微提插捻转几下就能得气。这种改变针向的操作，就是为了催气，或使感应加强。

行气时的操作：借针向来控制经气传导的方向，是临床上比较常用而有效的方法。《金针赋》中记载的："退针至人之分，待气沉紧，倒针朝病，进退往来，飞经走气，尽在其中矣"，即指此法。操作时，欲气上行针芒向上刺，欲气下行针芒向下刺。临床上具体应用时，还须结合按压法以作辅助。就是《金针赋》中所谓："按之在前，使气在后，按之在后，使气在前" 的方法。施术时欲气向上，针芒上刺，同时用押手的拇指，切压所针腧穴的下方，闭其下气；欲气向下，针须下刺，一面切压腧穴上方，闭其上气。这样就可控制经气的传导方向。

补泻时的操作：针向与经脉循行的方向结合也可起补泻的作用，就是顺经而刺为补，逆经而刺为泻，即一般所称的迎随补泻法。这种补泻手法的机制与捻转补泻法中后者的原理相同，都是针对营气循环的太过、不及而设的，所以何若愚将其与捻转补泻法归属于一类，称为迎随之法（见《流注指微论》）。

必须指明，针向行气法或补泻法首先要在得气的基础上方能结合留针，使其发挥作用。认为只要按一定方向进针到适当的深度后即可留针的想法，是不切实际的。临床应用时当针向行气或按补泻手法的要求刺入一定深度后，如不得气必须先用提插、捻转法以催气，待得气紧满，然后施用留针。如须加强行气或补、泻的作用，也可以在留针的过程中，向一定方向频频提插。

5. 留针

留针是针刺过程中，将针留置在腧穴内的方法。严格地说不属于手法的范围，仅是一个维持针感的方法问题。

留针在各类刺法中均有价值。在不得气的情况下，留针可以使之得气，就是“候气”（见《针灸大成·杨氏十二法》）。在各种行气手法中，一度施术后，留针片刻再度施术，常可使感应加强向更远处放散，达到目的。如综合手法中的关节交经法，在前后二度施行纳气法之间停针过程即为留针。再如通关交经法，在先用青龙摆尾，后用白虎摇头之间，也需要有一个留针的过程。至于补泻法的留针，一般以留针时间短者为补，长者为泻。但若结合其他补泻手法，在两度施术之间的留针，则其性质应从属于所施手法的性质，有将数度施术的影响予以综合而使之加强的作用。如果在疾进针徐退针（分层退针）的基础上，结合久留针或分层久留针，则称为“平泻法”（见朱肱《类证活人书》），以此类推，在徐进疾退（分层进针）的基础上结合较短时间的留针，即为“平补法”。这种方法在体弱畏针，不适宜应用提插，捻转手法的病者中应用价值颇大。此外，留针法的应用还须参考疾病的寒热性质，脉象，体质的情况，和经脉阴阳的属性等而灵活运用。兹将古人文献所载列表于下（见表6-1）：

表6-1 留针久暂一览表

项目	少留	久留	文献名
疾病性质	热则疾之	寒则留之	《灵枢·经脉》
脉象情况	缓者、滑者——疾发针	急者、涩者——久留针	《灵枢·邪气脏腑病形》
体质情况	婴儿、瘦人——浅而疾之	壮士、肥人——深而留之	《灵枢·逆顺肥瘦》
经脉属性	阳者,浅而疾之	阴者,深而留之	《灵枢·阴阳清浊》

（三）平补平泻与平针法

1. 平补平泻法

前面已经论及，平补平泻法的记载见于宋代朱肱《类证活人书》及明代杨继洲《针灸大成》中。除此以外，还有明代陈会《神应经》中以先泻后补为“平补平泻”法。若就前者来说，朱肱、杨继洲认为，平补平泻法中的“平”，是指“平和”的意思，故“平补平泻”法是指较小刺激量的补泻手法。陈会则是将“平”字理解为“平常”的意思，如“凡人有疾，皆邪气所凑，虽病人瘦弱，不可专行补法，……只宜平补平泻，须先泻后补，谓之先泻邪气，后补真气”（《神应经》），这种将先泻后补的方法称为“平补平泻”，似不恰当。

近人对平补平泻法有很多不同的看法：有认为平补平泻法是不分补泻的手法，用于不虚不实或虚实难辨之症；有认为平补平泻的操作须不断地左右捻转，同时还要作上下提插，可用于补法的前后或泻法的前后；也有认为平补平泻的目的是激发经气，使针刺得气的。这些见解都否定平补平泻法是属于补泻范围内的针刺手法，显然与古人原意有很大的距离。

主张用于“不虚不实”之症的，可能是受《灵枢·经脉》篇中“不盛不虚，以经取之”的影响而来。但“不盛不虚，以经取之”的意义，《灵枢·终始》篇中指出：“阴阳不相移，虚实不相倾”，就是说不属于人迎、气口、阴阳偏胜的病。在这样的情况下，不必用补泻表里经脉的方法来使之平衡，仅须取用本经的腧穴来治疗，故是一种取穴的原则。将其认为是“平补平泻”的适应证，似与经旨相违。

主张用于补泻前后的，或理解为一种不断左右捻转，同时还要上下提插的手法。这种方法考之文献，似与《神应沦》中记载的“催气法”很相类似，故应视为一种催气的方法。将催气法用于补泻的前后，或在不用补泻的情况中应用，自然可以，但称为“平补平泻”，则似乎缺少古人文献的根据。

与此相类，认为平补平泻的目的是激发经气，使针刺得气的，也是将平补平泻误解作催气法，同样缺乏根据。

基于近人对“平补平泻法”产生以上这些误解，故特于此提出讨论之。

2. 平针法

《针法歌》中记载：“先说平针法，含针口内温，按揉令气散，掐穴故教深，持针按穴上，令他嗽一声，随嗽归天部，停针再至人，再停归地部，待气候针沉，气若不来至，指甲切其经，次提针向病，针退天，地，人。补必随经刺，……泻欲迎经取……”，这种平针法的操作是以分层进行候（催）气为主，待气至退针至人部，施用针向行气法，然后在经气行向病所的基础上施行补泻，故就其性质来说，应属候气、行气的综合运用；若就针刺过程来说，则是补泻的前一阶段。目前也有人将此与“平补平泻”法相混淆，认为“平针法”即“平补平泻”法，实在也是误解。

至于“平针法”的应用，本人认为应该用于以行气为目的的刺法中为主。但是，临床上某些疾病往往会虚实难辨，如妄施补泻，可致“虚虚实实”，造成不良后果；或某些非阴阳之气有余不足，营气循环太过不及的病，徒然补泻之，则治不中的，当然也不能愈疾。在这样的情况下，则可用以“得气为度”或“行气至病所”的方法来治疗，这种运用，也可视为“平针法”的范围。

以上概述了进退、提插、捻转、针向、留针五项基本手法，在各类刺法中的运用，和平补平泻法及平针法的意义。有关这些问题，是否可以如此理解，希望大家讨论。

按：本文原载《江苏中医》1963 年 10 月号，对剖析针刺手法的作用分类，针刺基本动作的结构和运用等条理分明，说理清楚，适合研究针刺手法者阅读和参考。文内对进退针和提插针的注释，澄清了对徐疾补泻和提插补泻概念混淆的见解。并对平补平泻手法和平针法的意义也正本穷源，作了考证和解释，提出了自己的看法，对针灸学学术上有一定影响。现全文收辑。

七、针刺辅助手法的探讨

针刺辅助手法是与毫针基本手法有别的另一类针刺

施术方法。《灵枢·邪客》篇中有:“持针之道,……左手执骨,右手循之,……辅针导气,邪得淫佚,真气得居”的记载。其中“辅针”即指针刺辅助手法而言。乃欲达到某种针刺目的的针法。目前能全面掌握这类手法的人已较少,故尔撰写专文,和同道们讨论。

(一) 古籍中的有关记载

有关针刺辅助手法的运用,最早见于《灵枢·九针十二原》篇,其文说:“右主推之,左持而御之”,意即右手持针而着力推针内入,左手协助扶持针身而驾御之。这种双手协作的进针方法中,左手的作用对右手即起一种辅助作用。左手施行协助针刺动作的方法有多种,都是辅助手法,上述专用于进针之时的手法,可称进针辅助手法。

此外,也有用于进针前、进针后的各种辅助手法。例如:《灵枢·周痹》篇中指出:“刺痹者,必先切循其下之六经,视其虚实,及大络之血,结而不通,及虚而脉陷空者而调之”。《灵枢·阴阳二十五人》篇中也有:“按其寸口人迎,以调阴阳,切循其经络之凝涩,结而不通者,此于身皆有痛痹”的记载。这二段文字明确指出在施针之前,辅助手法可以用来作为诊察经脉疾病的方法。

用在进针后的辅助手法:如《灵枢·官针》篇中说:“报刺者,刺痛无常处也,上下行者,直内无拔针,以左手随病所按之,乃出针复刺之也”。这就是在进针之后、留针过程中施行循按的手法。还有在施行补泻过程中及出针时应用辅助手法的例子,如《灵枢·官能》篇说:“泻必用圆,切而转之,其气乃行,……摇大其穴,气出乃疾。补必用方,外引其皮,令当其门,……气下而疾出之,推其皮,盖其外门”。其中“切”、“摇”、“引”、“推”等动作,均属辅助手法的范围。

《素问》中关于辅助手法的记载也很多，如《离合真邪论》中认为，补其不足时“必先扪而循之，切而散之，推而按之，弹而怒之，抓而下之，通而取之，外引其门，以闭其神”。其中“扪”、“循”、“切”、“推”、“按”、“弹”、“怒（努）”、“抓”、“引”等都是指不同的辅助手法而言。

《难经》中有关辅助手法的记载，是秉承《内经》经旨而来。《七十八难》中说:“知为针者信其左,不知为针者信其右”。强调了左手的辅助作用。并强调在针刺之前,必先以左手压按所针荣俞之处,“弹而努(弩)之,爪而下之”。所称“压”、“按”、“弹”、“努”等法,袭自《素问》,然未能逸出其上。《八十难》中所称:“有见如入者,谓左手见气来至,乃内针,见气尽乃出针,是谓有见如入,有见如出也”。反映了在整个针刺过程中左手始终必须参予针刺操作,说明辅助手法的应用,必须贯穿在整个针刺过程中,决不可半途而废。

（二）后代医家的阐发及应用

金元时代，随着针刺手法的发展，辅助手法也有很大的发展，并且超出《内》、《难》仅以左手施行辅助手法的范围，将其内容也扩展到右手，如弹法、刮法等，甚至还包括了一些特殊的针刺动作，如盘法、摇法、飞法、努法等。这些方法散见于金·窦汉卿的《针经指南》、明·汪机的《针灸问对》和杨继洲的《针灸大成》等书，为后代学者提供了丰富的治疗手段，但诸家由于师承不同，经验各异，所以同一手法的操作也不尽相同，兹据作者学习中的体会和经验，逐一讨论如下：

1. 爪法：见《针经指南》，其文说:“爪者，凡下针用手指作力置穴，方有准也”。后《针灸问对》亦有记载:“爪者，掐也，用左手大指甲著力掐穴，右手持针有准，此下针之法也”。此法专在进针时应用，目的在于探索或固定穴位，使进针时不致移位。例如穴位在骨肉会缝之间，或在两骨之间隙，或在骨骼之边缘，或在筋骨之缝间，或在两筋之会缝，或近动脉，或迫器官，进针时须避开筋骨及动脉、器官，方能刺中气穴，要达到这种目的，在针刺时先须用左手指甲在取准的穴位上爪压定位，或将须要避开的组织推向一旁，然后下手进针，才能正确无误。

2. 切法：见《针经指南》，其文说:“切者，凡欲下针，必先用大指甲左右于穴切之，令气血宣散然后下针，是不伤荣卫故也”。后《针灸问对》则说:“凡欲下针之时，用两手大指甲于穴傍上下左右四围掐而动之，如刀切割之状，令血气宣散，次用爪法”。据后者之意，本法多在爪法之前应用，即在针刺前先在穴位四旁切压揉按片刻，以使气血宣散，然后再用爪法进针。

爪法和切法都在进针前应用，两法相连于同一进针过程，所以杨继洲在《针灸大成》中将其联称为“爪切”法，近人文献也常联称为“爪切押手”。其作用除上述固定穴位和宣散血气外，本人体会还有转移病家的注意力，减轻针刺的痛感和防止刺伤血管和脏器的作用，因此十分重要。窦汉卿在《标幽赋》中所说:“左手重而多按，欲令气散，右手轻而徐入，不痛之因”。其意义也是如此。

3. 循法：见《针经指南》，其文说："循者，凡下针于穴部分经络之处，用手上下循之，使气血往来而已。经云：推之则行，引之则止"。《针灸问对》中说："下针后，气不至，用上下循之。假如针手阳明合谷穴，气若不至，以三指平直，将指面于针边至曲池上下往来抚摩，使气血循经而来，故曰循以至气"。这种方法杨继洲称为"指循"法，多用于经气不足，得气缓慢的病例。施术时用食指、中指、无名指平按在所针穴位的经络通路上，顺着经脉的循行方向，上下往来轻轻按摩，以使气行加速，促使针刺得气。本人体会，施行本法按摩时，必须顺经，不可逆经而循，同时用力不能太大，否则反而阻碍经气的流行，得不到预期效果。

4. 摄法：见《针经指南》，其文说："摄者，下针如气涩滞，随经络上，用大指甲上下切其气血，自得通行也"。《针灸问对》中说："下针之时，气或涩滞，用大指食指中指甲，于所属经分来往摄之，使气血流行，故曰摄以行气"。本法杨氏称为"爪摄"法，顾名思义，要用爪指来施术。与循法不同，本法多在针刺滞针时用，操作时在针刺穴位的上下左右，并所属经络的通路，用指爪分段切压片刻，以使气血宣散，紧张的肌肉趋于松弛，以便行针或出针。

"循法"和"摄法"，同在进针后施用，但前者的目的在使气行加速，血脉和通，所以是一种补的作用，后者目的在迫使气血宣散，邪气疏泄，所以手法较重，属于泻法的范围。这两种方法目前临床上都在应用，《灵枢·官针》篇中"报刺"时所用的"左手随病所按之"的方法，即属此类辅助手法。

5. 扪法：见《针经指南》，其文说："扪者，凡补时，用手扪其穴也”。《针灸问对》中说：“补时出针，用手指掩闭其穴，无令气泄，故曰扪以养气。一说：痛处未除，以手扪摩痛处，外以飞针引之，除其痛也”。这种方法专在开阖补法出针时应用，即《灵枢·官能》篇中补法时所用“推其皮，盖其外门”的方法。《素问·宝命全形论》认为其有“令神气存”，“大气留止”的作用，所以汪机认为其作用在于“养气”，是临床上常用的辅助手法。

6. 按法：见《针经指南》，其文说：“按者，以手捻针，无得进退。如按切之状是也”。《针灸问对》中说：“行针之时，开其上气，闭其下气，气必上行；开其下气，闭其上气，气必下行，如刺手足，欲使气上行，以指下抑之；使气下行，以指上抑之。用针头按住少时，其气自然行也”。本法即《金针赋》中所说：“按之在前，使气在后，按之在后，使气在前”。临床应用时，在找到针感传导后，欲使上传，用指按压所针腧穴的下方，欲使下传，按压在上方，效果比较显著。但古人认为要将针按住，不得进退，本人认为可以不必拘泥，在按压过程中仍可结合其他的行气手法，协同操作，可以加强效果。

以上六种辅助手法，都是不直接接触针体，主要依赖左手的方法，所以《难经》作者强调：“知为针者信其左”，说明针刺过程，如果舍弃左手不用，单用右手操作，是不够全面的。

7. 弹法：见《针经指南》，其文说：“弹者，凡用补时，可用大指甲，轻弹针，使气疾行也。如泻，不可用也”。《针灸问对》中则说：“补泻之时，如气不行，将针轻轻弹之，使气速行。用大指弹之，像左补也；用次指弹之，伤右泻也。每穴各弹七下，故曰，弹以催气”。弹法的应用，一般须在针刺得气以后，并须在守气（指保持针刺得气状态而言）的情况下，于留针过程中施行，一般是弹动针柄，使针体微震动，从而加强得气的感应。窦氏认为只能在补法时应用，杨氏亦同此说，唯汪氏称补泻皆可用之，并称用大指弹伤左为补，用食指弹伤右为泻。本人认为，弹针虽不应拘泥于补法专用，但因其作用在于催气、行气，以使得气的感应绵绵不断，即《灵枢·小针解》篇中所说“针以得气，密意守气勿失”的境地，故其作用可因不同手法而异，也与留针一样，兼有补和泻的双重作用。施行补法留针时应用弹法，则属补的性质。反之，在施行泻法留针过程中应用弹法，则属泻的范围。至于大指弹针伤左为补，食指弹针伤右为泻，这种以大指、食指配左右阴阳的说法，未免有生搬硬套之弊，应予存疑。此外，明代李梴在《医学入门》中还说:“病在上，大指爪轻弹向上；病在下，次指爪轻弹向下。”此种以大指、食指弹针以行气上下的方法，也有待实践去证实其价值。

8. 刮法：见《医学入门》，其文说:“将大指爪从针尾刮至针腰，此刮法也，能移不忍痛，可散积年风，午后又从针腰刮至针尾。”又云“病在上刮向上，病在下刮向下，有挛急者，频宜刮切”。这种方法也须在针刺得气的基础上，并在守气的过程中应用。医生用右手刮切针柄，以使针体震动从而加强感应，也与弹一样，随不同的补泻手法而有或补或泻的作用。刮法在一定程度上可能对针体的向上运动或向下运动起一些作用，故从“推内”“下阳”为补，“动伸”“上阴”为泻的原则考虑，应能起补泻作用，但上刮气行向上，下刮气行向下的理论以何为根据，有待查考，故本人之意也应存疑，待实践来进一步给予验证。

以上二法，同为用在进针得气以后，同是医生的手指不直接掐住针柄而在针柄上用其他手法以加强刺激的方法，颇有类同之处，目前临床上也常应用。

9. 进法：见《针经指南》，其文说："进者，凡不得气，男外女内，及春夏秋冬，各有进退之理，此之为进也。"《针灸问对》中说："下针后，气不至，男左女右，转而进之，……春夏秋冬，各有浅深。又有补法，一退三飞，真气自归。其法：一提至天部，三进入地部，提针宜速，进针三次，每停三息，宜缓，进时亦宜吹气，故曰，进以助气"。这种手法也在不得气时应用，操作时按捻转补泻原理，男子大指前进，左转推进之，女子大指后退，右转推进之。春夏属阳宜浅刺，秋冬属阴宜深刺。另一进法，实即徐疾补法，在烧山火手法时应用（详参《略论毫针基本手法与平补平泻及平针法》和《有关"烧山火"与"透天凉"手法的文献研究》二文），不属本辅助手法的范围。

10. 退法：见《针经指南》，其文说："退者，为补泻欲出时，各先退针一豆许，然后却留针，方可出之，此为退也"。《针灸问对》中说："凡施补泻，出针豆许，补时出针宜泻三吸，泻时出时，宜补三呼，再停少时，方可出针。又一泻法，一飞三退，邪气自退，其法：一插至地部，三提至天部，插针宜速，提针作三次出，每一次，停三息，宜缓，提时亦宜吸气，故曰退以清气"。这种方法专在出针时应用，杨继洲将其称为"指拔"法，即在穴位一定深度施行一定的手法后，不要立刻出针，须先将针退出一豆许，留置片刻，以待针下松滑，针感消失，然后出针，这样可以避免针后有酸胀等反应，临床上常常应用。至于《针灸问对》中所说："补时宜泻三吸，泻时宜补三呼"，不过是怕"补之过实，泻之过虚"，产生不良后果而设，在理论上也可以理解，与《针经指南》之说并无矛盾。还有泻法时一飞三退的退针法，即徐疾泻法，在透天凉手法应用，也不宜归属辅助手法范围。

11. 动法：见《针经指南》，其文说："动者，如气不能行，将针伸提而已"。《针灸问对》中说："凡下针时，如气不行，将针摇之，如摇铃之状，动而振之，每穴每次，须摇五息，一呼一摇，按针左转，一吸一摇，提针右转，故曰动以适气"。动法来源于《难经·七十八难》，原文说："动而伸之，是谓泻"。"动"作"摇"解，"伸"即指"提"。所以动法的操作多在泻法时应用，如气不行，感应不扩散传导，可以将针边摇边提，以增强感应。这种操作方法类似《针灸问对》中的"提法"，《针灸大成》中则称"摇法"。至于《针灸问对》中结合呼吸和提插、捻转等基本手法，多在白虎摇头时用，（详参本书《针刺复式手法的组合与应用》）。

12. 摇法：见《针经指南》，其文说："摇者，凡泻时，欲出针，必须动摇而出者也。"《针灸问对》中说："凡退针出穴之时，必须摆撼而出之，青龙摆尾亦用摇法，故曰摇以行气，此出针法也。"本法专用于泻法出针时，即《灵枢·官能》篇中所说："摇大其穴，气出乃疾"的方法。杨继洲在《针灸大成·十二字分次第手法》中则称为"针摇"法，具体地指出："凡出针三部欲泻之际，每一部摇一次，计六次而已。以指捻针，如扶人头摇之状，庶孔穴开大也”。至《针灸问对》所说青龙摆尾法中应用的摇法，则是横卧针身，针头指向病所，在施行针向行气法的基础上如扶船舵状的摇摆，虽也可归属摇法，但与前者完全不同。（详参《针刺复式手法的组合与应用》）。

“动法”与“摇法”，没有严格的区别，都是动摇针体的手法，所不同者；前者是直立针身而摇，多属泻法。如泻法时的出针及白虎摇头法；后者是横卧针身而摇，目的在加强行气的感应，向远处放散，在一定范围内，能起补的作用。

13. 搓法：见《针经指南》，其文说：“搓者，凡令人觉热，向外（卧针）似搓线之貌，勿转太紧，治寒而里卧针，依前转法，以为搓也。”《针灸问对》中说：“下针之后，将针或内或外，如搓线之状，勿转太紧，令人肥肉缠针，难以进退，左转插之为热，右转提之为寒，各停五息，故曰搓以使气。”本法与捻转补泻中左转为补，右转为泻的意义相同。向外卧针而搓，能行阳补阳，故令病人觉热；向里卧针而搓，能行阴补阴，故能令人觉凉。《针灸问对》中更结合提插，插针推内以下阳，提针动伸而上阴，作用更为显著。此法之理与烧山火法和透天凉法有类似之处，宜互相参考。

14. 盘法：见《针经指南》，其文说：“盘者，为如针腹部，于穴内轻盘摇而已”。《针灸问对》中说：“如针腹部软肉处，只用盘法，其法如循环之状，每盘时各须运转五次，左盘按针为补，右盘提针为泻，故盘以和气。”此法专在腹部使用，施术时待针入得气后，将针身倾斜 15°～45°，补法时向左顺时钟盘转，泻法时向右逆时钟盘转。如与提插动作结合，则左盘与插针相结合为补，右盘与提针相结合为泻。也可与捻转动作结合，即左盘时左转，右盘时右转。

15. 飞法：见《神应经》，其文说："用右手大指食指持针，却用食指连搓三下，谓之飞"。飞法的操作是用右手拇、食二指掐住针柄，细细搓针，不必分左右，连搓数下，然后张开二指，一搓一放，如飞鸟展翅之象，所以称为飞，施行飞法，针体细细搓动，不分左右，目的在于疏导经气，加强针感，一搓一放，使针感断断续续，所以也是一种催气、守气的方法。赤凤迎源法即以本法为主。此外，《针灸问对》中还将飞法解释作进，不足为凭。

16. 弩法：见《针灸问对》："下针至地，复出人部，补泻务待气至。如欲上行，将大指次指掐住针头，不得转动，却用中指将针腰轻轻按之，四五息久，如拨弩机之状。按之在前，使气在后，按之在后，使气在前。"这种方法目的也在于行气，施术时，虚补实泻手法完毕后，找到针感，并在有传导感的基础上，将针掐住，用中指按压针腰，若要针感向上传导，弩按的方向要在针的下方；要针感向下，弩按要在上方。多在针刺通关过节手法中应用。弩法和按法，同是行气的方法；同样是以"闭其下气，则气上行，闭其上气，则气下行"的理论为依据，但弩法用右手持针，中指按在针上，按法则用左手按压在所针穴位的皮肤上，操作上略有不同。《针经指南》中没有将按法的操作讲清楚，致使后人发生误解，或与弩法混淆不清，或则认为右手掐住针体，不进不退，即为按法，均属误解，应予区别。

以上从进法到弩法，共八种方法，虽云辅助手法，但其共同特点都用右手，并且是掐持针体进行操作的，故实际上是一些特殊的针刺手法，为了有别于进针、提插、捻转针、针向、留针等五种基本手法起见，所以也归入辅助手法范围。

各种辅助手法，古代文献中常相互结合，并与其他一些基本手法相组合，构成各种复式手法，将在后面设专文讨论。

按：本文为陆老对学生的讲课稿，未曾公开发表，是一篇对针刺辅助手法作全面整理阐发的文章，全文有章有节，诠释清楚，系统性较强，易于学者领会和运用。本文对全面阐释针刺手法体系及其结构，是一篇不可缺少的专著。现全文收辑。

八、针刺补泻手法的探讨

针刺补泻手法在历代文献中记载较多，最近，针灸界对此问题展开了讨论。兹就个人学习所得，结合临床体会作一初步探讨。

（一）针刺补泻手法的发展

《灵枢》和《素问》以很大篇幅讨论了针刺手法，尤以《灵枢》为最，《官针》篇中有“九刺”、“十二刺”及“五刺”等刺法。至于补泻的法则则散见于《灵枢》、《素问》各篇之中，主要的有《灵枢·九针十二原》篇中的“徐疾补泻”，《终始》篇中的“迎随补泻”，《素问·离合真邪论》中的“呼吸补泻”；《刺志论》中的“开合补泻”；《灵枢·卫气行》篇及《素问·针解篇》中的“候时补泻”等等，并指出针刺必须分为补虚、泻实二类，给后世针刺补泻手法奠定了基础。

其后，《难经》也具体讨论了针刺手法，《六十九难》中提出的“子母补泻”及《七十五难》中提出的“泻南补北”，是以五行生克进行配穴来施行补泻的，属于配穴法的范畴；《七十二难》中提到了“阴阳”、“营卫”与补泻的关系；《七十八难》中阐述了“提插补泻”及“捻转补泻”，是刺法补泻的基本原则。

晋唐至宋，针灸学术基本是一脉相承，以总结《内经》、《难经》之说为主。金元以后，针灸学术有了很大发展，补泻手法由简到繁，从单式操作发展为综合运用。兹举其中具有代表性的针灸名家有关刺法理论的特点，择要介绍如下：

金·何若愚著《流注指微论》及《流注指微赋》，提倡子午流注配穴法，将《素问·针解篇》中“补泻之时者，与气开阖相会”的原则应用于临床；以《河图》生成数配合经脉五行的属性，将迎随补泻针刺的深浅规定为“补生泻成，不过一寸”，并按“一呼一吸，气行六寸”的学说，结合经脉长度，创造了“接气通经法”。其用针“初入主速，进出主缓”，为后世“快刺速进”进针法的原始。

元·窦汉卿《针经指南》中的《标幽赋》，颇为后世推重，其刺法特点主要继承和发展了先世少室隐者所传的“八法流注配穴法”。其用针重视爪切，进针主缓，给后世“缓捻轻进”的进针方法开创了先河。并且多用“透穴刺法”，在临床上影响很大，这种刺法的具体内容于王国瑞《扁鹊神应玉龙经》及吴昆《针方文集》中还可以查到。

明初陈会著《广爱书》十卷，其学生刘瑾取其中一卷补辑而成《神应经》，举症示穴，颇为精要。其刺法在进针出针时，须令病人咳嗽，谓能“免伤病者经气”。创用提插、捻转、动摇三者相结合的“催气手法”，此法在目前应用最广。

与此同时，徐凤著《针灸大全》内载《金针赋》，总结了金元以来针刺手法的经验，其中有综合手法十二种，为后世所推重。

明代中期，高武著《针灸聚英发挥》，崇尚《素》、《难》，综合元明的各种针刺手法而加以发挥，批评《金针赋》所载各种刺法为“巧立名色”。与此同期的，还有汪机著《针灸问对》一书，亦专以经义批评时医，主张崇古而简化刺法，认为补泻仅有提插之分，无左右捻转及男女不同的分别；并指出针刺深浅及灸壮多少，当视其穴俞，肉之厚薄，病之轻重，而为灸之多少大小，不必守其成规。

其后，李梴著《医学入门》，介绍迎随开阖与捻转各法：主张缓病必俟俞穴中气血流注开阖之时，进行针刺；并对以流注开阖时刻取穴针刺的两种方法，加以评价，认为“宁守子午，而舍灵龟”。

此外，杨继洲著《针灸大成》，总结了明以前的各家刺法，重点介绍了“下针十二法”，并予以精简补充而成“八法”，与《针经指南》、《金针赋》所载十四法相媲美。

清代以下，针灸学术渐趋没落，论著较少，刺法亦无长足之发展。

（二）针刺补泻手法在临床上的实用价值

针刺补泻手法在临床上有其一定的实用价值。《灵枢·百病始生》篇说：“当补则补，当泻则泻，毋逆天时，是为至治”。《胀论》篇也说：“当泻则泻，当补则补，如鼓应桴”。《邪气脏府病形》篇更说：“补泻反，则病益笃”。《难经·七十三难》说：“补者不可以为泻，泻者不可以为补”。《金针赋》：“观夫针道，捷法最奇，须要明夫补泻，方可起于倾危”。这都说明掌握补泻手法是决定针刺疗效的重要关键。《灵枢·根结》篇说：“满而补之，则阴阳四溢，肠胃充郭，肝肺内䐜，阴阳相错；虚而泻之，则经脉空虚，血气竭枯，肠胃慑辟，皮肤薄著，毛腠夭焦，予之死期”。虽然对不掌握补泻手法而造成“予之死期”的严重后果，在临床上很少见，但古人这样提出，一定是有其经验教训作为根据的。

作者在30余年的临床工作中，认为正确运用针刺补泻手法，对治疗效果确有一定的作用，运用补泻手法，疗效一般比不用补泻手法为高，特别在治疗内脏病时更为突出。

作者认为，每一个俞穴，都具有一定的内在联系和功能，只要针灸激发其功能，就能发挥一定的治疗作用，但是仅仅如此还不够，有时往往疗效不够理想。还必须使用不同的手法，对俞穴造成不同的刺激，以适应病情需要。例如：在利用“子午流注”和“灵龟八法”配穴时，虽然按时推算出了开穴，但仍必须根据病情的虚实施用补泻手法。

（三）针刺补泻手法和经络的关系

探求针刺补泻手法的道理，必须从经络学说的研究开始。经脉有通行营卫的作用，一切疾病，不论在脏、在腑、在皮肤或在筋骨，也不论是外因、内因或不内外因所致，其最后莫不影响经络。针刺之所以能够治疗疾病，就是因为它能作用于经脉之气，疏通营卫、调和阴阳之故。因此，了解针刺补泻的原理，实质上就是了解经脉之气和补泻手法的作用之间的关系问题。

经脉之气简称“经气”。《素问·离合真邪论》指出了经气就是“真气”。《调经论》中指出：“五脏之道，皆出于经隧，以行血气，血气不和，百病乃变化而生”。说明经气的和通与否是导致疾病发生的重要原因。真气禀受于先天，赖后天水谷化生的营卫之气为养，并不断充实，是维持人体生命的物质基础。经脉之气偏亢或偏衰时，必然影响营卫之气流行而出现有余或不足的现象；营卫之气壅滞不行，也必然造成经脉之气的病态。针刺补泻的目的，就是要通过一定的手法刺激，重新调整营卫气血与经气之间的不协调关系，从而发挥治病作用。针对经气的有余或不足，刺法也必须分别补泻；同时经脉本身有内外、阴阳、顺逆、终始的分别，所以补泻方法也就必须有种种不同的分别。

（四）有关针刺补泻手法的归类和分析

《灵枢·根结》篇说：“用针之要，在于知调阴阳”。又《本输》篇说：“凡刺之道，必通十二经络之所终始”。可见补泻手法基本上可概括为调和阴阳之气与疏调营卫之气二类：

第一类补泻手法中所说的调和阴阳，是仅指寒热虚实的关系而言，其施术标准必须以内外表里的关系为依据。这一概念除了在《难经》中已有明白的说明外，杨继洲《针灸大成》中更加以阐述，杨氏所谓“平补平泻”、“大补大泻”等手法，总的目的都是在于调和阴阳、调和内外之气；其具体的施术准则，就是“引阳入内”为补，“导阴出外”为泻。《难经·七十八难》

说:“推而内之是谓补，动而伸之是谓泻”。推内、就是重插，动伸、乃是引提。重插的目的在推阳入内，故为补；引提的目的在于提阴外出，故为泻。这就是后世所说“紧按慢提为补、紧提慢按为泻”的提插补泻原理。《灵枢》中的“徐而疾则实，疾而徐则虚”的补泻原则，也可以用同样的原则来理解。“徐而疾”是慢入快出的一种针法，徐缓地分部进针，目的在引导阳气深入；疾速地一退而出，目的使深入之阳气不致随针外逸；故为补法。“疾而徐”是快入慢出的一种针法，疾速地进针，是为了避免阳气因而内入，缓慢地分部退针，是为了引导阴气由内达外，故为泻法。这种以进针出针的快慢来分别补泻的方法，符合“阳入为补，阴出为泻”的原则，所以亦是调和阴阳的手法。至于调和阴阳究竟是指的什么?《针灸大成》说:“徐进疾退曰补热，疾进徐退曰泻寒；紧提慢按似冰寒，慢提紧按如火热”。徐进疾退、紧按慢提能导阳内入，阳气充实于腠理，所以有补而热的作用；疾进徐退、紧提慢按是引阴外出，阴气充实于腠理，因此有泻而寒的作用。以此为准，所以调和阴阳的手法，在临床上适用于补阳泄热，也就是在调补虚寒或清泻实热时用。从此理推论，则在经络之气有余之时都可用引阴外出的方法来使之散泄；反之，在经络之气不足之时，都可用导阳深入的办法来使之充实。

第二类手法的作用，首先当引用明·汪机的一段话来说明营卫流行的病理关系。汪氏说:“营卫昼夜各五十度周于身，皆有常度，无太过，无不及，此平人也。为邪所中，则或速或迟，莫得而循其常度矣”。所以就必须用一定的手法来抑制其太过，推助其不及，从而纠正营卫流行或速或迟的病理状态。故必须以十二经脉循行顺逆的关系为施术的依据，迎随补泻和捻转补泻也就由此而产生。迎随补泻以针芒顺经而刺为补，捻转补泻以针身顺经而转为补，其目的都为了加速营卫之气流行，改变过迟的状态；相反，以针芒逆经而刺为泻，或以针身逆经而转为泻，其目的都是要牵制营卫之气流行，改变过速的状态。由于迎随、捻转二种补泻方法，能调和营卫运行的有余或不足，故能祛除血气壅滞、经脉不通等病。

至于开阖补泻（施行补法时必须揉闭孔穴，泻法时要摇大针孔，不闭其穴）手法，首见于《素问·刺志论》，其文说："夫实者，气入也，虚者，气出也，气实者热也，气虚者寒也，入实者右手开针空也，入虚者左手闭针空也"。唐代王冰在注解"气入"和"气出"的意义时认为："入为阳，出为阴"。从此可以看出：开阖补泻的目的，在补法时因要引导阳气深，恐已入的阳气外泄，所以要"推闭其门"不令气逸；在泻法时目的在使由内外达的阴邪得能疏泄，所以要"摇大其孔，不闭其门"。据古人之意，此法在调和阴阳时使用，故与第一类手法性质相同。

呼吸补泻法，首见《素问·离合真邪论》，原文专为邪气从外入于经隧，留居于阴阳之分而设，并讨论了针刺治疗的补泻原则。其内容说："吸则内针，无令气忤，静以久留，无令邪布，吸则转针，以得气为故，候呼引针，呼尽乃去，大气皆出，故命曰泻……呼尽内针，静以久留，以气至为故，如待所贵，不知日暮，其气以至，适而自护，……推阖其门，令神气存，大气留止，故命曰补"。说明补法是要使"大气留止"，泻法是要使“大气皆出”，也就是说补法时“气入针出，气出针入”，泻法时“气入针入，气出针出”。由于补法时针与气不相逆，可以随针力的推送，添助其不足，故为补；泻法时针与气相逆，可以夺其有余，损耗过盛的邪气，故为泻。杨继洲说:“此乃调和阴阳法也”。故可以结合第一类手法同用。

还有纳支补泻法。《灵枢·卫气行》篇说:“刺实者，刺其来也，刺虚者，刺其去也，此言气存亡之时，以候虚实而刺之”。其施术原则，是根据十二经脉应十二地支的轮转而发生血气盛衰的变化而创设的。《素问·针解》篇说:“补泻之时者，与气开阖相合也”。经气已至为之开，经气已去为之阖，方开之时经气正盛，于此时针刺可以夺其太过之气。将去之时经气已衰，此时针刺，目的是为了添助不足之气。这种用意和上述呼吸补泻有相同之处，故也为调和阴阳而设。杨继洲曾对补泻之时与气开阖的关系解释说:“阳气舒发谓之开，阴气封固谓之阖”。说明经脉腧穴的开阖，也是以阴阳为根据的，所以亦可配合第一手法同用。

至于留针补泻和九六补泻，古人常配合以上第一、第二两类手法同用，可见于复式手法中，此间不多举述。兹将补泻手法的归类，列表如下（见表8-1）。

必须指出，由于经脉之气与营卫之气有互根的关系，故以上两类手法除可与同一性质的手法并用外，也可与不同性质的手法结合同用。元明时代所发展的20种复式手法就反映了这种规律（详见本书《针刺复式手法的组合与应用》）。

表8-1

	操作		作用	适应
	补法	泻法		
徐疾法	徐进针 疾出针	疾进针 徐出针	调和阴阳	一切脏腑经络寒热虚实之病
提插法	紧按慢提	慢按紧提		
开阖法	出针扪穴	不扪孔穴		
呼吸法	呼气进针 吸气出针	吸气进针 呼气出针		
纳支法	气衰而刺	气盛而刺		
迎随法	顺经而刺	逆经而刺	疏调营卫	一切经脉壅滞不通营卫不和之病
捻转法	手三阳、足三阴、任脉左转 手三阴、足三阳、督脉右转	手三阳、足三阴、任脉右转 手三阴、足三阳、督脉左转		
留针法	气至而出针	久留以待气散		以上两类通用
九六法	九数为补	六数为泻		

（五）讨论

1. 针刺得气与补泻

得气是针刺治疗取得疗效的先决条件，也是施行补泻的先决条件。得气时，须要辨别所得的气是正气还是邪气。《灵枢·终始》篇说："邪气来也紧而疾，谷气来也徐而和"，如果得气后感觉针下紧涩，往往是邪实的指征（病者肌肉紧张或肌纤维缠住针体等原因除外），须先用泻法祛其邪，而后按病情的需要，施用各种不同手法；如果得气后，感觉针下徐和而紧满，则是正常的现象，即所谓谷气或正气，即可施行当用手法。得气之感还体现在施行补泻手法后，是否能达到要求的标准。补泻所应达到的效果是有标准的。《灵枢·小针解》篇中说："言实与虚，若有若无者，言实者有气，虚者无气也。定后与先，若存若亡者，言气之虚实，补泻之先后也……为虚与实，若得若失者，言补者必然若有得也，泻则怳然若有失也"。对此，本人有深刻的体会：补法达到要求时，应觉针下紧满，改变了施术以前的松疏现象而若有所得；泻法则必须要求下针后改变原有的紧涩现象而若有所失，这样才算达到了补虚泻实的要求。也就是说，气的虚实感应是补泻是否达到要求的客观依据。

2. 轻重刺激与针刺补泻手法的关系

目前有人认为针刺补泻手法可以用轻重刺激来代替，即轻刺激能使神经兴奋，就是补法；重刺激能使神经抑制，就是泻法。近来通过各方面的实践，证明这种论点与事实不完全相符。因为轻刺激能兴奋，重刺激能抑制，这是神经对刺激的反应，而补泻手法是从经络和气血方面来考虑的，两者的基础不同，当然不能等量齐观。目前还没有足够的资料能证实神经就是经络，因此，完全用轻重刺激来代替补泻手法还须进一步商榷。

轻重刺激与补泻手法也并非绝对无关，任何一个针刺动作，其本身必然包括刺激轻重的程度问题。例如在提插补泻法中，补时紧按慢提，泻时慢按紧提，所谓紧与慢就是以刺激轻重为标准的。紧有重或急的涵义，慢与轻或缓同义。因此，提插补泻中，不论在补法或泻法中都包含了或轻或重的刺激量。再如，捻转补泻中的左转与右转，也是左右旋转轻重的问题。左转即左捻时用力重些，右退时用力轻些的意思；右转是朝右捻转时用力重些，朝左捻转时用力轻些的意思。所以轻重刺激只能作为“剂量”来看待，不能与补泻手法混为一谈。

3. 徐疾补泻法与提插补泻法的操作

徐疾补泻法与提插补泻法，两者虽然同属第一类以“阳下为补，阴上为泻”的方法，同起调和阴阳的作用，但是必须加以区别。前者是指进针与退针的缓急而言，后者则是行针时针体反复上下运动的动作。古人对徐疾补泻的运用，认为必须分层，即补法时“先浅后深”，泻法时“先深后浅”。由于这种见解，就有“烧山火”的三进（徐进），一退（疾退），“透天凉”的一进（疾进），三退（徐退），“阳中隐阴”的二进一退，“阴中隐阳”的一进二退。至于提插法的具体应用，也应根据不同情况，掌握提插幅度的大小。例如，在烧山火与透天凉中，提插幅度仅限于一个层次；而在另一种大补大泻（见《针灸大成》）的手法中，则须提插于天地部内，幅度就必须相对增大。

4. 留针的补泻问题

留针与补泻，一般均认为短暂留针为补、久长留针为泻。目前临床上差不多对所有的病都采用留针的方法，确实能收良好的效果，因此，有人对留针的补泻作用发生怀疑。作者认为，留针时间的多少是相对的，不是绝对的。同时，留针的补泻作用，还决定于所行手法的性质。例如，施行补法后留针，就能加强补的作用；施行泻法后留针，就能加强泻的效果。留针的特点就是能将手法的刺激加强加深，从而发挥更大的力量。在留针过程中，还可以反复施行补法或泻法，可使数个较弱的刺激量综合起来，加强补泻的作用。所以留针是针刺补泻施术过程中的一个重要环节。

5. 针刺深浅问题

从全国资料来看，针刺深浅的主张颇不一致。根据历代文献并结合个人体会，列表如下（见表8-2）。

表8-2 针刺深浅情况表

		浅刺	深刺
体质		弱者、瘦者、老幼年	强者、胖者、青壮者
疾病性质	寒热	热证	寒证
	虚实	虚证	实证
	表里	表证	里证
腧穴部位	干肢	外侧皮肉浅薄处	内侧肌肉丰厚处
	躯干	胸背心肺所在处	腰腹皮肉丰厚处
	头面	皮薄多骨	
病邪部位		邪在皮毛	邪在筋骨
时令		春夏气浮	秋冬气沉

6. 双手协作的重要性

《难经》曰："知为针者信其左，不知为针者信其右"，说明古人在针刺操作中，颇为重视和强调双手操作，认为双手协同操作才能符合针刺手法的要求；在右手进行针刺时，左手可以起辅助作用，这样既便于提插时掌握轻重和深浅，使针不致弯曲和移位；同时又可以宣散气血，不致伤正，还可以控制感应传导的方向。必须注意，爪切时须掌握正确的姿势，应切压于经脉之近旁，不要压于经脉之上，以免影响得气和传导。

7. 针刺的三法

李梴在《医学入门·杂病穴法歌》中，曾提到针刺汗、吐、下三法的操作方法。本人觉得其中汗法的掌握比较容易，凡遇发热表证，施用此法，往往可以获得迅速的疗效；吐法的运用虽较汗法为难，但如能切实掌握操作方法，也有成功的病例；下法掌握最难，却常要应用，值得注意和研究。

8. 针与灸并用的问题

古人曾有“针而不灸，灸而不针”的说法，但本人认为针和灸有时是可以并用的，不必拘泥于古说。凡虚实相兼的病症，如上虚下实，或上实下虚等，若针与灸适当配合，有各取其长的良好效果。一般是一天针治，一天灸治，交替使用，既能起针刺调气的作用，又能收艾灸温行的效果，疗效则比单纯针刺或单纯艾灸为显著。至于针与灸的间隔次数，应结合对象，适当施行，或针二次灸一次，或针三次灸一次，需要灵活掌握。

按：本文原载《上海中医药杂志》1962 年 2 月号，文中除对针刺手法的历史发展作了概括性介绍外，还对针刺补泻手法和经络的关系及其归类和运用作了阐发，对指导临床实践有一定的意义。

九、针刺复式手法的组合与应用

针刺复式手法，即各种单一的基本操作手法的综合应用。基本手法的综合应用，最早可追溯到《内经》。《灵枢·官能》篇中所载：泻法时所用的“切而转之”，“疾而徐出”，“伸（提）而迎之”，“遥（摇）大其穴”等，就是“捻转”、“提插”、“徐疾”、“针向”、“开阖”等单一基本泻法的综合。补法时所用的“微旋而徐推（进）之”，“欲微以留”，“气下而疾出之”，“推其皮，盖其外门”等，则是

“捻转”、“徐疾”、“留针”、“开阖”等单一基本补法的组合。《素问·离合真邪论》中:“吸则内针”,“静以久留”,“吸则转针”,“候呼引针”的泻法,与“呼尽内针”,“静以久留”,“候吸引针”,“推阖其门”的补法,也是由多种单一基本补泻构成的。元明时代,各针灸医家,如陈会、高武、李梴等所用的针刺手法,大都也是综合组成,下面以“烧山火”、“透天凉”等20种手法为代表,试就其组合规律和作用原理作一探讨。

(一)补法或泻法的单纯组合

补泻手法有调和阴阳，疏调营卫二类不同的作用，前者是针对阴阳之气偏亢或偏衰而设，后者是因营卫之气运行有馀不足而来，故同类作用性质的手法组合而成的复式手法，可以加强治疗作用。《金针赋》中记载的“烧山火”法与“透天凉”法即其代表。前者是由徐疾、提插、九六、开阖四种补法组合而成；后者则是由上述四种泻法综合组成。从其组合形式来看，其主要结构是徐疾和提插两种具有调和阴阳作用的补泻法，所以前者有补阳祛寒的作用，可用于肢冷脉伏、瘫痪痿痹、癫风不仁、寒疟等一切阳虚证；后者有泻火清热的作用，可用于风痰壅盛、中风喉风、癫狂温疟、以及骨蒸劳热等一切阳气偏亢的病症。

由此引申，具有同类作用的“针向迎随”和“捻转迎随”补泻法，也可以综合运用。操作时手三阳、足三阴和任脉等向心性经脉，针刺时左转针和针芒向上刺（向心）相结合；手三阴、足三阳和督脉等远心性经脉，针刺时右转针和针芒向下刺（远心）相结合，顺经转针加顺经而刺，以促进营气的运行。相反，针手三阴、足三阳和任脉时，捻针右转和针芒向下刺相结合；手三阴、足三阳和督脉针刺时，左转针和针芒向上刺相结合，逆经转针加上逆经针刺，以抑制营气的运行。至于它们的运用指征，《灵枢·终始》篇中有："脉动而实且疾者疾泻之，虚而徐者则补之"，可以作为参考。

当然，两类不同作用的补泻手法，也可以组合运用。《灵枢·动输》篇中曾说："营卫之行也，上下相贯，如环之无端。今有卒（猝）然遇邪（外邪）及逢大寒（阳虚），……其脉阴阳之道，相输之会，行相失也"。说明营卫之气的运行，可因阴阳之气的盛衰而变化，所以二类手法在临床实际应用中，多数情况下是难以分割的。这种现象在下面一些复式手法的组合形式中也可以见到。

（二）补法和泻法的交错组合

这类手法的组合特点是补法和泻法交错施用，或先补后泻，或先泻后补；或多补少泻，或多泻少补；或一补一泻，或多补多泻。根据组合的形式，其作用原理和适应症也有不同，兹分别讨论之。

1. 阳中隐阴法与阴中隐阳法

这是二种以第一类补泻手法为主，补泻兼施的手法。"阳中隐阴"法，操作时先运针进入五分，紧按慢提九次，再运针深入一寸，慢按紧提六次。"阴中隐阳"法的操作是运针先入一寸，慢按紧提六次，再退出五分，紧按慢提九次。这样的操作方法以徐疾补泻和提插补泻为主要内容。

阳中隐阴法即先运针进入五分，后进入一寸，就是将穴位的深度分为二层，分二部进针，操作完毕后，由一寸退至皮下或出针，是一次退针，联系在一起即

"二进一退"，符合徐疾补泻，徐进针疾退针为补的原则。另外，提插补泻中的一补（紧按慢提）一泻（慢按紧提），先在五分部施用补法，后在一寸部施用泻法，构成二补（徐疾补法和提插补法）一泻（提插泻法）的形式，所以也是一种以补为主，补中有泻的手法。其作用是以补阳为主，兼能清热，临床上适用于先寒后热，寒多热少，虚中夹实的病症。

阴中隐阳法先运针进入一寸是一进、后分别在一寸与五分二部施用手法是二退，符合徐疾泻法的原则。另外，在一寸部先行提插泻法，再在五分部行提插补泻，构成二泻（徐疾泻法和提插泻法）一补（提插补法）为主的组合形式，所以是以泻为主，泻中有补的手法，其作用是以泻热为主，兼能补阳，适用于先热后寒，热多寒少，实中有虚的病症。

2. 流（留）气法和提气法

这两种手法也是以第一类补泻手法为主组合而成的。由于组合的形式不同，故所起的作用也有差异。流气法的操作是先运针内入七分，行九阳数，紧按慢提九次，待气至，便深入一寸之中，行六阴数，慢按紧提六次，微微退至原处，如不得气，可依前法再行。本法的操作，与阳中隐阴类似，不同者在于分层进针的深浅不同。阳中隐阴是将一寸分为两个五分，留气法是将一寸分为七与三，而且是先七后三，在七分中用补阳法，在一寸中用泻阴法，由于七分的提插幅度大于三分的两倍，所以可以理解是先用大补法，后用小泻法，其组合结构是大补阳气，小泻阴气。阳气有行血散瘀的功能，阳布则阴消，故此法可治疗痃癖癥瘕等一切气血阻滞而成瘀积的病。

提气法的操作是先紧提慢按行六阴数，待邪实已去，经气大至，手下感觉沉紧之时，即一面微微捻针使经气运行加速，一面轻轻将针上提，使荣卫之气聚集于针下，荣行卫布，肢冷麻木之症能有所改善。本法以泻为主是一种祛邪扶正的措施。盖肢冷麻木等症乃卫阳不足之症，其发病多因外邪壅滞经络，卫阳布达受阻而致，治疗当然要先祛除病邪，施术时先紧提慢按行六阴数以祛邪，待经气至，再左右捻针，催行经气，提针豆许，而使经气隆至。这样的组合，是为邪留经络，卫阳不达而设。由此引申，若留邪并不显著，冷麻之症全由卫气不足而致者，则愚意可将此法权变应用，即将先泻六阴数改为紧按慢提九阳数，临床用之，效亦不差。

3. 龙虎交战法和饿马摇铃法

这两种手法同以捻转补泻为基础，同属一补一泻的组合形式。龙虎交战法的操作是先大指向前左转行九阳之数，后大指向后右转行六阴之数，先左后右，一补一泻，反复捻转。捻转补泻的操作方法有多种，有从阴阳之顺逆立说的，有从经络循行，气血流行的顺逆立说的（详参本书《有关捻转补泻的文献研究》一文）。龙虎交战法中先左后右，左九右六，先补后泻的理论是以前者为依据的。但是，也不能忽视转针方向的不同有推动或牵制气血运行的作用，也就是说后者的作用影响也是客观存在的。对于疼痛的机理，中医认为系经络中气血不通所致，所谓“不通则痛”，“通则不痛”。龙虎交战一左一右，一正一反地反复捻针，对气血的运行产生一推一拉的双向影响，可以疏通经络中壅滞的气血，从而起住痛移疼的作用。

饿马摇铃法的操作是右手拇食二指捻针，也是一前一后地捻转，但此法的特点是一次大指向前，一次大指向后，大指向前时用力较大，捻转幅度也大，大指向后时用力较小，捻转的幅度也小。即所谓“前进则长，后退则短”，而整个操作过程要求缓慢而用力柔和，象征“饿马无力”之状。由于其组合形式是以大指前进左转为主，所以类同于捻转补泻手法一般操作中的补法，其作用是以顺阳补阳为主。

4. 子午捣臼法

这是一种以徐疾和提插补泻为主，结合捻转补泻法等组成的多补多泻手法。其操作是下针得气后，将针上下提插，三进二退，如此三度，计为九入六出，在进针时分三部，每部紧按慢提老阳之数（九九八十一次）；退针时分二部，每部紧提慢按老阴之数（八八六十四次）。在紧按慢提时结合左转针；在紧提慢按时结合右转针。这样在每一度行针时三进二退，要在五个分部内提插和捻转 371 次，三度行针，共要提插和捻转 1113 次，所以《金针赋》上说:“九入六出，左右转之，千遭自平”。这种手法的组合特点是在三进（徐进）二退（疾退）的徐疾补法基础上，运用频繁的提插和捻转补泻手法，以三补（徐疾补法、提插补法和捻转补法）和二泻（提插泻法和捻转泻法）为基本手法而构成，与阳中隐阴的二补一泻法有类同之处，也是一种以补阳为主，补中有泻的手法。由于其频繁的运用紧按慢提和慢按紧提法，再结合以顺从阴阳为原则的左右捻转法，其目的在于“导引阴阳之气”。壮阳以制水，补阳兼泻阴，所以可治阳气不行，水液泛溢而成的水蛊膈气等症。

（三）补泻法与行气法的相互组合

这类手法是由二类不同作用，即补虚泻实和运行经气的手法组合而成（手法作用的分类，详参本书《略论毫针的基本手法和平补平泻与平针法》一文），所以一般都有通行血气，去壅决滞的功效。

1. 运气法和纳气法

这两种手法都以行气为主，所以都在离病所远隔处的穴位上施用。运气法的操作是在施术时，先慢按紧提行六阴数，待邪去正来，觉针下气满，病人有感应扩散的感觉时，将针微微退出，再倒卧针身，朝病所方向斜刺少许，使感应向病所放散，然后令病人吸气五口，使气向较远处运行，最好能使气行至病所，然后引针退出。这种手法的特点是提插泻法与针向、呼吸行气法的综合。由于疼痛之症，多因邪壅而气血不通所致。所以本手法先用提插泻法引邪外泄，待邪气已尽，真气大至后，使用针向行气法，使经气行向病所，结合吸气以助气血运行，故有去壅决滞，住痛移疼的功效。本法与前龙虎交战法，同有住痛移疼的功效，但本法专用于远隔部穴位，而龙虎交战法不论远隔穴和近部穴都能适用，临床上应用较多。

纳气法（又名中气法）的操作是先根据病情的虚实，或用阳数紧按慢提先补，或用阴数慢按紧提先泻，待已补而实，已泻而虚，真气大至之时，即用运气法，倒卧针身，指向病所，待感应向病所放散，令患者吸气，催送经气上行，然后扶起针身，向内直插，静留片刻，使上行之气不复倒回，如此反复施行，不断催气前行。本法的结构以针向、呼吸、行气法为主结合插针以纳气。《针灸大成》中说："徐推其针气自往，微引其针气自来”。就是提插行气法的原则，本法是在施行运气法取得经气运行向病所的基础上再用插针行气，以加强催气逼气的作用。从结构形式来看，其行气作用应比运气法为强，气行则血行，气血通行无阻，积聚之症就有可能逐渐消散。

2. 龙虎龟凤四法

这四种手法是青龙摆尾、白虎摇头、苍龟探穴、赤凤迎源。《金针赋》中称为:“飞经走气”四法。顾名思义，这四种手法均有较明显的行气行血作用，它们的组合形式与作用如下：

青龙摆尾法是以针向行气法为主，结合辅助手法中“摇以行气”的方法与九六补法组合而成。操作时，进针得气后，不进不退，扳倒针身，以针头朝向病所，执之不转，一左一右，慢慢拨动，如扶船舵之状。摇摆九数，或三九二十七数。在应用本法时，若进针后迅即得气，则可纯用补法；如下针后感觉沉紧涩滞，此邪气大盛，必须先用泻法，去其邪实，然后真气才能随至。由于本法的结构以行气法为主，所以古代文献称“行气”属“补”。

白虎摇头法亦名“赤凤摇头”，其操作是当针进入到一定的深度时随着病人的呼吸，插针时左转，一呼一摇，提针时右转，一吸一摇。这种手法的结构是由提插、捻转，呼吸三种行气手法结合摇法组成。插针时左转，呼而摇之，导气下行；提针时右转，吸而摇之，催气上行，经气上下一推一挽的结果，气行则血行，鼓动血气畅流，所以古人认为可以起行血的作用。由于本法运用摇法以泄气，故有属泻之说。

苍龟探穴法，本法的操作是以两指扳倒针身，依先上后下，自左而右的次序斜刺进针。向每一方针刺，都必须由浅入深，分三部徐徐而进，待得气后，一次退至皮下，然后改换方向，依前法再针。这种手法的组合形式是以针向行气法为主，结合徐疾补泻法中“三进一退”的补法而成。针向上下左右四方钻剔，目的在于探索得气感应，并结合三进以使感应由浅入深并扩散于四周，经脉深居，引气入深，古人认为有行经脉之气的作用，并认为属于“补”的作用。

赤凤迎源法，亦名“凤凰展翅法”，其操作是先进针深入地部，再退至天部，待针下得气，即插入人部，边提插，边捻转，一捻一放，两指展开，如飞鸟冲风摆翼之状。本法的组合，是辅助手法中“飞”法为主，结合三才分层法而构成。飞法的作用，主要在于催气、守气（保持得气感应）。运用三才法的理由是古人认为经脉深居，以地才为代表；孙络浅处体表，以天才为代表；络脉居于两者之间，故以人才为代表。先进针至地才以得经脉之气，再浅出天才，以得孙络之气，然后至人才，在络脉之气聚会处施用飞法以催气、守气，所以古人认为本法可行络脉之气。又因本法的进退针规则是先深后浅，符合徐疾补泻法的原则，故古人又有本法属泻的认识。

3．龙虎升降法

本法又名龙虎升腾法，操作时先进针到天部，得气后左盘一转紧按至人部，再慢提至天部右盘一转，再紧按至人部，慢提至天部，如此九次，合青龙纯阳之数，称为龙降，引阳气深入。然后插针至地部，右盘一转紧提至人部，再慢按至地部，左盘一转，提按如前，如此六次，合白虎纯阴之数，引阴气上升，称为虎升。本法综合了辅助手法中的和气的方法和提插补泻法构成，其特点是补泻相对应。《针灸大成》中有“阴阳居易”的病理论述，认为“阳入阴分，阴出阳分，相易而居”，都会引起疾病。其原因是“或因荣气衰少，而卫气内伐；或因卫气衰少，而荣气外溢。故令血气不守其位，一方气聚，则为一方实，一方气散，则为一方虚。”都会导致气血运行有余不足从而产生或肿或痛、或痒或麻等疾病。本法施用龙降法以下阳，目的在引卫气深入，以制止荣气外溢；用虎升以上阴，引荣气外出，以制止卫气内伐，从而纠正“阴阳相乘”,“荣卫易居”的病理情况。临床上可用来治疗疼痛痒麻等荣卫虚实之病。又因本法以盘法为主，所以一般施用在腹部。如果针刺穴位在病所邻近，或相隔较远处，还可以结合弩法，在施行手法完毕后，将针提至人部，用中指抵住针腰，轻轻按之，按之在前，使气在后，按之在后，使气在前，以使气行至病所。

4. 通关交经和关节交经

通关交经法是青龙摆尾法和白虎摇头法的综合交替使用，先用前者以行气，再用后者以行血。气行则血行，血行则气随，使气血通行过关节，以起疏通经络的作用。在施用本法时，当气血流布，到达一定部位时，还须结合疾病的虚实，施行补泻手法，以加强效果。适宜于一切气血壅滞之病，多在距离病所远隔处施用。

关节交经法是反复地运用纳气法，使气血流行到达关节处而不复返流，可以用来治疗肢体因气血壅滞或不足而引起的痿痹偏枯等病。

此外,还有五脏交经和膈角交经二法,前者先按子母补泻配穴法的原则,取穴施行补泻,后用青龙摆尾法以行气至脏腑。可配合“子午流注纳支法”应用,以治疗脏腑病。后者以五行生克的理论为指导来选配穴位，如扶土抑木，培土生金，滋水涵木等治法，选用补脾胃泻肝胆，健脾胃和补肾的穴位来治疗等。因此属于配穴方法的范围，不属于单纯的刺法，故不另设专节讨论。

按： 陆老对针刺手法研究有素，颇有心得，尤其对复式手法的研究，以古代文献为依据，精分细析，首先作了系统的整理和分析，从其组合形式，阐释其作用原理，对深入研究针刺手法有一定参考价值。

十、有关“迎随补泻”手法的文献研究

“迎随补泻”远出于《内经》，《难经》对此亦有阐述。历代医家注释《内》、《难》，对此各有发挥。金元至明，刺法大有发展，又提出了不少新的见解。近代对此多作狭义的解释，为此，在整理文献的基础上，结合个人体会，作一分析和讨论。

（一）对历代文献记载的分析

有关迎随补泻的文献记载，首见于《灵枢·九针十二原》篇，其文说：“其来不可逢，其往不可追，知机之道者，不可挂以发。不知机之道者，叩之不发，知其往来，要之与期……往者为逆，来者为顺，明知逆顺，正行无间，逆而夺之恶得无虚，追而济之，恶得无实，迎之随之，以意和之，针道毕矣”，《灵枢·小针解》篇对此解释说：“其来不可逢者，气盛不可补也；其往不可追者，气虚不可泻也；不可挂以发者，言气易失也；扣之不发者，言不知补泻也，血气已尽而气不下也；知其往来者，知气之逆顺盛衰也：要之与期者，知气之可取之时也；……往者为逆者，言气之虚而小，小者逆也；来者为

顺者，言形气之平，平者顺也；明知逆顺，正行无间者，言知所取之处也；迎而夺之者，泻也，追而济之者，补也。”这就是有关迎随补泻的原始记载，文中没有叙明具体的操作方法，仅指示出以下原则：

1. 施行迎随补泻必须审察气的盛衰，候其往来以刺，不可失时。

2. 来者不可逢，须迎夺以泻之；往者不可追，须随济以补之。据此原则，《素问·针解篇》中说：“补泻之时者，与气开阖相合也。”反映出《内经》成书时代，盛行以经气开阖作为迎随补泻施术依据的情况。但《灵枢》中候气开阖以施迎随的记载似乎偏重于候卫气运行的方面。《卫气行》篇中说：“卫气之在于身也，上下往来不以期，候气而刺之……”，“刺实者，刺其来也，刺虚者，刺其去也，此言气存亡之时，以候虚实而刺之，是故谨候气之所在而刺之，是谓逢时。”并说：“（病）在于三阳，必候其气在于阳而刺之，病在于阴，必候其气在阴分而刺之”，“水下一刻，人气在太阳；水下二刻，人气在少阳；水下三刻，人气在阳明；水下四刻，人气在阴分；……常如是无已，……终而复始。”这种方法将一日一夜分为百刻（一刻约当时钟 14.4 分），平旦（寅时）卫气出于目，注手足太阳，下一刻注手足少阳，又下一刻注手足阳明，再下一刻注入阴分，第五刻复出手足太阳，昼夜凡二十五周于全身。施用迎随补泻时，刺虚用补，当候卫气流注时刻已过，气去而施针；刺实用泻，当候卫气流注时刻正到，气盛时施针。这就是《灵枢·邪客》篇中所说的“因冲而泻，因衰而补”的候气而刺的施术原则。但目前已少应用。

与此相类，还有候营气流注盛衰时刻而施迎随补泻的方法，但是晚于《内经》。这种方法可能肇始于唐宋。宋人丁用德在注释《难经·七十二难》时曾提到:“夫营卫通流，散于十二经之内，即有始有终。其始自中焦，注手太阴一经一络，然后注手阳明一经一络，其经络有二十四，日有二十四时，皆相合。此凡气始至而用针取之，名曰迎而夺之，其气流注终而内针，出而扪其穴，名曰随而济之。”丁氏虽称“营卫通流”，但按后文其始自中焦，注手太阴，然后注手阳明的流注次序，可知其所谓“营卫”，实际仅指营气而言。日有二十四时，合为十二地支时辰，十二经脉加十二络脉虽也为二十四，但络属于经，概属十二经脉。后人将十二时辰配属十二经脉（子胆、丑肝、寅肺、卯大肠、辰胃、巳脾、午心、未小肠、申膀胱、酉肾、戌心包、亥三焦），按“气至而泻”，“气终而补”的原则施行针刺，就是近人所称子午流注纳支（子）法，或称“纳支补泻”。

对《灵枢·九针十二原》篇中候气盛衰而施迎随补泻的原则，《素问·离合真邪论》中另有一种解释，其文说:“夫邪之入于脉也，寒则血凝泣，暑则气淖泽，虚邪因而入客，亦如经水之得风也，经之动脉，其至也，亦时隆起，其行于脉中，循循然”,“在阴与阳，不可为度，从而察之，三部九候，卒然逢之，早遏其路”，并说:“候邪不审，大气已过，泻之则真气脱，脱则不复，邪气复至，而病益蓄。”还指出:“真气者，经气也。经气太虚，故曰其来不可逢。”这种方法明代汪机有所阐释，他说:“迎而夺之，恶得无虚，言邪之将发也，先迎而亟夺之，无令邪布，故曰卒然逢之，早遏其路。又曰方其来也，必按而止之，此皆迎而夺之，不使其传经而走络也。……随而济之，恶得无实，言邪之已过也，随后以济助之，无令气忤，故曰视不足者，视其虚络，按而致之刺之，而刺之无出其血，无泄其气，以通其经，神气乃平，谓但通经脉，使其和利，抑按虚络，令其气致，……此皆随而济之，因其邪过经虚而气或滞郁也。”(见《针灸问对》)这样的针刺方法，《灵枢·邪客》篇中认为可以达到“邪气得去，真气坚固”的治疗目的，但近人也少应用。

《难经》中有关迎随补泻的施术原则，见于《七十二难》，其文说：“所谓迎随者，知营卫之流行，经脉之往来，随其逆顺而取之，故曰迎随。”这种见解，似乎不很强调候气的盛衰，却强调了营卫流行的方向和经脉循行的走向，随其逆顺而施行手法。这种与《内经》不同的观点，后代医家多所引用，发展为针芒迎随、捻转迎随、取穴迎随等各种不同的方法。

《难经·七十九难》中对迎随补泻还有另一种解释，文中说：“迎而夺之者，泻其子也，随而济之者，补其母也。”这就是目前文献中所称的“子母补泻”或称“子母配穴”，属配穴迎随的范围，后人将其与“纳支补泻”综合运用而称为“子午流注纳支法”。

《内》、《难》以下，除唐宋仍宗《内经》候气而施迎随之法外，未见新的记载。及至金代，张洁古之子张璧，取《七十二难》之义，阐发说：“凡用针，顺经而刺为之补，迎经而刺为之泻，故迎而夺之，安得无虚，随而济之，安得无实，此谓之迎随补泻法也。”(见《济生拔萃·云岐子迎随补泻法》)。其后，窦汉卿在《标幽赋》中称：“要识迎随，须明逆顺。”元·王国端注释说：“顺经络而刺是谓补，逆经络而刺是谓泻。”(见《扁鹊神应玉龙经》)义亦相同，可见当时此种迎随补泻法，盛行一时，即所谓“针芒（向）迎随补泻法。”

与张璧相近的有金·何若愚著《流注指微论》，指出：“欲用迎随之法者，要知经络终始、逆顺、深浅之分。”并说：“迎而夺之有分寸，随而济之有深浅，深为太过，能伤诸经，浅为不足，安去诸邪。”何氏这种以针芒迎随分深浅的思想，与《素问·刺要论》中“病有浮沉，刺有浅深，各至其理，无过其道”的论述有关，但其所规定的各经、各络的具体深浅分寸，则是以《河图》生成数为根据。按五行属性配十二经，并照阳络我克，阴络克我的关系，补时用生数，泻时用成数，依此规律制订而成的，即所谓“补生泻成经络迎随分寸数”（见表10-1）。

表10-1　补生泻成经络迎随一览表

五行	针刺深浅		经　脉	络　脉
	迎泻（成数）	随补（生数）		
水	六分	一分	足太阳（壬水）、足少阴（癸水）、手少阴（壬水）	足阳明（戊土）、手少阴（丁火）、手厥阴（丁火）
火	七分	二分	手太阳（丙火）、手少阴（丁火）、手厥阴（丁火）	足太阳（壬水）、手少阳（壬水）、手太阴（辛金）
木	八分	三分	足少阳（甲木）、足厥阴（乙木）	手阳明（庚金）、足太阴（己土）
金	九分	四分	手太阴（辛金）、手阳明（庚金）	手太阳（丙火）、足厥阴（乙木）
土	十分	五分	足阳明（戊土）、足太阴（己土）	足少阳（甲木）、足少阴（癸水）

注：手少阳寄于壬水，手厥阴寄于丁火。

何氏在《流注指微论》中还提到一种“转针迎随之法”，他说：“男子左补右泻，女子右补左泻。”将针刺捻转动作释为迎随，在何氏的著作中首次见到。

何氏之后，以针刺捻转动作为迎随的，可能盛传于元明两代，汪机在《针灸问对》中曾引录了当时一首歌赋文说：“足之三阳，从头下走至足，足之三阴，从足上走入腹，手之三阳，从手上走至头，手之三阴，从胸下走至手。捻针逆其经为迎，顺其经为随。”这种转针迎随法，是针对营气循环的有余不足，按经脉逆顺循行的理论为立说的依据，也是捻转补泻法的操作方法之一。（详参本书《有关捻转补泻的文献研究》一文）。

近人还有以取穴针刺的顺序迎随而区别补泻的，即顺经取穴施针的为补，逆经取穴施针的为泻，其意也可能以《难经·七十二难》为依据，从实践中演绎而来。

总之，历代有关迎随补泻法的记载，就其思想体系来区别主要有两大学派：其一导源于《内经》，以候气待时而施针刺为基础，又有三种不同的观点：有以水下百刻为度，候卫气所行的盛衰而施行迎随补泻；有以十二经脉配十二时辰，候营气流注盛衰的时刻而施行补泻的；还有一种候邪气至而泻为迎，邪气去而用补为随的方法。其二推崇《难经》，以经脉循行往来的逆顺为施行补泻的依据，不强调候气待时的理论，有针芒迎随法、补生泻成经络迎随法、捻转迎随法、取穴迎随法等。至于子母迎随法，严格地说仅是一种配穴的方法，不应归属于针刺补泻法的范畴。

（二）有关问题的讨论

1.《卫气行》篇中所载候卫气所行而施迎随的方法，虽然与《九针十二原》篇同出《灵枢》，但所称水下百刻为度，四刻循行一周，则昼夜仅只二十五周，与同篇“昼日行于阳二十五周，夜行于阴二十五周”，“一日一夜，五十周于身”的记载不尽相符，且亦与《营卫生会》篇中“卫气行于阴二十五度，行于阳二十五度，分为昼夜”之说不合。考之历代注家，对此亦有怀疑，故后代应用甚少。

2. 有关《素问·离合真邪论》中“无逢其冲而泻之”一语，其中“逢”字《甲乙经》作“迎”字，所以明代注家吴昆认为:“其邪之来不可逢，其虚而取之，盖恐伤其经气也。”同代张介宾注为:“气不实，迎而泻之，邪气虽去，真气必太虚矣。”均认为“逢”当作“迎夺”解，故有“邪气冲突，宜避其锐”，不得施用泻法的理解。对这句文字的意义，作者认为应该联系后文:“故曰，其来不可逢也”一语一起来体会。《灵枢·小针解》中曾明白地指出:“其来不可逢者，气盛不可补也。”按此，所谓“逢”者，乃“逢会而补之”的意思，“无逢其冲而泻之”，应释作“不要在邪气盛实而隆至的时候施用补法，而应该施行泻法。”诸家之注多有未能体现经旨者，致令后人读而费解。

此外，文中所谓“虚邪”，本人认为当指风邪而言，考《灵枢·刺节真邪》篇有:“邪气者，虚风之贼伤人也。”《九宫八风》篇中也有:“风从所居之乡来者为实风，主生长养万物，从其冲后来者为虚风，伤人者也，主杀，主害者”等，再证诸《素问·风论》中:“风者善行而数变”以及《离合真邪论》篇中:“亦如经水得风……其行于脉中，循循然”等语，可知虚邪指的是虚风之邪。《灵枢·周痹》篇中有:“周痹者，在于血脉之中，随脉以上，随脉以下”,“痛从上下者，先刺其下以遏之，后刺其上以脱之，痛从下上者，先刺其上以遏之，后刺其下以脱之。”《灵枢·官针》篇中有：“报刺者，刺痛无常处，上下行者，直内无拔针，以左手随病所按之，乃出针复刺之也。”其所谓“遏之”、“按之”，正与《离合真邪论》中“早遏其路”和“按而止之”之意相同，所以本人认为此种迎随补泻法，可在行痹症中应用。

3. 以上导源于《内经》，以候气待时而施补泻的方法，究应以何种具体的操作手法为宜？《灵枢·邪客》中指示说：“本输者，皆因其气之虚实，疾徐以取之，是谓因冲而泻，因衰而补。”可见不论候卫气盛衰的迎随补泻法或候营气盛衰的迎随补泻法，其所应用的腧穴，都以本输穴为宜。具体的操作手法，一般以调整阴阳之气虚实的徐疾补泻法为宜。至于候邪盛衰的迎随补泻法，《素问·离合真邪论》中曾说：“疾出以去盛血。”又说：“逆而刺之”，所以本人认为可以用“菀陈则除之”——泻络放血法，或用针芒迎随补泻法来处理。

4. 针芒迎随补泻法的应用，可以单用，也可以和提插补泻同用。《普济方》中记载：“补者，随经脉推而内之”，“泻者，迎经脉动而伸之。”即补时随经脉循行方向针刺，并结合紧按慢提的补法，泻时迎经脉循行方向针刺，并结合紧提慢按的泻法。这样既调整了阴阳之气的虚实，又强调了营卫之行太过不及，相辅相成。

按：本文为陆老指导下，由整理者撰写的存稿，陆老鉴于当时许多医著对迎随补泻概念的混淆，有失《内经》原旨，因此授意撰写此文，对历代文献中有关迎随补泻的理解逐一加以分析，正本穷源，有助于学者了解迎随补泻的真实意义，并还结合实际应用，提出了讨论意见，对指导临床有一定的价值。

十一、有关“捻转补泻”手法的文献研究

“捻转补泻”是以针体捻转动作为基础的一类针刺补泻手法。这种手法，早见于《内经》，后代医家多有阐发。目前却众说纷纭，致使学者无从遵循，作者有鉴及此，特在整理文献的基础上，加以剖析，庶得还其本来面目，对读者有所帮助。

(一) 历代文献查考与分析

有关捻转补泻的记载，首见于《内经》，《灵枢·官能》篇中说:“泻必用员，切而转之，其气乃行，疾而除出，邪气乃出，伸而迎之，摇大其穴，气出乃疾；补必用方，外引其皮，令当其门，左引其枢，右推其肤，微旋而徐推之，必端以正，安以静，坚心无解(懈)，欲微以留，气下而疾出之，推其皮，盖其外门，真气乃存。”文中泻法的“切而转之”和补法的“微旋而徐推之”中的“转”和“旋”，就是指捻转针而言。《素问·离合真邪论》中说:“吸则内针，无令气忤，静以久留，无令邪布，吸则转针，以得气为故，候呼引针，呼尽乃去，大气皆出，故命曰泻。”这里所说的转针，也指捻转针体的动作而言。但《内经》中捻转针的动作似乎在于刺激的轻重和欲使针刺得气。如《官针》篇在补法运用捻转针动作时指出要“微旋”，这是手法轻稳的提示；在泻法时指出要“切”而转之，这样的手法当然比较强烈。《素问》中在泻法时结合呼吸用捻转针动作时指出:“吸则转针，以得气为故”，十分明显，目的在于催气行气。从这二段引文来看，《内

经》成书年代，对捻转补泻的运用，还比较素朴，没有形成一种独立的补泻手法。

将捻转针体的基本动作发展成为一种独立的补泻方法，大约肇始于金元时代。金·窦汉卿在《标幽赋》中指出："迎夺右而泻凉，随济左而补暖。"提出了以转针的左右方向来区别补泻。何谓"左转"？何谓"右转"？当时在针灸学术界标准不一，十分混乱，所以窦汉卿又在《针经指南》中规定："以大指次指相合，大指往上进（外），谓之左转，大指往下退内，谓之右。"明确了左右转针的标准。这种手法在当时流传颇广，即以大指和食指捻针，大指往上（外）推时，针体顺时针左转为补，大指往下（内）退，针体逆时针转为泻。这种以转针左右区别补泻的思想，虽然晚出于金元，但其理论依据，却仍然源于《内经》。《素问·阴阳应象大论》中说："左右者阴阳之道路也"。隋·杨上善注为："阴气右行，阳气左行。"《太阴阳明论》中也说："阳者，天气也，主外；阴者，地气也，主内。"转针时，大指往上，向左外转从阳，故为补；大指往下，向右内转从阴，故为泻。明代杨继洲在《针灸大成》中也解释说："左转从阳，能行诸阳，右转从阴，能行诸阴。"其理也完全一致。

金代《流注指微论》中还将这种手法按男女性别的不同，演绎为"男子左补右泻，女子右补左泻"。即在左右阴阳的基础上再加上男女阴阳的另一因素。按男生于寅属阳，女生于申属阴的理论，（男子）左转顺阳为之补，右转逆阳为之泻"；"（女子）右转顺阴为之补，左转逆阴为之泻。"（见《针灸大成》）

明初，徐凤著《针灸大全》，载《梓岐风谷飞经走气撮要金针赋》一首，又将左右转针分补泻的方法进一步演绎，其文说：“男子者，大指进前左转，呼之为补，退后右转，吸之为泻。”“女子者，大指退后右转，吸之为补，进前左转，呼之为泻”，并说：“左与右有异，胸与背不同。午前者如此，午后者反之。”这种方法，据徐凤自序称：是在“大明洪武庚辰（查明洪武年代无庚辰年，疑为庚申之误，其时为公元1380年）仲春，余学针法，初学于洞玄先生孟仲倪公，明年父殁过维阳，又学于东隐先生九思彭公，深得二先生发明，窦太师针道之书，梓岐风谷飞经走气补泻之法。”可见其来源于金元时代，当与《流注指微论》作者何若愚一脉相承，是何氏学说的进一步发展。

《金针赋》指示的方法，由于受赋文限制，没有进一步的说明，这种方法的具体诠释者，首见于明初陈会所著《神应经》中，其文说：“泻法：如针左边，用右手持针，以大指向前，食指向后，左转；如针右边，以左手持针，以大指向前，食指向后，右转。补法：如针左边，捻针头转向右边，以右手持针，食指向前，大指向后；如针右边，捻针头转向左边，以左手持针，以食指向前，大指向后”，“凡针背腹两边，分阴阳经补泻。男子背上中行（督脉），左转为补，右转为泻；腹上中行（任脉），右转为补，左转为泻。女子背中行，右转为补，左转为泻；腹中行，左转为补，右转为泻”，“盖男子背阳腹阴，女子背阴腹阳故也。”其机理是：手足十二经脉是以所属肢体左右的阴阳及转针左右的阴阳之顺逆关系为根据的。左侧属阳，左转顺阳为补，右转逆阳为泻；右侧属阴，右转顺阴为补，左转逆阴为泻。由于转针之左右须与病者肢体之左右相配合来分别顺逆，故理解其机理时应从病者体位角度来区别转针方向的标准，即与文中所称之左右相反，才能理解其左右侧与转针左右的阴阳顺逆关系。至于对任督二脉施术的机理：以男女背腹之阴阳与转针左右之阴阳的顺逆为依据，由于任督脉无左右之分，不必以病者之左右顺逆为标准，故理解时可即以医者体位的角度来考虑。兹列表（见表 11-1）说明之：

陈氏的方法，结合了左右侧和背腹男女，没有结合

表 11-1　陈氏捻转补泻机理示意表

经脉	补泻	病者肢体	医者的手	操　作	转针方向		机　理	备注
					病者	医者		
十二经脉	补	左侧	右手	大指向后，食指向前	左	右	左侧转向左（顺阳）	
		右侧	左手	大指向后，食指向前	右	左	右侧转向右（顺阴）	
	泻	左侧	右手	大指向前，食指向后	右	左	左侧转向右（逆阳）	
		右侧	左手	大指向前，食指向后	左	右	右侧转向左（逆阴）	

	经别	属性	补泻	操　作	转针方向		机　理	备注
					左右	属性		
任督脉	任脉	阴	补	大指向后，食指向前	右	阴	阴与阴相顺	女子相反
			泻	大指向前，食指向后	左	阳	阴与阳相逆	
	督脉	阳	补	大指向前，食指向后	左	阳	阳与阳相顺	女子相反
			泻	大指向后，食指向前	右	阴	阳与阴相逆	

呼吸。明代李梴在《医学入门》中记载了一种更为复杂的方法，其文说:“病者左手阳经,以医者右手大指进前为随,退后为迎;病者左手阴经,以医者右手大指退后为随,进前为迎;病者右手阳经,以医者右手大指退后为随,进前为迎;病者右手阴经,以医者右手大指进前为随,退后为迎;病者右足阳经,以医者右手大指进前为随,退后为迎;病者右足阴经,以医者右手大指退后为随,进前为迎;病者左足阳经,以医者右手大指退后为随,进前为迎;病者左足阴经,以医者右手大指前进为随,退后为迎。”“男子午前皆然,午后与女子反之。”并与呼吸和针向相结合,其操作方法见下表(见表11-2)。

这种捻转补泻,既须分别手足阴阳,又须分别左右和经脉的阴阳,即以手足、左右、阴阳经脉三方面的阴阳来区别其大小或消长的关系,并结合转针左右的阴阳作为补泻的根据。凡两阳一阴(++-),阳胜于阴者为阳长,属阳性,转针以向左顺阳为补,向右逆阳为泻;两阴一阳(--+),阴胜于阳者为阴长,属阴性,针体转动以向右顺阴为补,向左逆阴为泻;三阳(+++)相逢为阳,阳极生阴为阳消,也属阴性,与阴长同列;三阴(---)相逢阴极生阳为阴消,也属阳性,和阳长相同。这种机理比较复杂,为便于理解起见,特列表解析如下(见表11-3)。

表11-3转针之方向,由于须与左右侧肢体配阴阳,故要以病者的体位为标准,适与《针经指南》之左右标准相反。

到明代后期,这种以左右阴阳分顺逆而区别补泻的学说,还结合疾病的寒热性质来考虑。杨继洲以男女区别阴阳,联系左右的施术方法称为“常法”,另提出一种以疾病的寒热属性,联系阴阳、左右等关系作为施术标准的方法,称为变法,兹亦列表分析之(见表11-4)。

表 11-2　李氏捻转补泻法操作示意图

肢别	经别	阴阳属性			补法			泻法		
					捻转	呼吸	针向	捻转	呼吸	针向
左手	阳经	阳(+)	阳(+)	阳(+)	大指向前，食指向后(左)	呼	上	大指向后，食指向前(右)	吸	下
	阴经			阴(−)	大指向前，食指向前(右)	吸	下	大指向前，食指向后(左)	呼	上
右手	阳经		阴(−)	阳(+)	大指向后，食指向前(右)	吸	下	大指向前，食指向后(左)	呼	上
	阴经			阴(−)	大指向前，食指向后(左)	呼	上	大指向后，食指向前(右)	吸	下
左足	阳经	阴(−)	阳(+)	阳(+)	大指向后，食指向前(右)	吸	下	大指向前，食指向后(左)	呼	上
	阴经			阴(−)	大指向前，食指向后(左)	呼	上	大指向后，食指向前(右)	吸	下
右足	阳经		阴(−)	阳(+)	大指向前，食指向后(左)	呼	上	大指向后，食指向前(右)	吸	下
	阴经			阴(−)	大指向后，食指向前(右)	吸	下	大指向前，食指向后(左)	呼	上
附注	男子之气，早在头而晚在足，女子之气，早在足而晚在头。故男子阳经以呼为补，吸为泻，阴经吸为补，呼为泻，午后反之；女子阳经午前以吸为补，呼为泻，阴经以呼为补，吸为泻，午后反之									

表 11-3　李氏捻转补泻机理分析表

	补						泻					
	左侧(阳,+)			右侧(阴,-)			左侧(阳,+)			右侧(阴,-)		
	经脉	阴阳消长	转针	经脉	阴阳消长	转针	经脉	阴阳消长	转针	经脉	阴阳消长	转针
手(阳,+)	阳经(+)	(+ + +) +↓	右转	阳经(+)	(- + +) +↑	左转	阳经(+)	(+ + +) +↓	左转	阳经(+)	(- + +) +↑	右转
	阴经(-)	(+ + -) +↑	左转	阴经(-)	(- + -) -↑	右转	阴经(-)	(+ + -) +↑	右转	阴经(-)	(- + -) -↑	左转
足(阴,-)	阳经(+)	(+ - +) +↑	左转	阳经(-)	(- - +) -↑	右转	阳经(+)	(+ - +) +↑	右转	阳经(+)	(- - +) -↑	左转
	阴经(-)	(+ - -) -↑	右转	阴经(-)	(- - -) -↓	左转	阴经(-)	(+ - -) -↑	左转	阴经(-)	(- - -) -↓	右转
机理	阳长(+↑)阴消(-↓)属阳—左转顺阳(补) 阴长(-↑)阳消(+↓)属阴—右转顺阴						阳长(+↑)阴消(-↓)属阳—右转逆阳(泻) 阴长(-↑)阳消(+↓)属阴—左转逆阴					

表 11-4 杨氏捻转补泻机理分析表

		补			泻			备注
		操作	转针左右	阴阳顺逆	操作	转针左右	阴阳顺逆	
常法	男（+）	大指向前，食指向后	左转（+）	顺阳	大指向后，食指向前	右转（-）	逆阳	不分手足左右及阴阳经脉，午前午后，但分男女性别
	女（-）	大指向后，食指向前	右转（-）	顺阴	大指向前，食指向后	左转（+）	逆阴	
变法	热症刺阳经	大指向前，食指向后	左转（+）	顺阳	大指向后，食指向前	右转（-）	逆阳	不分手足左右，午前午后，男女性别，但分疾病寒热和阴阳经脉
	寒症刺阴经	大指向后，食指向前	右转（-）	顺阴	大指向前，食指向后	左转（+）	逆阴	

以上各种捻转泻法，其理论都从左右阴阳的顺逆为立说依据，虽方法各异，但理论体系则完全一致，这是古代文献中有关捻转补泻方法记载的多数派。但明代还有另一支学派，崇尚《难经·七十二难》中“经脉之往来，随其逆顺而取之”的迎随补泻原则（详阅本书《有关迎随补泻法的文献研究》）。以《素问·五运行大论》中周天之气左右升降的理论为依据，提出了另一种捻转补泻的操作方法。《五运行大论》中说：“上者右行，下者左行，左右周天，余而复会”，意即清阳为天，天气从左下降，浊阴归地，地气从右上升。天地之气，如此动静升降不已，构成自然界万物的生化。这一学派即以此为立说的根据，结合经脉循行顺逆升降的关系提出：“足之三阳，从头下走至足；足之三阴，从足上走入腹；手之三阳，从手上走至头；手之三阴，从腹下走至手。捻针逆其经为迎，顺其经为随。假如足之三阳，从头下走至足，捻针以大指向后，食指向前，为逆其经而上，故曰迎；以大指向后，为顺其经而下，故曰随。三阴亦准此。”（见明汪机《针灸问对》）这种捻转补泻法将十四经分为二组：手三阴、足三阳、督脉为远心下行的经脉；手三阳、足三阴、任脉为向心上行的经脉。其操作及机理如下表（见表11-5）。

这种以顺经而转，随济其不足为补；逆经而转，迎夺其有余为泻的方法，与经络学说紧密联系，比较有现实意义，作者推崇此法，临床上常常应用，有一定的疗效。

（二）有关问题的讨论

1. 与其他补泻方法综合应用的问题

据古代文献的记载，捻转补泻手法，多与其他补泻

表 11-5 《针灸问对》所载捻转补泻操作及机理分析表

经脉	循行方向			补泻	操作	转针方向	气行方向	机理
手三阳 足三阴 任脉	上行	向心	地升（右行）	补	大指向后，食指向前	右转	上行	上与上相顺，随济不足
				泻	大指向前，食指向后	左转	下行	上与下相逆，迎夺有余
手三阴 足三阳 督脉	下行	远心	天降（左行）	补	大指向前，食指向后	左转	下行	下与下相顺，随济不足
				泻	大指向后，食指向前	右转	上行	下与上相逆，迎夺有余

方法配合应用，如与呼吸、提插、针向等补泻方法的配合，也可以自身一补一泻相配合。下面分别讨论之：

与呼吸补泻的配合，首见于《金针赋》，已于前面论及，至于其结合的机理，左转随呼为补，是因为左转属阳，呼气出，也属阳，两阳相逢，故同起补的作用；右转随吸为泻，是因为右转属阴，吸主气入，也属阴，两阴相逢，故同起泻的作用。男子属阳，故左转呼之顺阳为补，右转吸之逆阳为泻。女子相反。这种结合比较素朴，也与《素问·离合真邪论》中泻法时“吸则转针，”补法时“呼尽内针”的原则相符，可以试用。至于《医学入门》的方法，其理相同。

与提插补泻的配合，也是以《金针赋》，及《针灸问对》中的记载更为具体，其文说：“左转插之为热，右转提之为寒。”提插补泻法是调和阴阳，以“阳下之为补，阴上之为泻”为立说依据的。提针以上阴，与右转行阴相结合，两阴相得，损夺有余之阳气，故起寒泻的作用；插针以下阳，与左转行阳相结合，两阳相合，加强了济助不足之阳气的作用，所以补而发热。这两种手法的配合运用，见于白虎摇头法。与针芒迎随补泻的配合，见于《医学入门》，其规律是左转时针尖上刺，右转时针尖下刺。以针尖刺入的上下方向区别阴阳，上刺属阳，故从左转，下刺属阴，故从右转，这样的结合从阴阳类比的观点来看虽可理解，但从临床实践和经络理论来说，似不尽相符。因为针刺方向的上下必然涉及与经络走向顺逆的关系，这与《内经》中“迎而夺之”为泻，“随而济之”为补的原则相矛盾。如果要与针芒迎随补泻法结合，还是应以《针灸问对》中记载的，即本文所论最后一种方法为宜，因两者同以经脉的走向顺逆为理论基础，异途同归，能起协同作用。

2. 有关男女午前午后分别补泻的问题

古人认为男子、午前其操作方法应与女子、午后相反。何若愚、徐凤、陈会、李梴、杨继洲等人都持此观点，但明代高武、汪机却根据《内》、《难》经旨，力持非议。高武认为：“针灸当随经络气至十二时候”，“男女所同，男女血气上下之分，固非《素》、《难》意，亦不必然也。”汪机则认为：“考之《素》、《难》，男女脏腑经络俞穴血气，昼夜周流不同，今赋言午前午后，男女补泻，颠倒错乱如此，悖经旨意矣。”高、汪二氏引经旨而批判时医，虽也有一定根据，但以男女分左右，以午前午后分别阴阳而施补泻的理论，也并非完全没有《内》、《难》理论为基础。查考《内经》，《灵枢·逆顺》篇中指出："气之逆顺者，所以应天地阴阳四时五行也。"从原则上肯定了人气逆顺的关系不能完全离开天地间自然环境的变化来孤立地考虑问题。《灵枢·五色》篇中指出："男女异位，故曰阴阳。"说明男女之间不论在生理、病理方面，其阴阳关系都是有区别的。《素问·玉版论要》篇更以男女左右五色脉变的不同来判断疾病的逆从凶吉，其文说："上为逆，下为从。女子右为逆，左为从；男子左为逆，右为从。"王冰注释说："女子色见于左，男子色见于右，是色脉变易也。""左为阳，故男子右为从而左为逆；右为阴，故女子右为逆而左为从。"以男女之阴阳，合左右之色脉，其理论与男女左右捻转针不同的说法，颇有近似之处。至于午前午后区别阴阳的理论，也在《内经》中可以查见，例如《素问·生气通天论》中说："平旦人气生，日中而阳气隆，日西而阳气虚，气门乃闭。"就明确地将午前、午后区分为阳气盛衰的两个不同阶段。所以不通过实践和研究轻率地否定男与女、午前与午后的区别是不够慎重的。

按：本文集中讨论了捻转补泻的历史文献记载及其演变，并对各种不同捻转补泻的原理作了阐释，有助于读者了解其学术源流和理论依据，俾临床应用时能有所选择。文后对捻转补泻手法与其他手法的综合运用问题，和有关男女午前午后分别补泻的问题，结合陆老的体会作了比较有说服力的讨论，值得读者参考。现全文收辑。

十二、有关"烧山火"与"透天凉"手法的文献研究

近年来有关"烧山火"与"透天凉"手法的研究，

引起了各地的重视，展开了热烈的讨论。本文拟就祖国医学文献记载，结合个人的体会，阐述这两种手法的操作及机理。

（一）古代文献记载的分析及讨论

“烧山火”与“透天凉”手法的文献记载，根据现存资料，大概以明代徐风的《金针赋》为最早，其后《针灸聚英》、《针灸问对》、《医学入门》及《针灸大成》等书均有记载。因《金针赋》叙述不够详细，致后代医家，各执一端，意见分歧。为求正确理解歌赋原意起见，兹将各家文献的记载分别引录及分析如下：

1.《金针赋》：“……一曰烧山火，治顽麻冷痹，先浅后深，用九阳而三进三退，慢提紧按，热至紧闭插针，除寒之有准；二曰透天凉，治肌热骨蒸，先深后浅，用六阴而三出三入，紧提慢按，寒则（原文无此二字，今考《针灸聚英》补正）徐徐举针，退热之可凭。皆细细搓之，去病准绳。”

上文的记载非常简略，未指明具体的操作方法。例如“先浅后深”、“先深后浅”应如何理解？“用九阳而三进三退”和“用六阴而三出三入”，究竟有什么区别？和后面“慢提紧按”、“紧提慢按”有什么联系？“热至紧闭插针”与“寒则徐徐举针”应怎样操作？同时“皆细细搓之”，又应结合在哪一个环节？这些问题不解决，就会无法进行具体操作。

2.《针灸聚英》烧山火歌：“四肢逆冷最难禁，憎寒不住病非轻，拨忙运起烧山火，患人时下得安宁。”透天凉歌：“浑身却似火来烧，不住时时热上焦，若还依法行针刺，搜除热毒病能消。”

这二首歌中，仅叙述了适应证范围，没有提到操作方法。

3.《针灸问对》烧山火："针入先浅后深，约入五分，用九阳三进三退，慢提紧按，热至，紧闭针穴，方可插针，令天气入，地气出，寒可除矣。又云。一退三飞，飞、进也，如此三次，为三退九进，则成九矣。其法，一次疾提至天、三次慢按至地，故曰疾提慢按，随按，令病人天气入，地气出，谨按生成息数，病愈而止。一说，三进三退者，三度出入，三次则成九矣，九阳者补也，先浅后深者，浅则五分，深则一寸。"透天凉："先深后浅，约入一寸，用六阴三出三入，紧提慢按，寒至，徐徐退出五分，令地气入，天气出，热可退矣。又云：一飞二退，如此三次，为三进六退，即六阴数也。其法：一次疾插入地，三次慢提至天，故曰疾按慢提，随提，令患人地气入，天气出，谨按生成息数，病自退矣。一说，一度三进三退，则成六矣，六阴者，泻也。"

《针灸问对》的记载数说并存，前后矛盾，使人捉摸不定。例如对烧山火的"先浅后深"，书中指出："浅则五分，深则一寸"，据此则进针应分为二部（层），但一说又称"一退三进"，清楚地指明进针应分三部（层），二说显有抵触。再如对九阳的理解，认为："一退三飞，如此三次，为三退九进，则成九矣"，又指出："三进三退者，三度出入，三次则成九矣。"则九阳似指进针的次数而言；但对"六阴"的解释，则说："一飞二退（按《金针赋》中仅有一飞三退为泻之说，不知《针灸问对》以何为据），如此三次，为三进六退，即六阴数也。"又说："一度三进三退，则成六矣。"前说的六数指的是退针的次数，后说的六数则是进针和退针的次数，两说在计算上不统一，且亦与九阳数的计算法相矛盾，故缺少说服力。它如对烧山火的“慢提紧按”及透天凉的“紧提慢按”误解为进退针的快慢，故有“疾提慢按”——烧山火；“疾按慢提”——透天凉的解释，与赋文完全相反。虽然如此，但认为“先浅后深”，“先深后浅”是指分部（层）进退针，“三进三退”与“三出三入”是指度数而言的论点，却给了后人很大的启发。此外，对烧山火是“令（病人）天气入，地气出”，透天凉是“令（病人）地气入，天气出”的认识，初步说明了此两种手法所以能产生热感或凉感的机理，也是比较有价值的。

4. 《医学入门》:“如治久患瘫痪、顽麻冷痹、遍身走痛及癞风寒疟、一切冷症，先浅入针、而后渐深入针，俱补老阳数，气行针下紧满，其身觉热，带补慢提急按老阳数，或三九而二十七数，即用通法，扳倒针头，令患人吸气五口，使气上行，阳回阴退，名曰进气法，又名烧山火。治风痰壅盛、中风喉风、癫狂、疟疾单热、一切热症，先深入针，而后渐浅退针，俱泻少阴数，得气觉凉，带泻急提慢按初六数，或三六一十八数，再泻再提，即用通法，徐徐提之，病除乃止，名曰透天凉。”

《医学入门》除了与《针灸问对》相同，认为“先浅后深”、“先深后浅”是指的进针与退针外，最值得重视的是将“慢提紧按”与“紧提慢按”理解为提插轻重（书中指出:“凡提插，急（紧）提慢按如冰冷，泻也；慢提急（紧）按火烧身，补也），并与九阳数和六阴数结合，正确地解释了《金针赋》的文意。但仍含糊不清，如“先浅入针，而后渐深入针，俱补老阳数”，“先深入针，而后渐浅退针，俱泻少阴数”等句，究竟进针与退针应怎样和老阳数或少阴数结合，使人难以捉摸，实际应用，仍有一定的困难。

此外，《针灸问对》与《医学入门》中均指出，施行手法后须用行气法，使气行至病所，这一点《金针赋》中并未提到。

5.《针灸大成》:“烧山火，能除寒，三进一退热涌涌，鼻吸气一口，呵五口……凡用针之时，须捻运入五分之中，行九阳之数，其一寸者，即先浅后深也，若得气，便行运针之道，运者，男左女右，渐渐运入一寸之内，三出三入，慢提紧按，若觉针头沉紧，其插针之时，热气复生，冷气自除，未效，依前再施也”。“透天凉，能除热，三退一进冷冰冰，口吸气一口，鼻出五口……凡用针，进一寸内行六阴之数，其五分者，即先深后浅，若得气，便退而伸（提）之，退至五分之中，三入三出，紧提慢按，觉针头沉紧，徐徐举之，则凉气自生，热病自除。如不效，依前法再施。”

《针灸大成》中对“先浅后深”与“先深后浅”的认识，与《针灸问对》相同，也存在二部（层）与三部（层）进退针的矛盾。书中既云：烧山火三进一退，透天凉一进三退，即已明指须按天、人、地三部进退针，但又说：烧山火须先捻运入五分，而后至一寸，透天凉须先进一寸，后提退至五分，岂不前后相异。同时，九阳数与六阴数的运用也说得不够明白。对提插手法的应用，既已指明按“三进三退”或“三出三入”地提插三次，当然不能再配九六数，如与捻运结合，则《金针赋》中缺乏这样的依据。至于“鼻吸气一口，呵五口”与“口吸气一口，鼻出五口”，乃杨氏所云，

《金针赋》中没有这样的记载。

有关《金针赋》中前述各问题的理解，本人体会如下：

（1）“先浅后深”与“先深后浅”的意义，应指进退针的程序而言，此在古人文献中意见也较统一，无须争论；问题仅在对分部（层）的看法上有分歧。按“先浅后深”就是徐进针而疾退针的意思；“先深后浅”则可认为即疾进针而徐退针的文字变换，所以这二句话实即指出：烧山火与透天凉的进针、退针应遵循徐疾补泻法的原则进行操作。故若就机理而言，将“先浅后深”理解为“二进一退”或“三进一退”，将“先深后浅”理解为“一进二退”或“一进三退”，都与徐疾补泻的原则没有抵触。但如要求对《金针赋》原意作正确的解释，本人认为应以三部（层）进退针为准。因在《金针赋》的另一段中曾指出：“补者，一进三飞”，“泻者，一飞三退。”用这段赋文来说明“先浅后深”与“先深后浅”的涵义，很显然徐凤的原意是分三部进行操作的。

（2）“九阳”、“六阴”、“三进三退”、“三出三入”及“慢提紧按”、“紧提慢按”的意义，据文中语气应联系起来理解。为了要弄清楚这二段的赋文意义，必须首先对进针、退针的操作进行剖析。所谓“进”，应指将针从皮下进至一定深度的全过程；所谓“退”，则包括了从一定深处将针退至皮下的全过程。这样一个全程的进退，称为“度”，任何针刺动作，必然包涵一个或数个全程进退针的过程，即称一度或数度。但临床上为了配合徐疾补泻的需要，往往将一个进针或一个退针的过程分解为二个或三个，就是二部或三部进退针法。为此，烧山火的三进一退与透天凉的一进三退，就其整体来说，应各视为一个进退针的过程，这样称为一度。赋文中“三进三退”与“三出三入”就是三度进针、退针的意思。故“用九阳而三进三退”、“用六阴而三出三入”，意即“九阳”与“六阴”要在三度进退的过程中运用进去。但烧山火每度为三进，透天凉每度为三退，三度操作都为九数，不能有明显的区别。对此，如果联系后面“慢提紧按”与“紧提慢按”来理解，则问题就可迎刃而解。因为针刺的过程，除了必须具备的进针退针动作外，要达到一定刺激量的要求。还必须具备各种行针的操作，提插即为其中之一。提插补泻法以“慢提紧按”为补，“紧提慢按”为泻。提插的幅度有大有小，次数可多可少，所以九阳数与六阴数的运用，实际是指在三度进退的过程中，每度分部操作时，须与提插的次数相结合，就是烧山火须在进针时每部慢提紧按九次，透天凉须在退针时每部紧提慢按六次。赋文之意，实即为此。

（3）对“热至紧闭插针”与“寒则徐徐举针”的理解，本人怀疑“插针”。可能是“出针”或“引针”的衍误。《灵枢·官能》篇中对补法与泻法出针时开穴与闭穴的原则，指出：“泻必用员……疾而徐出，……遥大其穴，气出乃疾；补必用方……气下而疾出之，推其皮，盖其外门，真气乃存。”就是说：补法在出针时须推闭其穴；泻法在出针时须摇大针孔，不闭孔穴。赋文既云“热至”，当然是指在施术已达目的之后，目的已达，其气已下，自应出针结束针刺，再无插针的必要；并且“紧闭”孔穴，必须要在出针之后才能做到，孔穴既闭，则又如何插针？据此，若与“寒则徐徐举针”对照，如果后者指的是摇大针孔，不闭孔穴，则前者很明显是指“出针闭穴”而言。改正了赋文以后，则为“热至紧闭出针”、“寒则徐徐举针”，其义昭然。

（4）有关“皆细细搓之”的理解，赋文既指为“皆”，当然在烧山火与透天凉手法中均须用到。搓法的操作，《金针赋》另一段文字中仅指出：“搓以去病”，没有进一步的说明。查考《普济方》十四法中的记载，则知其应用于治疗虚寒，实热的病，在元末明初已具端倪，故徐风将其结合在烧山火与透天凉手法中应用，是很自然的。搓法的操作，《针灸问对》中指出：“下针之后，将针或内或外，如搓线之状，勿转太紧……左转（大指向前，食指向后）插之为热，右转（大指向后，食指向前）提之为寒。”（按此乃捻转补泻与提插补泻的综合运用，其左右皆以医者的体位为标准）故在烧山火与透天凉手法中的应用，应结合提插手法来操作，即烧山火应于紧按时兼之左转，透天凉应于紧提时配合右转。但赋文重点提出以提插配九六，仅于文末提及“皆细细搓之，”则知徐氏之意，亦有主次之分，不可不察。

（二）操作方法及机理

综上所述，本人认为烧山火与透天凉的具体操作应该是：

烧山火以徐疾、提插、九六、开阖四法的补法为主，配合捻转法的补法组成。操作程序是：先进针至天部（腧穴深度的上 1/3 处），慢提紧按九次，按针时左转；次进至人（部腧穴深度的中 1/3 处），提插、捻转如前数；再进至地部（腧穴深度的下 1/3 处），施术同前；然后从地部一次退至天部，这样为一度。反复三度，倘热至，出针揉闭孔穴；如无热感，可反复再施，直到热至。

透天凉：以徐疾、提插、九六、开阖四法的泻法为主，配合捻转法的泻法组成。操作程序是：进针直至地部，在该部紧提慢按六次，提针时右转；次退针至人部，同前提插、捻转六次；再退至天部，亦同前法施术；这样一进三退，称为一度。操作三度，若凉生，则可出针，出针前摇大其孔，不闭其穴。如无凉感，应反复再施，直至凉生。

本人的操作仅撷取了其中主要的内容，一般都不配合搓法，惟在不得气的情况下结合搓针来催气。因此，不分左右，也不配合“紧按”或“紧提”，临床上效果相同。

针刺产生热感或凉感的机理，早在《内经》中就曾提到。《素问·针解篇》中说：“刺虚则实之者，针下热也，气实乃热也；满而泄之者，针下寒也，气虚乃寒也。”可见产生热感与凉感，乃是经气已补而实、已泻而虚的标志。祖国医学对机体产生热与寒的机制，认为是补充了阳气或泻泄了阳气的结果。阳气被针刺引导而充实，阳气隆盛，故能有温热的感觉；反之，阳气因针刺开导而宣泄于体外，则阳邪已去，阴气随至，所以病者感觉清凉。杨继洲曾具体地指出：“夫实者，气入也；虚者，气出也。以阳生于外，故入；阴生于内，故出，此乃阴阳水火出入之气所不同也。”因此，要达到阳气入实，充满于腠理的目的，就须从阳（外）引阴（内），将天部所生的阳气逐层引入地部，使阳热胜过阴寒，就是所谓“回阳”；要阴气隆至，则必须在阳邪已退之后，阴胜于阳，才能达到目的，故须从阴（内）

引阳（外），将亢盛的气火，由地部逐层引导至天部而散泄之，阳去阴至，是谓“倒阴”。基于这种认识，所以烧山火的施术原则是从阳到阴，使天气入；透天凉则从阴到阳，使地气出。在补泻手法中，徐疾补泻以徐进疾退为补，疾进徐退为泻。烧山火的分层徐进（三进），即为了逐层引导阳气入内；透天凉的按层徐退（三退），则在分层引导阳邪宣泄，而使阴气大来。与此相类，提插补泻以推而内之——“紧按”为补，动而伸之——“紧提”为泻，紧按所以下阳，“紧提”为了上阴。这二种手法有协同的作用，所以烧山火与透天凉即以此作为“回阳倒阴”的主要措施。至于九六数，乃据《易经》之理而来，必须附于手法，本身不能起什么作用。开阖补泻的运用，烧山火时“紧闭出针”，以使“真气存留”，不使已入之阳气外逸；透天凉时“徐徐举针”，摇大其孔，以利其路，是使气出乃疾，可以更有效地宣泄阳邪。还有搓针（捻转）的作用，古人有二种不同的看法：一以阴阳之顺逆为依据（见《针灸大成》），认为人体中阳受气于四末（外），阴受气于五脏（内），左转从外能生阳热，右转顺内则生阴寒；一以经脉循行的顺逆为依据（《针灸问对》），认为须视营气流行的太过或不及，太过者迎夺其有余，不及者随济其不足，故与寒热无直接关系。由于古人对捻转补泻的意见存在着分歧，所以具体应用时也仅能作为辅助，不能作为产生热感或寒感的主要依据。

基于上述机理的认识，归纳古人文献的记载，并据本人的体会，将烧山火与透天凉的作用及适应证列表于下（见表12-1）。

表 12-1 烧山火、透天凉作用及适应证一览表

名称	作用	适应证	
		文献归纳	本人体会
烧山火	补阳祛寒（温法）	久患瘫痪，顽麻冷痹，癫风寒疟，四肢厥冷，一切冷症	沉寒结冷，命火式微，一切脏腑经络元气不足之病
透天凉	泻阳除热（清法）	风痰中风，喉风癫狂，疟疾单热，肌热骨蒸，一切热症	伏邪化热，相火亢盛，一切脏腑经络气火有余之病

（三）几点体会

1. 操作成败的关键问题：第一，须切实掌握进针、退针的层次和提插的幅度，要求层次分明，提插均匀，即在提插时针尖上下的幅度必须局限在一个层次内，切忌一次轻一次重、忽而快忽而慢，同时每次提插时必须分清紧慢，不能模糊，这样出现热感或凉感的可能性一般较多。第二，刺激须适度，过重病人难以忍受，过轻则未达到刺激的要求，都会降低效果。一般而论，烧山火的刺激量须较大，但施术的时间可稍短；透天凉的刺激量可较轻，但时间须适当延长。第三，须嘱病者注意力集中，细心体会，但不要给暗示，以免对轻微的感应忽略过去。第四，施术必定要在得气的基础上进行，否则不易成功。

2. 留针在烧山火与透天凉中的应用价值：《灵枢·经络》篇中曾说："刺热厥者，留针反为寒；刺寒厥者，留针反为热。"在这种启示下，本人曾在烧山火与透天凉的施术中配合留针来观察其效果，发现如果三度施术目的未达时，结合 10～15 分钟的留针，往往可以提高效果。有的病人在施术过程中，并没有明显的热或凉的

感觉，但在留针期间热或凉的感应出现或加强了。留针还可以让病者有休息的时间，以免过度劳累，同时也可防止体弱的病人发生晕针事故。

3. 热感与凉感的出现，与得气有密切的关系：热感往往在酸胀感的基础上产生；凉感则多产生于沉重感的深化。感应出现的部位因人而异，有的病人先在施术部产生，以后扩散到整体；有的病人先在施术腧穴的肢端出现而发展到全身；也有先出现于对侧，逐渐波及另一侧，当感应达到全身后，用力按切病者的皮肤，也常有热或凉的感觉。本人在示教中对接受针刺的学生，先施行透天凉法，待全身觉凉后，再施行烧山火法，一般都能使发冷的手足很快回暖。这说明此两种手法确有祛寒除热的效果。

按:本文原载《中医杂志》1963 年 9 月号,原名《“烧山火”与“透天凉”手法的探讨》,兹为有别于后面临床观察与实验研究二文,因而改名。文中首引《金针赋》赋文,继而列举《针灸聚英》、《针灸问对》、《医学入门》、《针灸大成》等的记载,逐一加以分析,辨伪留真,结合文献考证提出了作者自己的见解,对这两种针刺复式手法,从源到流,从理论到操作,犀分烛照,作了深入而精辟的讨论,最后还提出操作过程中的几点体会,系陆老的经验之谈。现全文收辑。

十三、“烧山火”、“透天凉”手法临床效果的初步观察

（37 例 136 针次的资料分析）

《素问·针解篇》载：“刺虚则实之（即补之）

者，针下热也，气实乃热也；满而泄之（即泻之）者，针下寒也，气虚乃寒也。”即指用了补法或泻法，能使病者产生热感和冷感而言。烧山火和透天凉，前者属纯补，后者属纯泻，故也以术后产生热感或冷感为目的。

我们对 37 例（其中 32 例为病者，5 例为正常人）取用手阳明经的手三里、曲池、肩髃，手少阳经的外关、支沟，足太阳经的承筋、承山，足少阳经的阳陵泉，足厥阴经的中都、太冲，足太阴经的阴陵泉、三阴交等穴（一般仅取单侧一穴），按治疗及示教的需要，作了 136 针次的手法操作。兹将资料初步小结于后：

（一）实验观察

1. 疗效观察

（1）方法：32 例患者，均按中医辨证论治，选择适宜用烧山火或透天凉手法治疗者（手法操作全部由陆瘦燕担任，以避免因操作不统一而发生差错）。在治疗过程中，除发热患者的体温降退情况可以用体温表测得外，一般均以患者主诉自觉症状改善的情况，结合四诊观察的结果作为依据，以划分有效与否。其标准如下：①有效：自觉症状有改善，四诊所得的结果，证明疾病有所好转者；②无效：自觉症状及四诊结果均无明显改善，或虽自觉症状有某些程度改善，但主要症状无变化，四诊结果无好转者。

（2）疗效统计：32 例中，包括 11 个病种。治疗后有效者 21 例，疗效不显著者 11 例；此 11 例中，7 例针刺时不得气，无冷、热感，体温亦无变化；未达到预期效果，故疗效也差（见表 13-1）。

表 13-1　32 例的疗效统计

病　　种	有效	无　　效		合计
		得　气	不得气	
痛痹	6		2	8
产后风湿冷痹	3		3	6
胃下垂		1	2	3
指端青紫症	1			1
感冒发热	3			3
痛风症	2			2
脾阳虚	2			2
肾阳虚	2	1		3
虚热	1	1		2
膏淋		1		1
肌痿	1			1
合计	21	4	7	32
		11		

（3）病例介绍

例一：患者：某，男，39 岁。龙华医院门诊号：45、1963 年 10 月 10 日。

头痛鼻塞、周身痠楚，体温 37.4℃、恶寒、咳嗽，痰白而黏，咯痰不爽，胃呆纳少，大便三日未行，脉浮而濡，舌苔白薄；此风寒在表（印象：感冒发热），拟予清解。

取穴：手三里。施透天凉手法。

施行手法 3 度，患者诉说全身感觉凉爽，当时测量体温为 36.6℃，与术前比较，下降 0.8℃。次日，头痛鼻塞等症相继消失而愈。

例二：患者：某，女，15 岁。龙华医院住院号：5695。1963 年 12 月 5 日入院。

发热，左膝、右踝肿痛四天。一周前突患头昏发热，3 天后（12 月 1 日）去某医院诊治，注射青霉素后，体温退至 37.7℃，但傍晚复升高。次日左膝、右踝关节出现肿痛，局部发热，再至某医院诊治，血常规检查：白细胞 11500，中性 88%；血沉 118 毫米/小时。转来住院治疗。当时身热，肢痛，自汗，面色少华，苔薄，舌尖红，质淡，患处肿胀，肌肤灼热，伴有疼痛，脉滑数。体格检查：面部浮肿，按之微陷，口唇发紫，颈软，肺（-），心界向左扩大，心尖搏动在乳中线外，有Ⅱ级收缩期吹风样杂音，以包特金区和第二主动脉区为清楚。体温 37.3℃，脉搏 108 次/分，心律齐，心率 108 次/分，颈动脉无明显搏动，腹软，肝、脾未扪及，右踝及左膝红肿而灼热，活动欠利，无波动及皮下结节与红斑；克氏征（±），巴氏征（-）；化验室检查：白细胞 15700，酸性 1%，中性 79%，淋巴 20%；血沉 118 毫米/时。

此卫阳不固，风寒挟湿，袭于肌腠，留滞经络，蕴而化热，下注足胫，发为是症（印象：痛风——风湿热）。治以疏邪泄热，宣通经络。

入院后，除取局部患处俞穴施行泻法以疏通经气外，取用重点穴位施行透天凉手法以泄热疏邪。第一次（12 月 7 日下午 4 时），取曲池穴，施透天凉手法 10 度，自觉无凉感，当时体温下降 0.1℃；次日晨体温降为 36.8℃（入院以来体温一直在 38℃以上），但傍晚又升至 38.7℃。9 日上午 12 时再取曲池施透天凉手法，当时患者自诉有凉感，但体温上升 0.2℃；次日晨体温 37.5℃，疼痛减轻，又取支沟，再用透天凉手法，病者觉凉，体温当时下降 0.2℃；次日晨体温降至 36.8℃，但午后又回升至38.7℃。11日、12日，以施透天凉手法效果未能持久，改服中药，用桂枝芍药知母汤加减；服二剂后体温无改变，早晨体温又升至37.8℃左右，乃于13日停服中药，针刺病所局部之阳陵泉，再施透天凉手法，当时病者觉凉感，体温下降0.15℃，14日晨又降至37.2℃，以后再取犊鼻、阳陵泉施透天凉手法二次，体温渐趋正常。共住院二周。出院时体温恢复正常已3天，关节肿痛均消；白细胞8300，中性62%，淋巴33%，酸性5%，血沉66毫米/时。

例三：患者：某，男，39岁。龙华医院门诊号：41915。1962年4月20日。

四肢末端呈青紫色已3年。1959年春季，先患腹胀，消化不良，泄泻，至冬季即发生本病。以后每届冬令，则病情转剧，入夏则缓解；甚时青紫色可达肘、膝关节，并有冷痛。经某医院诊断为“指端青紫症”，治疗一月余，未见显效，因来针灸。当时面色㿠白，肢端青紫，形寒气怯，苔薄白，根腻，舌质淡；肢端肤表僵冷，压之暂时退色，脉涩细。四肢为诸阳之末，阳气虚惫，不能充实四末，肢端血气运行不畅，经脉壅滞，卫阳失于布达，至青紫疼痛、僵冷麻木（印象：阳虚——肢端青紫症）。法当温阳益气，宣行经络之血。

开始时取用四肢局部穴施用温针，以温通经气，并灸章门、脾俞、肾俞、关元、气海、大椎等穴，以培补脾肾而温真阳；共针治20次，至5月下旬，天气渐热，症状消退，继以胃纳不佳，饮食无味，用药治以调理脾胃。至1962年9月下旬，指端青紫症重现，除继续应用前法施治外，加用手、足三里，施烧山火手法，共针治45次，施行烧山火手法11次。至1963年3月中旬，病情缓解。患者诉：与上年比较，发病时间缩短，以前入水10分钟后，指端青紫即现，治疗后已可延长至20分钟左右。至1963年10月下旬，青紫症又再现，但倏退倏现，已不似过去恒定；乃继续施治，共针治18次，施行烧山火手法4次。虽症状始终时现时退，但显现时甚轻微，全身健康情况亦已好转。

例四：患者：某，女，28岁。龙华医院住院号：5460。1963年10月12日入院。

半年前初产后，全身出汗而恶风；满月后服中药数剂，出汗减少；以后右半身多汗且热，左半身无汗恶风，兼有恶心，呕吐白沫，不思饮食，失眠。两个月前，觉腰膝等部僵冷疫楚，有时冷汗淋漓，得热则减，每逢阴雨天则病情加重，小便短赤，大便干结。患者面色潮红，苔薄而干燥，舌边尖红，肩背腰膝肤色无异常，脊柱1～7椎向内微凹，9～13椎向后微凸；手足不温，皮肤润泽，脉细。体格检查：体温36.8℃，脉搏72次/分，呼吸20次/分，头部及心、肺（－），神经系统（－）。实验室检查：血色素10.5克，红细胞355万，白细胞6900，嗜酸4%，中性63%，淋巴33%，血沉5毫米/时，抗链球菌溶血素“O”166单位/毫升；大便：蛔虫卵（＋），小便（－），喉拭培养（－）。

此产后伤阴，卫阳不固，以致风寒湿邪乘虚侵入，经气闭阻，隧道失宣，以致肩背腰膝痠楚作痛；恶寒，肢体不温，汗出溱溱，小溲短赤，大便干燥，夜寐不宁，纳谷不馨，此气阴两亏，心脾不足（印象：产后风湿）。拟宣行经气，治标为先。

入院后于十四日开始治疗，除取用局部穴位施用捻转补法以宣行经气外，下午2时，取右承山施烧山火手法20度，患者诉说热感，体温上升0.15℃，术后2小时，全身寒冷感几乎完全消失；次日症状有所改善。18日下午再取承山穴施烧山火手法15度，患者觉热，全身恶风怕冷感亦有减轻。次日汗出减少。25日下午因有低热而取右肩髃施透天凉手法，术后体温下降而渐趋正常，一连三天保持37℃。后因患者有恶心呕吐，食欲不振等现象，疑有妊娠，而请妇科会诊；经小便试验，证实为怀孕，故放弃手法观察而用一般针灸治疗。至11月下旬，肩、背、腰、膝痠痛明显减轻而出院。

2. 对自觉感应的观察

（1）方法：对37例不同对象（包括病人32例，正常人5例）施用何种手法，均不告诉受试者。在施术过程中，也不询问受试者有无冷热的感应，任凭他们自己体会。

（2）结果：感应的阳性率：136针次在施术过程中，共施烧山火手法82针次，其中有热感者73针次，占89%；施透天凉手法54针次，其中有冷感者43针次，占79%。两者阳性感应共116次，占84%（$P<0.001$），结果极为显著（见表13-2）。

表13-2　施82针次烧山火法和54针次透天凉法后，受试者的自觉感应情况

针刺后感觉		热感	凉感	无感觉	总计针刺次数
针刺次数	烧山火	73	3	6	82
	透天凉	1	43	10	54

阳性感应与度数的关系：在有记录的108针次中，烧山火以3～9度的针次较多，透天凉以1～8度的针次

较多（见表13-3）。

表13-3 108针次的阳性感应与施数的度数关系

施行法度数		1	2	3	4	5	6	7	8	9	10	11	12	13	14	合计
针次数	烧山火	1	5	11	12	6	9	4	7	5	3	3	1	3		70
	透天凉	3	4	5	1	4	3	3	3	2	3	2	1	2	2	38

3. 体温观察

（1）方法：在136针次中，施术前先使患者休息15～30分钟，行口腔测温一次后施行手法，待施术完毕后，应用同一体温表，再行测温一次。测温时，固定放体温表的位置及时间（5分钟），并记录其变化。

（2）结果：施烧山火手法后，体温上升者58针次，占71%；升高最高者达0.5℃。施透天凉手法后，体温下降者32针次，占60%，下降最低者达0.8℃。二者共90针次，平均阳性率为66%（$P<0.001$），结果极显著（见表13-4）。

表13-4 施82针次烧山火法和54针次透天凉法后，体温变化情况

体温变化		上升(%)	下降(%)	无变化(%)	总计针次数
针刺数	烧山火	58(71%)	6(7%)	18(22%)	82
	透天凉	13(24%)	32(60%)	9(16%)	54

实测体温变化与自觉感应的关系：施烧山火手法，自觉感热而实测体温上升者有51针次；实测体温升高而自觉亦有热感者也有51针次。施透天凉手法感凉而实测体温下降者有29针次；实测体温下降而自觉亦有凉感者，也有29针次（见表13-5）。大部分与手法要

表13-5　136针次中，受试者的自觉感应与实测体温变化的情况

自觉感应		自觉热感			自觉凉感			无感觉			总计针次数
实测体温		上升	下降	不变	上升	下降	不变	上升	下降	不变	
针次数	烧山火	51	5	17	3			5		1	82
	透天凉	1			8	29	6	2	4	4	54

实测体温		上升			下降			不变			总计针次数
自觉感应		热感	凉感	无感觉	热感	凉感	无感觉	热感	凉感	无感觉	
针次数	烧山火	51	3	5	5			17		1	82
	透天凉	1	10	2		29	3		4	5	54

求相符合，效果相反者为少数。

（二）体会

1. 疾病的变化，往往可以虚实相兼，寒热交错，因此，在具体应用时须灵活掌握。在同一患者身上，有时也可兼用两种手法。如例四，初患肩背腰的冷痹，施烧山火手法而收到疗效；继以低热而施透天凉手法，体温得以降低。说明手法的运用不能机械不变，须视病情的变化而行，才能取得疗效。

2. 施手法必须要在得气的基础上进行，否则不易成功，疗效也差。如本文32例中，7例针刺不得气，手法的阳性率一般较得气者的为差，疗效也不显著。如病者陈某，女，33岁；患胃下垂，经施烧山火手法9次，成功者6次，失败者三次，临床观察亦为无效。说明《灵枢·九针十二原》中“刺之要，气至而有效”的记载，有其实际意义。

3. 自觉感应产生：与患者的精神状态和接受针刺的经验有一定的关系。针刺时注意力不集中或初次接受针刺的患者，往往自觉感应差。如例二，初次接受透天凉手法时无凉感，在第二次出现凉感后，以后连续为阳性结果。患者体会说：“第一次并不是没有象后几次类似的感应，因我没有这种感觉的经验，所以忽略了。”因此，自觉感应与实测体温变化的关系，在自觉无冷热感的16针次中，烧山火有5次实测体温上升，透天凉有4次实测体温下降，可能与上述因素有关。

4. 感应的出现部位，有的从施术局部开始，有的从肢端开始。一般均于一部分先出现冷、热感应，继之扩展至全身。这种现象的规律与经络有无关系，尚待进一步观察研究。如患者倪某，取右手三里施烧山火手法，施术至第3度，右手心稍麻；至第4度，右手心稍热；至第5度，自觉有热感扩散及手腕；至第6度，热感向上扩展至针处，渐达右肩关节；至第7度，全右臂发热；至第10度，两手及全身发热，留针49分钟，热感仍然未退。

5. 在施术过程中，留针使前后二次手法的影响综合而加强的例子，如患者某，于某次取左足三里施烧山火手法，施术至6度后，仅感局部痠胀，未有冷热感觉。因病人感觉疲劳而暂停施术。在留针过程中，2分钟后，足胫及足背开始发热，渐扩展至两手，12分钟后热感渐退，19分钟后热感消失，经继续施术，至第7度无变化，至第8度右足底发热。至第11度热感扩展至全身而停针。这说明留针有将手法影响综合而加深的作用。《灵枢·终始》篇虽说："刺热厥者，留针反为寒，刺寒厥者，留针反为热。"但我们认为，留针仅能促进针刺产生冷、热的作用，要达到此种目的，必须取决于手法，留针本身不能产生冷、热的感应。

6. 烧山火和透天凉手法的成功率，可能与穴位的特异性有关。有时针刺某一穴位得不到阳性结果，但针刺另一穴位，却会出现阳性效果。如病者某，女，23岁，患风湿热，于1964年2月7日施透天凉手法，先取左阳陵泉，操作15度，未出现凉感，体温亦无变化；继取左手三里，施术15度后，体温下降0.3℃，这种现象，可能和经络与俞穴的性能有关，因手阳明经的俞穴，一般具有清热的作用，而足少阳经的俞穴，其清热功效较逊。

小　结

1. 本文报道了对37例患者施烧山火、透天凉手法

136 针次的观察结果，说明这两种手法确具一定的疗效。

2. 烧山火、透天凉手法的应用结果，除了病者自觉感应的冷热以外，尚有实测体温升降的变化可资依据。在本文资料中，说明了它有显著的差异（P 值均 <0.001）。

3. 行烧山火、透天凉手法使出现热感和凉感所需的施术度数，前者以 3 ~9 度为多，后者以 1 ~7 度为多。

4. 自觉感应的变化与实测体温的升降，大多数是一致的，仅有少数出现相反的结果。

按：本文原载《上海中医药杂志》1965 年 5 月号。陆老继“烧山火”、“透天凉”手法文献研究之后，理论联系实际，在临床上作了实践和观察，本文就是 37 例 136 针次的观察结果。虽然样本较小，但观察的结果说明这两种手法确具一定的疗效，极须进一步加以研究。本文原稿有与前《有关“烧山火”与“透天凉”手法的文献研究》一文重复之处，现经节删后辑收。

十四、“烧山火”、“透天凉”两种针刺手法对体温和某些体液成分的影响

根据前文《“烧山火”、“透天凉”手法临床效果的初步观察》结果以及其他学者的报导，我们设想“烧山火”、“透天凉”手法有可能首先影响植物性神经系统以及脑垂体-肾上腺皮质体系的功能，通过神经-体液途径影响物质代谢，特别是糖代谢，从而引起体温的变化。根据这一设想，我们规定了以上两种手法对血中糖及柠檬酸，尿中肾上腺素、去甲肾上腺素及总 17-羟类固醇含量的影响。

（一）方法

1. 实验对象

选择无明显脏腑病变,仅患关节炎等慢性疾病的男性住院病人24人,年龄为28~59岁;并经西医诊断肝、肾功能正常,无心脏病变者,作为针刺手法研究的对象。

2. 针刺手法

依据《金针赋》将针刺深度分为三等分,运用徐疾、提插、九六补泻组成的“烧山火”和“透天凉”作为针刺实验的主要手法(8~16度),并以不分补、泻,左右交替捻转的平针(400~500转)为对照手法。全部手法自始至终由一人进行操作。

3. 实验条件

(1)膳食条件:病人均于晨6点15分早餐,要求每人早餐均进食平日食量一半之稀饭,佐以少量酱菜或含油较少之咸菜。于食后约两小时半开始针刺,上午完成全部病人的手法试验。

(2)实验环境:手术室安静舒适,室温尽量维持在20~25℃。记录室温及湿度。

(3)取样时间:按实验进程表核对受试者姓名及手术次序,分别收集针刺前后各约两小时的尿样,记录集尿时间。以肝素为抗凝剂,均于针刺前一刻钟左右抽取肘静脉血一次,然后按每组实验要求在针刺后一定时间抽血1~4次,每次取血约3毫升,取血后立即进行分析。

(4)全部实验过程按双盲法原则设计。

4. 实验设计与方法

(1)实验分组:先后选择病人24人,分三批进行实验。①选患者4人,每人均按时轮流接受“烧山火”和“透天凉”两种手法的针刺(用手三里穴位)。观察针刺后不同时间与针刺前血糖与血浆柠檬酸含量差值的变化，确定其变化幅度最大的时间。②选患者8人，按完全随机化设计，先后进行了54人次针刺手法研究，每人依次分别接受体温的变化以及血糖和血浆柠檬酸含量的变化。③另选患者12人，按拉丁方（3×3）设计分成4组，每组3人，每人按时依次轮流接受“烧山火”、“透天凉”及“平针”3种手法（穴位选用曲池）。进一步观察针刺对体温、血糖及血浆柠檬酸含量的影响，同时分别测定了尿中肾上腺素、去甲肾上腺素及总17-羟类固醇的含量。另在相应时间收集同一患者未经针刺的尿量，测定上述激素作为对照。

（2）测定方法：用特制的高灵敏度半导体测温仪测量口腔温度。血糖用Lorant微量比色法测定。按Natelson法稍加改进测定血浆柠檬酸。尿中肾上腺素及去甲肾上腺素按1959年Eulet等法改进的方法加以测定。以本室根据1956年Reddy等法的改良法测定尿中总17-羟类固醇。

（二）实验结果

1. 针刺前、后不同时间血糖和柠檬酸浓度的变化

受试者4人，在针刺后半小时，“透天凉”使血糖和柠檬酸含量下降，然后再趋向上升；而“烧山火”只使这两种成分上升（图14-1）。实验表明，以上两种手法对全部患者及同一患者中糖和柠檬酸含量都有相反的影响，而以针刺后半小时影响为明显。

2. 针刺手法对体温及血中糖和柠檬酸含量的影响

（1）按完全随机化设计试验所观察到的体温及体液成分变化如下：对体温的影响：“烧山火”手法均使体温普遍升高；“透天凉”手法则使体温普遍下降，二者有显著差异；而“平针”对体温几无影响（见表14-

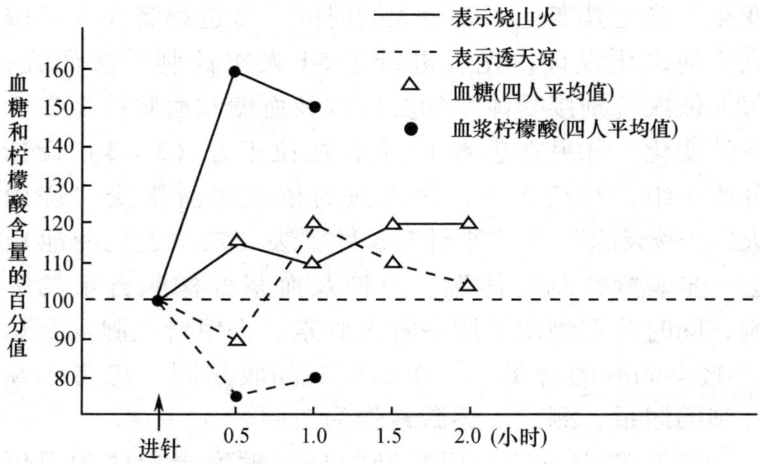

图 14-1　施“烧山火”与“透天凉”针刺手法前后，血糖和柠檬酸浓度的变化

1）。对血糖和柠檬酸浓度的影响：实验结果表明“烧山火”手法针刺后血糖和血浆中柠檬酸含量均有明显增高；“透天凉”手法后两者含量均有显著降低；“平针”手法后均无明显变化（见表 14-2）。

表 14-1　不同手法针刺前后体温的变化

手法	人数	人次	针刺前	针刺后	平均差值(℃)	S. E.	*P* 值
			平均值(℃)	平均值(℃)			
烧山火	8	10	36.6 (36.0～37.5)	37.1 (36.2～37.8)	+0.5	±0.054	<0.001
透天凉	8	13	37.0 (36.0～37.5)	36.7 (35.3～37.2)	－0.3	±0.058	<0.001
平针	8	9	37.1 (36.6～37.5)	37.1 (36.6～37.5)	0		

表 14-2　不同手法针刺前后血糖和血浆柠檬酸含量的变化

手法	测定成分	人数	人次	针刺前	针刺后	平均差值（毫克%）	S. E.	P 值
				平均值（毫克%）	平均值（毫克%）			
烧山火	血糖	8	8	77.0（67.3～85.3）	85.1（73.9～93.4）	+8.1	±1.1	<0.001
	柠檬酸	8	8	2.57（1.78～3.36）	3.26（2.03～4.03）	+0.69	±0.18	<0.01
透天凉	血糖	8	11	87.2（74.9～101）	76.6（53.6～90.7）	-0.61	±1.9	<0.01
	柠檬酸	8	10	2.77（1.79～3.36）	2.28（1.79～2.80）	-0.49	±0.13	<0.01
平针	血糖	8	8	77.5（66.9～86.3）	76.3（68.2～81.2）	-1.2	±1.5	<0.05
	柠檬酸	8	9	2.82（1.98～3.61）	2.64（2.28～3.22）	+0.17	±0.19	<0.05

（2）按拉丁方设计试验所得结果表明："烧山火"均使体温普遍上升，血糖与血浆柠檬酸含量明显增高（$P<0.01$）；而"透天凉"均使体温普遍下降，血糖与血浆柠檬酸含量明显减低（$P<0.01$）；"平针"手法对上述三者均几无影响。实验结果进一步经方差分析，证实"烧山火"、"透天凉"、"平针"三种手法之间的差别非常显著，即不同手法针刺对血糖和柠檬酸含量及体温的影响均有非常显著的差别（$P<0.01$），而各受试者之间，不同针刺日期之间，无明显区别。

3. 针刺手法对尿中某些激素含量的影响

初步结果表明：在针刺后两小时，"烧山火"、"透天凉"及"平针"均有使上述三种激素排出量有不同程度增加的趋势（见表14-3）。

（三）讨论

本实验结果表明，"烧山火"、"透天凉"手法对人体体温有不同的影响。"烧山火"手法引起体温显著升高，而"透天凉"手法则使之显著下降。这两种手法为何能引起体温显著变化，确是一个值得研究的问题。影响体温变化的因素很复杂，总的说来，体温变化与能量代谢有密切关系，而能量主要来自糖代谢。因而本实验首先观察手法对糖代谢的起始物质（血糖）及三羧酸循环的第一个中间产物（柠檬酸）含量的影响。结果在针刺引起体温变化的同时，"烧山火"手法使血糖和柠檬酸含量明显增高；"透天凉"手法于针刺后半小时则使之明显降低；"平针"手法对血糖和柠檬酸含量也有一定的影响，但其影响的幅度较小，且有时使血糖和柠檬酸含量增高，有时使之减低或无影响，且不及"烧山火"和"透天凉"手法的影响明显而有规律。在

表 14-3　不同手法对尿中肾上腺素、去甲肾上腺素及总 17-羟类固醇含量的影响

手法	人数	肾上腺素（微微克/分钟）					去甲肾上腺素（微微克/分钟）					总 17-羟类固醇（毫克/小时）				
		针前均值	针后均值	差数均值	S. E.	P 值	针前均值	针后均值	差数均值	S. E.	P 值	针前均值	针后均值	差数均值	S. E.	P 值
烧山火	12	19.1	21.7	+2.60	±4.29	>0.05	77.8	75.9	-1.90	±6.80	>0.05	0.47	0.32	-0.15	±0.08	>0.05
透天凉	12	20.1	26.2	+2.10	±3.56	>0.05	87.8	60.9	-26.9	±8.69	<0.05	0.47	0.38	-0.09	±0.06	>0.05
平针	12	20.8	24.3	±3.50	±3.75	>0.05	47.3	35.9	-11.4	±11.2	>0.05	0.55	0.35	-0.20	±0.05	<0.05
不针刺	4*	23.3	24.8	+1.50	±17.6	>0.05	94.2	60.2	-34.0	±16.3	>0.05	0.62	0.35	-0.27	±0.11	<0.05

* 总 17-羟类固醇为 8 人。

每一手法进行20多次全部实验中，曾发现有2次“烧山火”手法相反使血糖含量减低，3次“透天凉”手法使血糖微微增高，柠檬酸含量不变。在预初试验中，也曾发现采用20度手法者比用16度以下手法者得到相反影响的机会较多。并曾发现有1例糖尿病患者，接受“烧山火”手法治疗后，体温升高0.2℃，柠檬酸含量增高5.4毫克%，血糖则相反，由195毫克%降至168毫克%。根据预初试验及实验的原始数据推测，个别手法出现相反的影响，似与血糖等原有水平及施行手法的度数有关，其影响的规律尚须继续观察。值得注意的是为何“烧山火”、“透天凉”手法半小时后体温、血糖及柠檬酸三者出现相反的一致变化；“平针”为何能保持这三者恒定或变化较小；又，不同手法的针刺，究竟通过怎样的途径影响体温及血糖等，都是值得探究的问题。

从“烧山火”和“透天凉”针刺手法对血糖及柠檬酸等影响的结果看，其作用与ACTH的作用颇为相似。也曾有不少学者报告，针刺作用可使体液中17-羟类固醇含量增高，嗜伊红血球数减少，认为针刺疗法可能通过垂体-肾上腺皮质体系调整机体内环境的恒定。也有人认为针刺对肾上腺素及乙酰胆碱等神经介质有调整作用，使高水平者降低，低水平者升高。还有一些学者认为针刺通过经络影响机体或经其他途径发挥作用。总之，针刺作用的途径，目前尚无定论。我们的实验初步表明：“烧山火”、“透天凉”、“平针”3种手法针刺，使尿中肾上腺素、去甲肾上腺素及总17-羟类固醇含量有不同程度的增高趋势（以相应时间不针刺的尿中激素含量差值为针刺前后差值的对照）。但经方差分析，这3种手法之间无显著差别，这方面的工作尚须进一步观察。

综上所述，“烧山火”和“透天凉”手法，确能引起体温、血糖及血浆柠檬酸含量的显著变化，即使在同一个人身上施针也是如此。这些不同变化，是由于“烧山火”重插轻提三层共27次为1度与“透天凉”重提轻插三层共18次为1度的区别而引起的。为何手法不同能引起体温、血糖、柠檬酸三者一致的变化，是值得进一步研究的新课题。

小　　结

本文在临床疗效的基础上,初步观察了“烧山火”、“透天凉”两种手法对人体体温、血中糖和柠檬酸以及尿中肾上腺素、去甲肾上腺素和总17-羟类固醇含量的影响。

按：本文原载《上海中医药杂志》1965年9月号。该实验由陆老手法操作，体液成分测定由上海中医学院生化教研组万淑媛、周才一等老师负责。有关资料经统计学处理，有显著意义，这对阐明“烧山火”、“透天凉”手法的作用原理迈出了可喜的一步，是陆老对这两种手法研究工作的深化。原文因与前面二文有重复之处，现已作了必要的删节。

十五、经络“导气”针法（行气法）的感觉循行与多方位经穴肌电测绘之临床观察

（31例120针次初步报告）

针灸是一门独特的医学技术，有自成体系的理论。《内经》指出:“凡刺之道，必通十二经络之所终始”，

又说:“用针之类，在于调气”，说明古人把针刺技术与经络密切联系，其机制又在于调和经络中“气”之虚实，虽然《内经》对所谓“气”的意义未予明确，但是历代针家通过实际体验，对此针下之“气”，作了不少描述。元·窦汉卿形容了“气至”的现象:“气之至也，如鱼吞钩饵之沉浮；气未至也，如闲处幽堂之深邃，……气速至而速效，气迟至而不治。”《针灸大成》云:“用针之法，候气为先……若下针气至，当察其邪正，分其虚实；经言：邪气来者紧而疾，谷气来者徐而和，但濡虚者即是虚，但牢实者即是实，此其诀也。”以上这些记载提示，针下各种因“气”而生之感觉有一定客观征象可循，其中包括医者针下感到的沉、紧、重、满，与病者针处的酸、胀、痛、热等感觉。这类“气至”的感觉，被针家理解为是“脉道以通，血气乃行”，所刺腧穴正是“经气出入之所”。《金针赋》云:“若关节阻涩，气不过者，以龙、虎、龟、凤，通经接气，大段之法，驱而运之，仍以循摄爪切，无不应矣。”这也说明了针下之“气”有可能出现循经而行的现象。近代国内外针家在临床实践中也时常遇到，并发现与经络路线有一定关系。基于上述，笔者试用多方位经穴肌电测绘的方法，施用经络“导气”针法，对感觉产生、循行方向与相应经穴电变化情况作了实验性临床观察，今初步小结如下。

（一）观察方法

1. 观察对象

共31例（正常人24例，急性阑尾炎患者3例，慢性关节痛患者4例）；男8例，女23例；年龄在19～55岁，共观察120针次。

2. 使用器材

脑电图机（灵敏度 50 微伏 7 毫米）；特制 32 号针极与 30 号针刺用针。

3. 操作步骤

被针者安静取仰卧位，以足三里穴为“主刺穴”（其中 8 例曾加刺三阴交或合谷穴作为对照）。循“主刺穴”所属之胃经上方梁丘、伏兔、阴市穴中选一穴与下方下巨虚、解溪、陷谷、内庭穴中选两穴，以及旁经之地机、阴陵泉（脾经）、风市（胆经）中选一穴为“测定穴”（见图 15-1）。随后在选定之测定穴中插入针极，接描记器，记录安静时电位变化（一般以取得连续记录平直之等电位线一分钟为度），令试作髋、膝、踝、趾关节轻动作，加以记录，备对比参考（见图 15-6）。待再平静后，由针者甲主刺一侧足三里，另一侧由针者乙或丙主刺，操作程序相同，分别行向上或向下之“导气”手法，同时连续描记各穴电变化，以及用同步信号笔标志医者针下得气感与被针者感觉产生时间、性质、循行等情况。

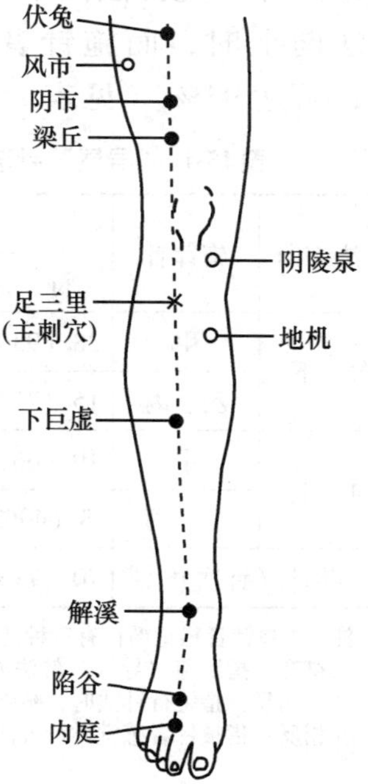

图 15-1　选用之测定穴位分布示意图

注：●为测定穴　○为对照测定穴　×为主刺穴

（二）观察结果

1. “导气”针法方向与被针者感觉循行的关系

发现用“导气”针法的99针次中，被针者感觉循行方向符合针向者共70针次，占总平均针次数的71%。并发现针法向下时被针者感觉循行的符合数高于针法向上时，而施针者甲的符合数又高于施针者乙、丙，可达93%（见表15-1）。

表15-1 “导气”针法方向与被针者感觉循行的关系

针法方向	施针者	被针者感觉循行情况*			
		符 合	不明显	相 反	合 计
向 下	甲	28（93%）	2	0	30
	乙、丙	15（75%）	5	0	20
向 上	甲	19（66%）	9	1	29
	乙、丙	8（40%）	9	3	20
共计（针次）		70（71%）	25（25%）	4（4%）	99（100%）

注：*被针者感觉循行有三种情况：
①符合：指所施“导气”针法方向与被针者主诉感觉循行方向一致者。
②不明显：指施行针法时，被针者仅有局部感觉，或循行方向主诉不明确者。
③相反：指被针者感觉循行方向与针法方向相反者。

2. “导气”针法方向与各测定穴出现电变化的关系

发现在针刺足三里“导气”针法向下时，胃经足三里以下穴位出现电反应数为55有效穴次的38次（占胃经上下出现电反应总数之69%），针法向上时，上方穴位出现电反应数则为55有效穴次的34次（占总数之62%），对照穴出现电反应者不明显，而且多数在胃经出现电反应后诱发。此外，发现主刺上肢合谷穴时，下肢各测定穴均未见电变化，主刺下肢阴经（脾经）三阴交时，对下肢阳经（胃经）各测定穴的影响亦不显著（见表15-2）。

表 15-2 “导气”针法方向与各测定穴出现电变化的关系

针刺穴			足三里		三阴交		合谷
针刺法			“导气”向下	“导气”向上	“导气”向下	“导气”向上	泻法
针刺数			50	49	4	5	6
各测定穴电变化出现次数（*出现数/测定穴次）	胃经足三里以下穴位	内庭	4/4	1/5	0/1	0/2	—
		陷谷	2/2	1/2	1/2	1/2	0/2
		解溪	14/43	9/43	0/1	0/1	0/1
		下巨虚	19/48	15/47	1/4	0/5	0/2
		**有效定向数	38/55（69%）	21/55（38%）	2/8	1/10	0/5
	足三里以上穴位	梁丘	0/7	6/7	1/4	2/5	0/2
		阴市	16/42	23/42	—	—	—
		伏兔	1/6	5/6	0/2	0/3	0/1
		有效定向数	17/55（31%）	34/55（62%）	1/6	2/8	0/3
	旁经对照穴	脾经阴陵泉	0/8	1/7	0/4	2/5	0/2
		脾经地机	10/42	13/42	—	—	—
		胆经风市	0/3	1/1	1/3	2/3	—

注*（出现数/测定穴次）：指在该穴曾作测定之次数与所出现电变化的次数比。

**有效定向数：系按胃经足三里上方或下方，不论同时测定之穴位多少，凡出现电变化，均归并为一次“有效定向数”。

3. 针法方向与感觉循行方向以及经穴电变化出现部位三者之间的符合情况

按临床观察，在针法方向与感觉循行方向以及相应经穴出现电变化三者之间存在一定关系，可归纳为三类情况：

全符合：指三者反应方向一致者。

部分符合：指三者中有二者符合，而另一变化不明显或不符合者。

全不符合：指三者变化全不一致者。

结果发现在主刺足三里99针次中出现全符合情况者52针次（占53%），部分符合者38针次（占37%），全不符合者仅有9针次（占10%），因此可以初步认为三者之间确有可能存在一定关系（见表15-3）。

表15-3 主刺足三里针刺方向、感觉循行方向、经穴电变化三者的符合情况

	全符合	部分符合	全不符合	合计（针次）
足三里	52（53%）	38（38%）	9（10%）	99（100%）

4. “导气”针法与一般针刺以及不同施针者对感觉定向循行的关系

结果发现以足三里为主刺穴时，用“导气”针法所出现有定向性感觉循行情况者，为99针次中之70针次（占71%），其中尤以施针者甲的比数更高（占79%）。而一般针刺（仅作垂直皮面之捻转）出现感觉循行者，只有21针次中的9针次、（占43%）。根据统计资料，可以认为，“导气”针法与一般针刺对感觉的定向循行有显著差别（见表15-4）。

表 15-4 “导气”针法与一般针法的比较

针法 \ 施针者 \ 出现针次 \ 循行情况		有定向		无定向		合计(针次)	
“导气”针法	针者甲	47(79%)	70(71%)	12(21%)	29(29%)	59%(100%)	99
	针者乙、丙	23(58%)		17(42%)		40(100%)	
一般针刺*		9(43%)		12(57%)		21(100%)	
共计(针次)		79		41		120	

注：* 一般针刺之资料取自上海第一医学院附属中山医院 1961 年 5 月内部资料。

（三）讨论

1. 针刺的“气至”与“行气”现象，不仅为历来针家所重视，也是近代国内外研究者所普遍注意的课题。根据目前已发表的资料，在研究方法上比较多的是临床经验总结，往往全凭被针者主诉感觉，缺乏客观记录。而另一部分单位就从实验性方法进行观察，例如用药物封闭、麻醉等，分析这类现象与神经传导功能状态和途径的关系。还有人用肌电图观察了针刺局部的电反应状态，发现“得气”时针下可出现不同形式的肌电活动，为观察针刺机体的效应提供了线索。但他们均未结合感觉循行的空间范围与电反应的定向性研究。因此，在探讨经络现象的空间定位问题，受到了方法上的限制。根据本试验所得的结果，初步提示针刺感觉循行的空间位置与肌电反应之间存在一定的关系，尤以善于施用“导气”针法者更为明显。同时还发现，个别例子在一次针刺过程中有随针刺手法向上向下的改变而感觉循行与肌电发生部位亦相应变化的现象（见图15-2、3、4）。测绘所得之波形具有一定形式，部分近似于Marinacci等所描述之多相电位。振幅一般为50～100微伏，可识别之频率

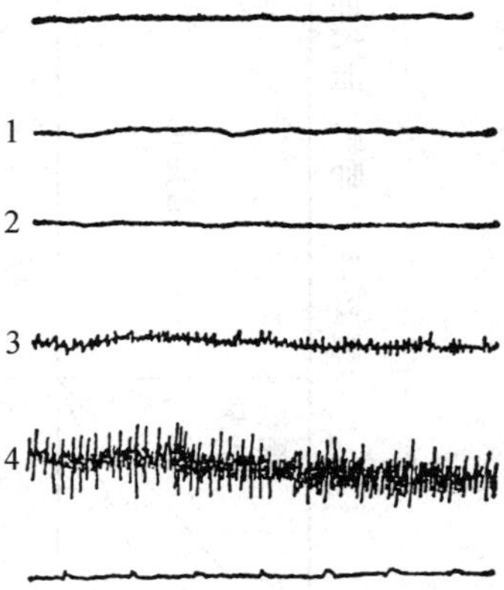

图15-2 “导气”针法向上时，胃经上方经穴出现肌电脉冲情况

注：测绘导程依次为：1. 内庭（胃经下方穴）；2. 阴陵泉（旁经对照穴）；3 梁丘（胃经上方穴）；4. 伏兔（胃经上方穴）。时标1秒，振幅定标50微伏（资料号B-Ⅶ-6）

为 8 ~20 赫兹（见图 15-5）。这类电活动有别于关节活动所产生的电位变化（见图 15-6），一般较有规律而整

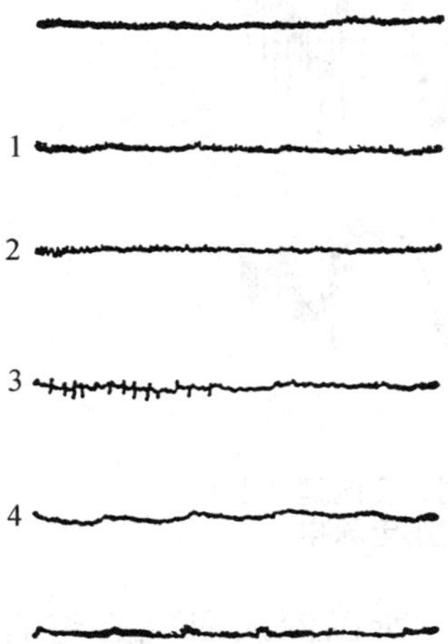

图 15-3 转换针法由上向下“导气”时，肌电出现方位随之改变情况。胃经上方穴（伏兔、梁丘）脉冲渐消失，而胃经下方穴（内庭）出现肌电脉冲（例同上）

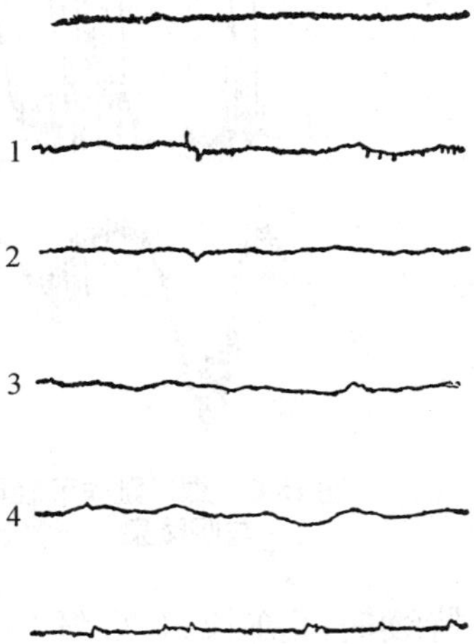

图 15-4 “导气”针法继续向下时，胃经上方穴之肌电脉冲完全消失；胃经下方穴（内庭）肌电脉冲均强而持续出现（例同上）

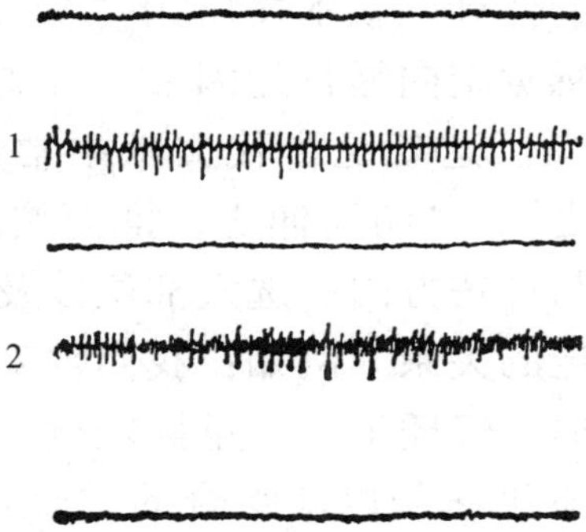

图 15-5 二种形式的经穴肌电脉冲（资料号 B-Ⅶ-5）

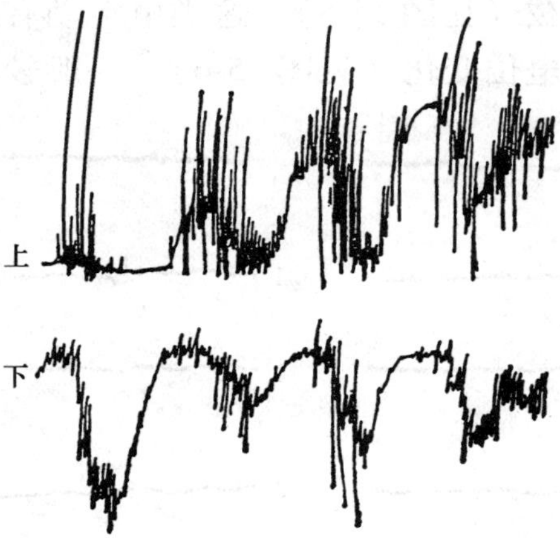

图 15-6　踝、趾关节轻动作时，在内庭（上）与阴陵泉（下）出现之肌电脉冲

齐，持续时间亦长（见图 15-5）。所以深入研究必将有助于阐明有关针刺作用途径与经络现象的实质问题。

2. 根据本试验结果，可发现感觉循行的定向性随手法不同而有显著差别，而且，不同的施针者，亦存在着效果的差别。这不仅提示我们在临床诊治工作中必须珍视有关针法与技术经验的问题，而且在研究工作中更应对此作充分的估计。就本文所用“导气”针法而言，据分析，影响感觉定向循行的因素，可能与是否采用循经按押手法有关。这就是古代文献中常谈到的“弹而努之，扪而循之”，“动而伸之，推而按之”等方法的作用。其次，与针芒方向、选穴部位以及捻转提插的操作方法都有一定的关系。例如：我们曾采用针极描记方法，对重插轻提、轻插重提、重提轻插、轻提重插以及捻转等五种基本手法与以此组合的“烧山火”、“透天凉”手法进行描记，发现确实在图形上反映了刺激频率、波形组合形式等特征性的不同（见图 15-7、8、9、

10、11）。所以，在我们今后工作中，如何更确切地将有关针泻手法的经验技术逐步整理分析成为具有一定标准的客观依据，有着极其重要的意义。

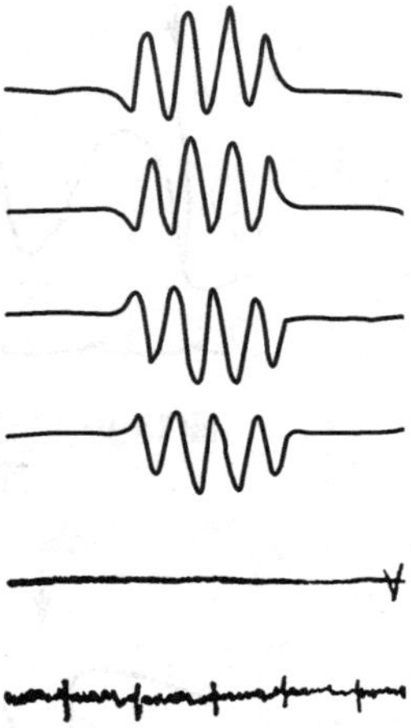

图 15-7 “捻转”针法的电描记图（操作者甲）

3. 我们还发现，各被针者在“气至”与“行气”出现的时间、反应强度等方面，有程度上的差别。例如：在相同手法刺激下，有的 7 秒钟即出现肌电，有的却可延迟至第 77 秒钟。因此对研究对象的个体情况，在研究过程中亦应有适当的了解，正如《灵枢·行针》所说：“百姓之血气，各不同形，或神动而气先针行，或气与针相逢，或针已出

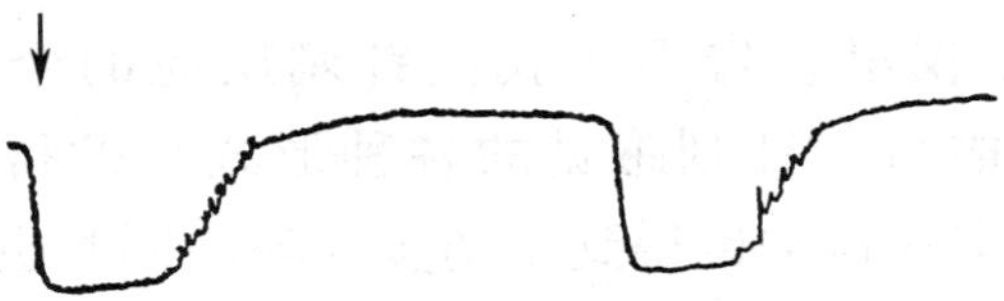

图 15-8 “重插轻提”针法的电描记图（操作者同上）

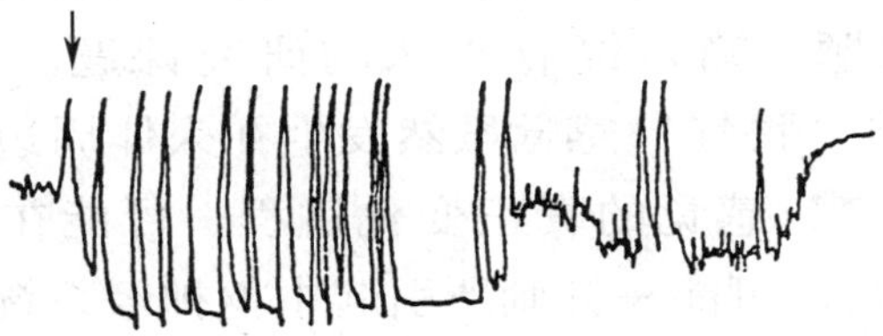

图 15-9 “轻插重提”针法的电描记图（操作者同上）

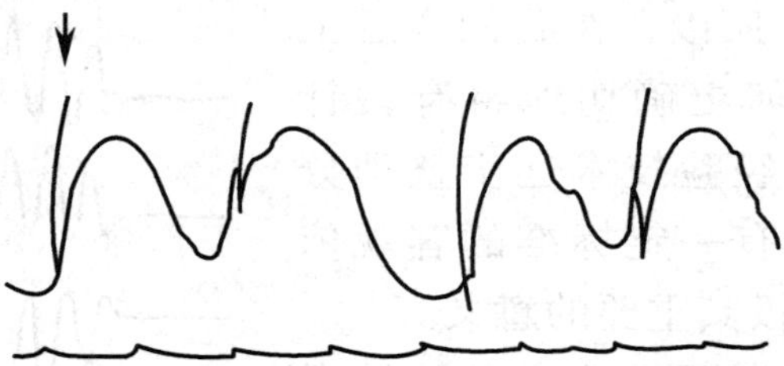

图 15-10 “透天凉”针法（重提轻插）的电描记图（操作者同上）

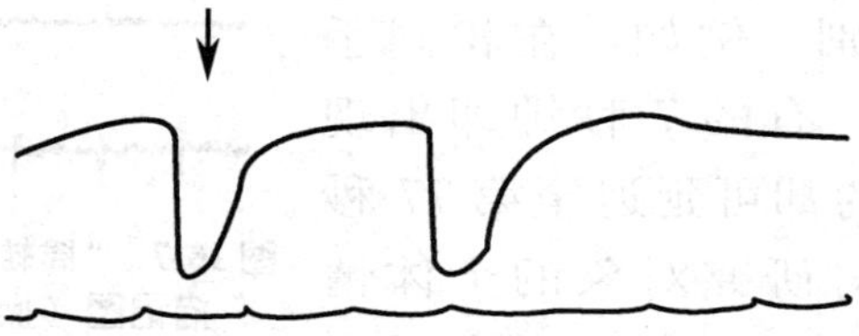

图 15-11 “烧山火”针法（轻提重插）的电描记图（操作者同上）

气独行，或数刺乃知，或发针而气逆，或数刺病益剧。”这不仅早就告诉了我们针刺反应的个体差异问题，而且描写了针刺感觉的各种形式与循行情况。这些，在本文资料中也得到了初步反映。同时也提示我们对《灵枢》中所描述的“阴阳二十五人”的涵义，应予珍视而加以研究。

（四） 有关上述针刺感觉循经定向放射现象所涉及的机制问题，确是饶有兴味的研究课题。有人认为“这种行走‘得气’感觉虽然发生在人体周边，但引起这种‘得气’感觉的真正变化过程，可能在中枢神经系统内进行。可能是针刺所引起中枢神经系统的兴奋进行扩散所致。”根据本文所收集到的现象来看，不但说明周边确实存在一定形式的反应（如肌电变化），而且在多数情况下，这类周边反应的出现，在时间上均先于主观感觉，其时差有3秒至17秒。同时又为什么在同一刺激点（足三里），可产生不同方向“扩散”的情况呢？因此，不免要指出：这类现象的产生，其真正的变化过程，是否完全取决于“中枢神经系统内”？当然，我们并不应忽视中枢神经系统在这中间所起的作用，但也有同样的理由来提请注意外周变化的存在意义，及其对中枢神经系统的影响问题。所以，祖国医学中历来临床经验所总结的“经络”循行路线，作为一种“外周”存在形式，当不失其研究价值。

按：本文原载《上海中医杂志》1963年11月号。为陆老与上海第一医学院秦于生、刘富华等合作进行的科研总结。所称“经络导气”，即“行气手法”。为国内首先报道行气感觉俱有客观指标的专文，现全文收辑。

十六、切诊在针灸临床上的运用

切诊是中医四诊之一。切诊所得的结果，是辨证论治的重要依据。就针灸临床上应用的范围而论，它包括切脉、按触皮部和经脉、腧穴等。兹分论如下：

（一）切脉

《灵枢·九针十二原》篇中说：“凡将用针，必先诊脉。”故切脉的诊断方法，不但在中医其他各科居于首要的地位，即在针灸临床上也是决定针刺补泻、深浅及刺灸宜忌的重要依据之一。

根据文献记载，切脉有人迎、寸口、三部九候等法；有关这些方面的资料，散载于《灵》、《素》各篇，本文不拟复赘。兹姑举其中湮而不彰者，讨论如下：

1. 切脉求源

《回溪脉诀》中说:“治病必求其本，本之为言根也、源也，世未有无源之流，无根之本，澄其源则流自清，灌其根而木自茂，自然之理也；故善为医者，必责之根本。”是故诊脉必求其源。

（1）肾间动气:《难经·八难》说:“十二经脉者，皆系于生气之原；所谓生气之原者，谓十二经之根本也，谓肾间动气也，此五脏六腑之本、十二经脉之根、呼吸之门、三焦之原”。对肾间动气的意义，虞庶认为是“人之所受父母之原气”，也是人体生命的源泉，临诊时当然不可不候。肾间动气的所在部位，晋·王叔和认为动气可出现于脐上脐下，或左或右；杨玄操则认为即丹田（关元之别名）之处，位于脐下三寸。一个正常的人，阴阳协调，元气应该潜而不越，故其动应徐缓而不现躁急，一息四、五至，与寸口脉相应；如果病人元阴不足，失其固摄之权，阳气偏亢，而致躁越，动必应手而弦，治当补其元阴之气。取穴如太溪、复溜、肾俞、关元等；严重时则动而结代，说明元阳之气已衰，而五脏六腑、十二经脉之气亦将随之而绝，疾病往往会发生变化，此时当灸关元、气海等穴，温固元阳，以防暴脱。

（2）虚里之脉:《素问·平人气象论》说:“胃之大络，名曰虚里，贯膈络肺，出于左乳下，其动应衣，脉宗气也……绝，不至，曰死；乳之下，其动应衣者，宗气泄也。”虚里脉位在左乳之中，出于第四、五两肋之间，在临床上有诊断“宗气”虚实变化的意义。擦之虽然应手，但应动而不紧，缓而不急，此乃正常之象；如果擦之动微而不应于手，则为不及，是宗气内虚之候；反之，望见其动，外应于衣者，此为太过，则是宗气泄越；其动微则病轻，动甚则病重。此类情况，多见于阴虚气怯的患者，治疗应以滋阴降火为主。如补肺俞、脾俞、肾俞等穴，以培补脾胃、兼理肺气；并补复溜、太溪，以滋阴壮水而制阳亢；泻列缺能清肺热；泻行间可降肝火之炽逆，兼补膻中一穴，以调节一身之气机，这样，疾病就有恢复之望。

2. 冲阳、太溪脉

冲阳、太溪两脉，分属胃、肾两经，与寸口右关及两尺相应，同候脾、胃及肾脏之气。明·李中梓有“冲阳者，胃脉也；盖土者万物之母，冲阳脉不衰，胃气犹在，病虽危，尚可生也……太溪者，肾脉也；盖水者天一之元，太溪不衰，肾犹未绝，病虽危，尚可生也”的论述。作者在临床中体会到：凡太溪脉濡细者，寸口尺部亦常现微弱；冲阳脉细弱者，寸口右关亦相应细小：上盛下虚者，寸口常大于冲阳、太溪；下实上虚者，寸口常小于冲阳、太溪；如果“冲阳”偏亢，则常胃火有余；“太溪”独盛，则相火常炽。病情比较严重的病人，诊其太溪、冲阳两脉，对预后判断亦有所帮助。盖土为万物之母，冲阳脉气不衰，说明胃气犹存，病虽重而生机未绝；但脉旺弦急，木来克土，则预后常为不良；如果胃气衰竭，冲阳脉就会绝而不至，《内经》称为“脉无胃气”，乃极为凶险之候；但如果冲阳偶绝而太溪脉盛者，则是肾气未绝，先天之根未断，纵然危候，还有转机的希望；若太溪脉绝，那就说明病已垂危，死亡即将踵至；所以医家常有“太溪脉绝者不治”和“太溪脉绝，百无一救”的说法，在临床上确有其参考的价值。

3. 颔厌、太冲脉

"颔厌"脉，在曲周颞颥上廉，属足少阳胆经之脉，以候清空；"太冲"则处于足大趾本节后一寸半歧骨间陷中，足厥阴所注为俞，以候肝气。对此两脉，作者体会到：凡有肝阳上逆症状的，其颔厌脉搏动往往较甚，而寸口及太冲脉常较弦细。也有个别病例，因脾肾两亏、中气下陷，其颔厌脉的搏动，则现微弱而不易触到，寸口三部及太冲脉亦常相应地细小微弱。前者应补（或温灸）"涌泉"穴以引导气血下行为主，更泻"行间"以平胆熄风，补"太溪"以滋水涵木；后者为中气下陷，治疗上就该首先灸治"百会"，以引导清阳之气上升，并取"脾俞"、"肾俞""足三里"等穴，补益脾肾，以治其本。

4. 左右偏胜

《灵枢·官能》篇说："左右不调，把而行之。"故针灸治病，必切诊左右脉搏，视其有无偏胜的情况，然后给以适当的治疗。古人虽然认为男子主气左大为顺，女子主血右大为顺，但以本人管见所及，则认为脉现左右偏胜，究非善象；临床上凡左右气血偏胜的患者，其脉象就会出现左右不能平衡的情况；例如在中风发作前后每多此象，如果医者能及时发现，适当处理，则可防病于未然，而收事半功倍的效果。

（二）触擦皮部

皮部，是经络系统在体表的附属部分。人体上不同的皮部，都归属于一定的经络渗灌范围，故为脏腑、经脉在体表的代表区域。当外邪内传时，表现得尤为突出。如果某部分皮部受了外邪，与其相联系的经络，就会因此而发生病变，甚则入传内部所联属的脏腑，导致各种疾患。临床上利用这一关系，也可作为辨证的依据。其中以触诊皮肤的寒热润燥，比较重要。某一皮部出现寒热的证状，都与该部所属经脉或内脏的寒热病理变化有关，可取用各该经脉的俞穴，以“热者清之、寒者温之”的原则来进行治疗。至于皮肤润燥与疾病的关系，一般所见：湿润温暖者，多为外感风热之症；湿而冷者，多见于大汗之后，或为盗汗、绝汗的指征。再如干燥而灼热者，多属风寒壮热之病；粗糙如鳞片者，常见于秋燥或阴虚劳损的病人。临床上须针对病因，作不同处理。

（三）切按经脉、俞穴部位

以切按经脉和俞穴的部位作为诊断疾病的重要依据，是针灸辨证论治与其他各科所不同的特点之一。具体内容，概分下列几点：

1. 膀胱经背部俞穴与督脉

检查时，以脊背部为主，医者用右手拇指紧贴于病人背部棘突之左侧或右侧，施以适当的压力，一般先从十二胸椎向十一胸椎方向推，再由尾椎向腰椎推压，正常人脊椎排列整齐，无压痛。根据一般文献报导，脊椎的变化（不包括生理畸形）大概有棘突凸起、凹陷、偏向等三种。至于脊椎两旁膀胱经第一行的变化，以背部各俞穴与脏腑的关系最为密切。背俞穴是脏腑之气注输于体表的部位，脏腑居于胸腹，其气皆注输出于背部足太阳经，因此，结合十二经脉标本根结及四气街的关系，组成了反映经脉脏腑疾病的反映系统。同时，根据《素问·风论》:“风中五脏六腑之俞，亦为脏腑之风”的道理，可知背俞穴又是人体感受外邪的门户，所以当内脏或经脉有病时，往往可以在各该脏腑或经脉的背部俞穴上触及异样的变化。这一关系，目前已有人与现代医学中内脏和脊神经分节联系的理论相结合而应用于临床。兹将其内容，列表如下（见表16-1）。

表16-1 各椎与疾病的关系

	椎数	与疾病的关系
胸椎	1~3椎两旁各1.5寸	心
胸椎	1~4椎两旁各1.5寸	肺、心、上肢
胸椎	2~5椎两旁各1.5寸	肺、支气管、心
胸椎	5~8椎两旁各1.5寸	胃、十二指肠
胸椎	8~10椎两旁各1.5寸	肝、胆
胸椎	10~12椎两旁各1.5寸	脾、胃、肠
腰椎	1~4椎两旁各1.5寸	肾、上肢
骶椎		男女生殖器、泌尿系统

2. 脏腑的募穴、原穴及合穴

募穴是脏腑经脉之元气所聚集的地方，徐大椿《难经经释》:“募，气所结聚处也”。原穴是五脏禀受俞穴之气，也就是经气的处所，《灵枢·九针十二原》说:“十二原者，五脏之所以禀三百六十五节气味也。”合穴（六腑之合）是阳脉别入于内，属于六腑的部位，《灵枢·邪气脏腑病形》篇说:“此阳脉之别人于内，属于腑者也。”为此，凡是脏腑经络有病，也可以通过诊察各该脏腑的募穴、原穴或合穴来求得确诊，或者通过按切全身脏腑的募穴、原穴或合穴，因发现压痛而推断其所属内脏及经脉的疾病。

3. 有关经脉的俞穴

俞穴最初是通过阿是穴的形成而被人们发现的，故任何俞穴，在一定条件下，都有反映内脏或经脉疾病的作用。根据此一特点，临床上利用擦切俞穴的压痛所在，除可根据所属经脉及内脏关系判断病情外，还应考虑到经脉的交叉与交会及经别的离合出入等的影响，这样才能正确地得出诊断的结果。

（四）医案举例

1. 颔厌脉

例一：范某、女，29岁，机关干部。1963年5月24日初诊，龙华医院门诊号：00257。

左耳失聪，颞部掣痛，病方逾旬。迩来眩晕时作，心悸健忘、失眠、纳呆、脘痞、腰酸、寸口脉濡数带弦，太冲大于冲阳，颔厌盛于太溪，舌苔薄腻；病系心肾不足，中土困倦，肝胆之火浮越，挟痰火乘袭耳窍；诊为上盛下虚，正虚邪实之候，治拟育阴潜阳，清泄肝胆，佐以健脾化浊。

印象：耳聋，偏头痛。

处方：翳风－听宫－中渚－颔厌－丝竹空－太溪＋太冲－足三里＋丰隆－听会－

注：－表示泻法，＋表示补法。

手法：捻转，提插。

5月27日二诊：偏头掣痛大减，病去其半，神宁眠安，耳聋稍聪；寸口脉平，颔厌转静，惟太冲仍大于冲阳，苔薄腻，病势虽减而余邪未清，再宗原意出入。

处方：翳风－听会－中渚－丝竹空－听宫－颔厌－肾俞＋太冲－足三里－丰隆－

手法：捻转、提插。

5 月 31 日三诊：气候骤变，头痛复作，左耳听觉亦减；寸口脉浮而弦滑，颔厌脉又显亢盛，苔薄白。此系余邪未清，又复外感，厥阳气火挟痰再凌心肾之窍，气机失宣之故。治当佐以通表之法。

处方：颔厌－听宫－风池－翳风－中渚－太溪＋太冲－丰隆－外关－

手法：提插。

一个月后随访，据诉：5 月 31 日来诊后，次日诸症若失，迄今未曾复发。

2. 太溪脉

例二：赵某，男，33 岁，机关干部。1963 年 4 月 27 日初诊，龙华医院门诊号：68556。

少年斫伤过度，真元耗损，精不化气，以致呼吸不续，发为哮喘，并有头晕目眩，梦遗频频，心悸，健忘，神疲，肢倦，腰背酸楚，病延十载，久治无效，脉沉细而数，尺部虚大，太溪盛于冲阳，苔薄质绛。按脉论症，系属肺肾两亏，阴虚阳亢所致，治拟滋阴降气，固精安神为主。

印象：哮喘，遗精。

处方：肺俞＋天突－关元＋肾俞＋太溪－复溜＋神门－

手法：提插。

注：俟太溪脉转静，可改用补法。治疗 12 次为一个疗程。

4 月 29 日二诊：太溪依然亢盛，相火浮而未潜；寸口沉细弦数，苔薄，舌质稍转淡润，睡眠较酣，余证如前，再拟原法。

处方：肺俞＋天突－关元－肾俞＋太溪－神门－然

谷－

手法：提插。

5月3日三诊：睡眠安宁，精神渐振，眩晕稍平，但乱梦犹多，遗精亦未明显改善；脉来沉细弦数，太溪稍为转静，冲阳微起；治宗前法出入。

处方：肺俞＋肾俞＋神门－大陵－气海＋关元＋太溪－复溜＋

手法：捻转、提插。

5月6日四诊：近来睡眠得宁，精神倍增，遗精已止。眩晕已无，脉来沉细，太溪平静；此相火已潜，当补太溪以加强滋肾之功效，余宗前法。

处方：肺俞＋肾俞＋神门－大陵－气海＋关元＋太溪＋复溜＋天突－

手法：捻转、提插。

5月10日五诊：诸症次第减轻，睡眠甚好，惟近日肺失肃降，略有微喘，间有少量遗精；脉沉细微弦，太溪脉亦较亢盛，舌苔薄黄，疗效尚未巩固，治当再泻太溪，以观后效。

处方：肺俞＋肾俞＋天突－气户－神门－气海＋关元＋太溪－然谷－复溜＋。

手法：捻转，提插。

至第十诊，太溪脉复转平静，相火再度归潜，十二诊后，疗程结束，诸恙悉平。为巩固疗效起见，建议小暑节后，来门诊部灸治。

3. 脐下动气、虚里之动

例三：韩某，女，28岁，职员。1961年7月17日初诊，龙华医院门诊号：18317。

周身骨节酸楚已十年余，伴有心悸，怕冷，纳呆，面跗浮肿，脉弦滑，苔薄腻。曾服中药七帖，未获显效。西医检查：心尖区有Ⅰ级收缩期杂音，心率108次/分，律齐，心界未明显扩大。X线胸透，心搏加速，诊断为心动过速。自1961年7月至1963年8月断续针治18次，效果亦不明显；8月7日，病者面色皖白，形盛质虚，足跗浮肿，心悸，甚时达120~130次/分，手足爪甲青紫，气促、胸闷，兼有失眠；脉来弦细而数，两尺无神，脐下动气急躁，虚里之动略应于衣，舌绛苔薄；此系肾气不足，宗气泄越，离火妄动，经气失宣；治拟宁心安神，蠲痹宣络，兼固其本。

印象：怔忡、短气、失眠、痹症。

处方：魂门－神门－内关－关元＋足三里＋合谷－太冲－

手法：捻转，提插。

8月9~12日连诊三次，心悸较宁，睡眠转酣，惟脊椎有压迫感，不耐久坐，仍以原方施治。8月19日晨，心悸又作，气急胸闷，频频欲吐，背部酸痛渐向下移。8月21日，针后心悸即宁，胸闷得畅，气逆轻减，惟背尻疼痛难支，转侧尤甚，再用原方。8月26日，二天来突然发高热，诸症又作，脉浮数而细，苔薄白质红，因虑外邪未清，加用疏邪之法，原方加用列缺－。8月30日，针后心悸又减，惟腰尻疼痛较甚，因加腰阳关－。9月4日至11月20日，续治20次，诸症渐次消失而巩固，心悸基本痊愈，面色红润，跗肿已退，睡眠安稳，关节痛楚舒解，脉来缓而有神，虚里之动已不应衣，脐下动气缓而不急。目前已恢复工作。

4. 寸口左右偏胜

例四：曹某，男，59岁。1963年6月24日初诊，龙华医院门诊号：74743。

眩晕二月，头颅右倾及仰首时为甚、伴有恶心、耳痒、胸脘痞闷等证；形盛色滞，脉来寸口左缓、右弦滑，颔厌强实，太冲、太溪盛大，舌边红，苔腻；此系肾阴不足，中土失运，相火挟痰上凌清旷，左右偏胜之候；治宜益肾柔肝，佐以化浊。

印象：眩晕。

处方：风池－百会－翳风－中渚－太溪＋复溜＋丰隆－太冲－三阴交＋

手法：提插。

6月28日复诊，眩晕稍减，纳呆脘闷较舒，太冲、太溪脉见缓，冲阳转盛，惟左右寸口仍偏胜；厥阳气火渐平，中土已有振复之机；惟痰浊未清，相火未全平静。原方加肾俞＋脾俞＋。7月1日，眩晕已减，虽轻微转动头颅，亦无大晕，寸口脉渐趋均衡，惟颔厌仍亢，太溪尚大，太冲较静，舌苔薄腻，边红略淡。厥阴风阳渐息，惟水中之火仍炽，再拟滋水化浊，用原方施治。7月5日至8月26日，连治16次，眩晕渐愈，颔厌、太冲、太溪脉转静，惟寸口脉仍微见偏胜，因嘱停止治疗。

10月18日又来复诊，据诉因琐事郁怒，以致眩晕又作，面赤轰热，脉来寸口细弦，仍右大于左，太冲脉弦，颔厌又亢，太溪无变化。此系怒动肝气，厥阴气火陡盛，治拟柔肝化浊。

处方：风池－颔厌－百会－关元＋太溪－丰隆－行间－

10月21～28日，连续三诊，眩晕复平，脉来转静，因再停治观察。

（五）小结

1. 本文认为：切诊是针灸辨证论治的主要内容之一，运用得正确与否，对提高针灸疗效有直接关系。

2. 本文对“诊查脐下动气”、“虚里之动”及“太溪”、“太冲”、“颔厌”、“寸口”等脉在针灸临床上的运用，作了重点叙述，并提出了个人的临床体会；同时，对切按皮部与经络、俞穴等内容亦作了一些介绍。

按：本文原载《上海中医药杂志》1964年1月号。陆老在本文中根据古代文献记载，结合自己的临床经验，提出除切寸口脉以外，还应切“肾间动气”、“虚里之脉”、“冲阳”、“太冲”、“太溪”等脉，发先贤隐没之秘，丰富了切诊的内容，给我们以很大的启示。除了切脉以外，陆老还重视经络穴位的压诊，联系他对经络、腧穴和针刺手法等理论的阐发和实际运用，反映出陆老的学术思想，是独具一格，自成体系的。现全文收辑。

十七、论针灸的辨证论治程序及处方配穴原则

“辨证论治”是中医整体治疗观念的基础，脱离这一基础，将对复杂的疾病一筹莫展。《素问·移精变气论》说：“毒药治其内，针石治其外”。由于内治、外治在方法上的差异，因此，辨证论治的程序也会有所不同。此外，针灸治病的原则是什么？怎样处方配穴？等等问题，都是学习针灸必须掌握的，结合本人在学习中的体会，特对上述问题作一初步论述。

（一）针灸的辨证论治程序

治病必先诊断，诊断明确，针药中的，方能救病扶危，在治疗上收如桴应鼓之效。整个诊断的过程，就是运用四诊的方法进行辨证的过程，通过辨证了解了疾病的所在和性质后，才能决定治疗方针，这就是“论治”。若辨证不明，必然导致论治不当，针药妄投，轻则延长治程，重则危及生命。

在辨证阶段各科基本一样；但在论治方面，由于针灸治病是用针或灸的方法作用于腧穴，通过经络内连脏腑外络肢节的统一关系，从而发挥调经脉，通血气，温阳起陷，补虚泻实的作用。因此，在论治阶段有明显区别。正因为针灸疗法的这种性质，所以在论治时就必需明辨病在何部，属于何脏何经，有了病所和经络联系的概念后才能处方配穴。这种以经络学说为主体的论治方法，是针灸疗法的特点。针灸的辨证论治程序如表17-1所示。

概括地说，针灸的辨证论治程序，也是先用四诊的方法，从望、闻、问、切中去追查疾病的原因（即内因、外因、不内外因概称三因）和采集病史，然后结合脏腑、经络、营卫、气血等中医基本理论加以综合研究，去分析病理功能，归纳成症候群，辨别疾病的标本缓急；最后根据病理机能，和具体的症候群去确立八纲（表、里、阴、阳、寒、热、虚、实），决定疾病的性质，探索病在何脏何经，这就可以说已完成了辨证的程序，接着就进入论治的阶段。针灸方面是以八纲作为决定宜针宜灸，当补当泻的施治方针，再根据标本缓急的关系，和病变所在的脏腑经络，选配主治及辅助的腧穴，组成处方，进行治疗。这就是针灸疗法，从开始接触病人到最后完成治疗的整个过程。

表17-1

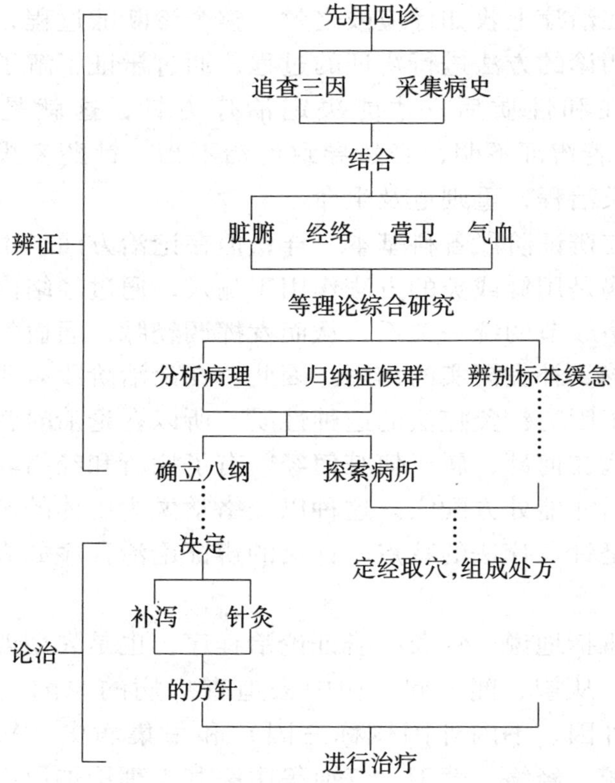

还须指出，辨证是动病和所生病对于针灸特别重要；因为这些症候群是古人通过实践而肯定的。我们可以对照症候，直接诊断出病变的经络，而施以适当的治疗。

（二）针灸治病的原则

1. 基本法则

《灵枢·经脉》篇说："盛则泻之，虚则补之，热则疾之，寒则留之，陷下则灸之，不盛不虚以经取之"。《九针十二原》篇也指出："菀陈则除之。"这就是后世针灸学者所遵循的基本法则。意思是说，凡属邪气盛的，当用泻法以泄其邪；属于正气虚的，用补法以扶其正；寒性的症候，须要久留以待气，从阳引阴；热性的疾病，应当速刺而疾出针，以泄阳气；如若阳气不足，经气下陷时，需用灸法；既不属于虚症，也不属于实症，本经经气自病，而不是和其他脏腑相互偏胜时，可以取用本经的腧穴施治；经脉菀血久未除去的，应该用泻血法来祛除它。概括之，不外补虚泻实二大法则，见表 17-2 所示。

表 17-2

- 基本法则
  - 单纯病用单式法
    - 虚补
      - 虚证当补
      - 寒证当留针候气
      - 经气下陷当用灸法
    - 实泻
      - 实证当泻
      - 热证速刺疾出
      - 经络郁血当用泻血法
    - 经气自病，不盛不虚者，当用导气法（徐入徐出）
  - 复杂病用复式法
    - 实中有虚、虚中有实——用——
      - 先泻后补——阴中隐阳法
      - 先补后泻——阳中隐阴法

很多病往往是虚实夹杂的，所以也就产生了补泻同施的方法；其中古人比较常用的一种，就是阴中隐阳法和阳中隐阴法，已在前面补泻手法中讨论。此外，正气大虚的病者，虽有邪实，也应先用补法扶正以蠲邪。掌握了这些知识，临床上处理不同性质的疾病时，才能有正确准则可循。

2. 八纲的施治方针

大家都知道，八纲是中医治病的纲领。虽病情千变，其性质表现，不外表、里、阴、阳、寒；热、虚、实八种类型。在针灸方面如何配合施术原则？

（三）处方配穴原则

针灸处方配穴，也和内科处方用药一样，有其一定的组成规律。决不是病在那里就针那里。要做好处方配穴，必须首先了解脏腑经络等中医基本知识和腧穴的主治性能等问题；其次，还需掌握疾病的病理机制，辨别标本，权衡缓急，才能拟出有效而合理的处方。下面将处方法和配穴法分别介绍之（见表17-3）：

1. 处方法

内科用药有君臣佐使的不同，与针灸处方的配伍原则基本上是一致的。在针灸处方中，目前大都以局部和邻近病所的腧穴作为主穴，以经络循行所到处四肢的腧穴作为配穴，这种方式已成为古今针灸家所一致采用的规律。兹简介如下：

（1）局部取穴法：病在何处，就取该部的腧穴作为治疗主穴，这种方法对体表病和内脏病均可适用；但是在局部禁针处，例如脑户部，或患处红肿溃烂时不能取用，可在邻近处取穴代替之。

（2）邻近取穴法：在患处邻近部，选取有关腧穴。这种方法有时也可用作主穴，例如眼病取风池，生殖器病取上次窌等。

（3）循经取穴法：视病变所在的部位，属于何脏何经，即在经脉循行所到处取穴施治，一般以四肢肘膝以下的腧穴应用较多，但是在某些急性热症时，也有专用四肢腧穴作为主治的。

这三种取穴法的精神，总的来说，就是头面躯干部的腧穴只治局部病和邻近病，不能治四肢病；而四肢部

表 17-3

- 八纲
  - 阴
    - 表
    - 里
    - 代表疾病部位的浅深
      - 表
        - 局部
          - 皮肉病——浅刺
          - 筋骨病——深刺
        - 全身
          - 表症发热——浅刺疾出
      - 里
        - 里实证——泻法忌灸
        - 里虚证——补法宜灸
  - 阳
    - 虚
    - 实
    - 分析正邪的强弱消长
      - 少针、多灸——补法
      - 多针、少灸——泻法
      - 虚实夹杂病用上表复式法
    - 寒
    - 热
    - 辨别疾病的类型
      - 留针、宜灸
      - 速刺疾出或出血
      - 真寒假热——宜灸
      - 真热假寒——宜针

的腧穴，不但能治局部病和邻近病，还能治头面躯干病。临床上如遇躯干头面以及内脏的疾患，往往三法同用。在局部禁针时，也是邻近法和循经法配合应用。四肢病，一般不配头面躯干部的穴位，除非和内脏。病理有关时，才酌配脏腑的腧穴或募穴，作为助治。例如痰流经络而发生的痹证，虽然病在四肢，但脾生痰，肺贮痰，所以往往需要兼取肺俞或脾俞健脾化痰；又如经气壅滞不通，往往兼配肺俞、尺泽，此因肺朝百脉，泻肺气即可疏通全身的经气。不过这是例外，大多数的处方配伍，还是遵循以上三种规律的。

2. 配穴法

配穴法就是俞穴配伍法。处方法是一般的规律，也是方剂的基本形式，而配穴法则是针对具体病机，因病而施的。所以在明白了处方规律的基础上，还须进一步讨论配穴法。兹举古人常用而比较重要的，扼要介绍之。

（1）俞募相配法：“俞”就是五脏六腑的背俞穴，是经气转输之处；“募”是五脏六腑的募穴，为经气集聚之所。《难经·六十七难》说：“阴病行阳，故令俞在阳；阳病行阴，故令募在阴”。背部的俞穴受了外邪，在腹部的募穴往往可有反应；同样，内脏有病，在背部的俞穴处也常有压痛；这种相互间的影响，就是《难经》阴病行阳，阳病行阴的实质。所以李东垣曾说：“凡治腹之募，皆为原气不足，从阴引阳勿误也”。又说：“收治风寒之邪，治其各脏之俞”。募穴在腹部，是脏腑经气所聚之处，也就是五脏六腑原气所集聚的地方，所以五脏六腑原气不足之疾可取募穴施治。背为阳，俞穴在背部，风寒之邪袭人，都先中于背部，从背俞处转注于五脏六腑，故收治风寒之邪，必取俞穴而治之。古人认为，俞穴可用以泻邪，募穴可用以补正；但是由于邪之所凑正气必虚，邪气盛时必先伤正，因此俞募相配并不局限于李东垣所说的范围，凡是在五脏六腑内脏有病时都可配合应用，临床上效果很好。这种配穴方法，虽然近似局部和邻近取穴法则，但是在疗效上已远远超过了前者。

俞募相配除了可治脏腑本身的疾病外，还可以治疗和脏腑相关的病。例如肝开窍于目，目病可以兼取肝俞；心火内炽，多梦遗精，必须兼配心俞；脾气不足，四肢懈惰，可以取用章门等等。虽然这些病例中有时只取俞穴或募穴，但总的来说仍是属于俞募相配的范畴。脏腑的俞穴和募穴如表17-4。

表17-4　俞穴和募穴表

脏腑	心	肝	脾	肺	肾	心包
俞穴	心俞	肝俞	脾俞	肺俞	肾俞	厥阴俞
募穴	巨阙	期门	章门	中府	京门	膻中
脏腑	小肠	胆	大肠	胃	膀胱	三焦
俞穴	小肠俞	胆俞	大肠俞	胃俞	膀胱俞	三焦俞
募穴	关元	日月	天枢	中脘	中极	石门

（2）表里相配法：由于五脏六腑十二经脉都是表里相通的，所以在治疗上，一经有病，可取与之相表里的经脉同治，往往可以加强疗效。这是因为，表里二经都是内外相通的，表经均属腑而络脏，里经都属脏而络腑。在体表，表经的别络必走里经，里经的别络必走表

经，也构成了相互连缀的整体。十二经别的离合，也是表里二经并行相配的，《灵枢·经别》篇中对此记载得很详细。再如十二经脉流注的路线，手太阴注于手阳明，足阳明注于足太阴等等，亦系表里经脉相互传注从而组成整体循环。

基于上述，表里配穴法确能在临床上加强治疗效能，在古今针灸家的处方中常常可以见到。另外，古人还有一种常用的特殊配穴方法，名为“主客原络法”，也是根据脏腑经络表里关系而来的。其法本经有病取本经的原穴，再配相关经脉的络穴，这样一表一里，一主一客相配合的方法，就是命名意义的来源。十二经脉表里关系和主客原络相配腧穴见表17-5、17-6。

表17-5　十二经表里相配表

表（阳）	手阳明大肠经	手少阳三焦经	手太阳小肠经
里（阴）	手太阴肺经	手厥阴心包经	手少阴心经
表（阳）	足阳明胃经	足少阳胆经	足太阳膀胱经
里（阴）	足太阴脾经	足厥阴肝经	足少阴肾经

表17-6　十二经主客原络相配表

主	主经	肺经	大肠经	胃经	脾经	心经	小肠经
	原	太渊	合谷	冲阳	太白	神门	腕骨
客	络	偏历	列缺	公孙	丰隆	支正	通里
	客经	大肠经	肺经	脾经	胃经	小肠经	心经
主	膀胱经	肾经	心包经	三焦经	胆经	肝经	
	京骨	太溪	大陵	阳池	坵墟	太冲	
客	大钟	飞扬	外关	内关	蠡沟	光明	
	肾经	膀胱经	三焦经	心包经	肝经	胆经	

（3）纳支配穴法：这是一种按十二经经气流注时刻取穴的方法，也就是十二经和地支配合应用法。十二经的气血各有最旺盛的时刻，古人认为当某一经经气大盛时，对此经施以针灸，效果非常显著，这种按时取穴的方法称做纳支法，目前临床上应用的人已比较少了。其具体的配穴方法，是按病的虚实，在病经经气流注所至，气血最盛时取该经的子穴或母穴施行补泻，然后再配合其他对症效穴同用。例如胃实症，在施用纳支法时，可在上午七时正取该经的子穴（金井穴）厉兑施用泻法，然后再配用中脘、脾俞、胃俞等对症效穴，往往可以加强疗效。下附纳支法补泻时辰及取穴环周图（图 17-1）以备查考。

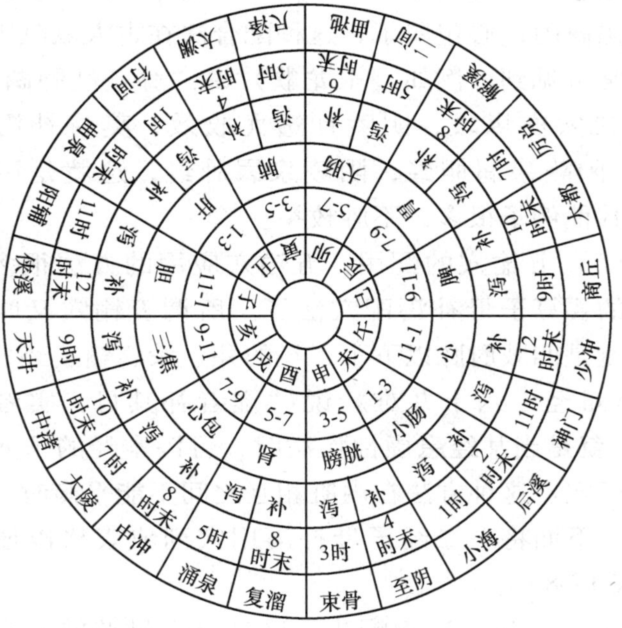

图 17-1　纳支法补泻时辰及取穴环周图

（4）刚柔相配法：此是十二经和十天干相合应用的方法。古人根据河图的古老哲学思想，把十天干分成五组，隔五相合，即甲与己合，乙与庚合，丙与辛合，丁与壬合，戊与癸合。这种关系就是夫妻刚柔配合法。十二经配十干相合如下表：

表 17-7　脏腑夫妻相配表

阳干—刚—夫	甲	丙	戊	庚	壬
	胆	小肠	胃	大肠	膀胱
阴干—柔—妻	己	辛	癸	乙	丁
	脾	肺	肾	肝	心

心包为阴血之母，三焦为阳气之父，同属相火，所以三焦属丙，心包属丁，这种配合法在古人歌赋中或成方中常可见到。例如《玉龙歌》说："膝盖红肿鹤膝风，阳陵二穴亦堪攻，阴陵针透尤收效，莫将补泻等闲看"。阳陵泉属胆经，阴陵泉属脾经，这就是甲己合用。其他例子很多，不胜枚举。

（5）五输穴的配用：五输穴应用的方法很多，最普通的要算子母补泻配穴法了。所谓五输穴又叫五行穴，就是四肢肘膝以下十二经的井、荥、输、经、合五穴，《难经·六十九难》说："虚者补其母，实者泻其子"。就是当某经患虚性疾病时，可泻本经的子穴及子经的子穴。这种方法在内脏相互之间不能平衡时，应用最多。下面将十二经子母补泻用穴列成表格以便查考（见表 17-8）。

（6）八脉八穴相配法：这是以手足部的 8 个腧穴和奇经八脉相配合，按照其相合循行的路线，作为临床配穴依据的一种方法（见表 17-9）。

表 17-8　十二经子母补泻取穴一览表

经名＼穴名＼补泻	虚补其母 本经母经 母穴母穴	实泻其子 本经子经 子穴子穴
肺（金）	补土 太渊｜太白	泻水 尺泽｜阴谷
大肠（金）	补土 曲池｜足三里	泻水 二间｜通谷
小肠（火）	补木 后溪｜足临泣	泻土 小海｜足三里
心（火）	补木 少冲｜大敦	泻土 神门｜太白
肾（水）	补金 复溜｜经渠	泻水 涌泉｜大敦
膀胱（水）	补金 至阴｜商阳	泻水 束骨｜足临泣
脾（土）	补火 大都｜少府	泻金 商丘｜经渠
胃（土）	补火 解溪｜阴谷	泻金 厉兑｜商阳
肝（木）	补水 曲泉｜阴谷	泻火 行间｜少府
胆（木）	补水 侠溪｜通谷	泻火 阳辅｜阳谷
心包（相火）	补木 中冲｜大敦	泻土 大陵｜太白
三焦（相火）	补木 中渚｜足临泣	泻土 天井｜足三里

表 17-9

奇经八脉交八穴表

公孙 内关	—通于	冲脉 阴维脉	合于胃、心、胸，主上部病
后溪 申脉	—通于	督脉 阳跷脉	合于目内眦、颈、项、耳、肩、膊、小肠、膀胱，主上部病
临泣 外关	—通于	带脉 阳维脉	合于目锐眦、耳后、颊、颈、肩，主上部病
列缺 照海	—通于	任脉 阴跷脉	合于肺系、咽喉、胸膈，主上部病

这种配穴法，就是把八脉八穴分成四组，即公孙配内关，其脉会合循行之处在胃、心、胸之间，主治胃与心胸之疾；后溪配申脉，其脉会合循行之处在目内眦、颈、项、耳、肩膊、小肠、膀胱之间，故主以上各部病；其他临泣配外关，列缺配照海，都是一样。治疗各该所主处的疾病时，除了取用此八穴外，也应该再配用对症效穴。例如脐腹胀满，食不消化，这是属于肠胃方面的病，应取公孙、内关，再配天枢、水分、内庭等穴，这样在治疗上可产生良好的效果。

（7）对症配穴法：这种配穴方法临床上应用最广，就是针对症状和病理，选配腧穴。有的是选用单穴，例如咳嗽、多痰常加丰隆，喉痒常配天突，咯血加取尺泽等。也有加用古今小型有效成方的，如兼胃病常取内关、足三里，利水常配阴陵泉、水分等，大都是根据古人歌赋中的成方，临症加减，灵活运用。这种配穴法，可以说是临床上应用最广泛的一种。

（8）郄穴和会穴的应用：郄穴　是气血深集之所，临床上常用来治疗急性疾病，往往可以起缓急的作用，如心痛可取阴郄，胃痛可取梁丘等等。郄穴共有 16 个

（见表 17-10）：

表 17-10　郄穴一览表

心经	肝经	脾经	肺经	肾经	心包经	小肠经	大肠经
阴郄	中都	地机	孔最	水泉	郄门	养老	温溜
膀胱经	三焦经	胆经	胃经	阳跷	阴跷	阳维	阴维
金门	会宗	外丘	梁丘	跗扬	交信	阳交	筑宾

会穴　人体中脏、腑、筋、骨、血、脉、气、髓皆有会合的处所，就是八会穴。《难经·四十五难》说："热病在内者，取其会之气穴也"。秦越人的意见，会穴的主治性能，仅限于脏、腑、筋、骨、血、脉、气、髓等的热性病变；但是目前一般处方中，凡脏、腑、筋、骨、血、脉、气、髓的一切病症皆可取会穴施治。例如血会膈俞，可以统治一切血证；气会膻中，可以治疗一切气病。八会穴名称详下表（见表 17-11）：

表 17-11　八会穴一览表

脏会	腑会	筋会	髓会	气会	血会	骨会	脉会
章门	中脘	阳陵泉	绝骨	膻中	膈俞	大杼	太渊

小　结

本文讨论了三个问题，①针灸的辨证论治程序；②针灸治病的原则；③处方配穴的原则。都是学习针灸的基本知识，如果能掌握了这些知识，不论在临床上或是阅读古典著作方面都可有很大的帮助。

按：本文原载《上海中医药杂志》1958 年 12 月号，是一篇总论针灸治病原则的综合性论文，直到目前还有一定参考价值，原文中有关针刺手法的部分，因与前文重复，已予删节。

十八、针灸治疗面瘫的初步观察

“面瘫”即颜面神经麻痹症，在祖国医学文献中，称作“口眼㖞斜”，也称“口僻”，是因其症状的形象而命名的。古人认为本症是由于中了风邪所致，所以历代文献均将其归入风门，概称为“中风”。

（一）祖国医学对面瘫的认识

面瘫一症，在《内经》中早有记载，后世医家，代承其说，论著皆以《内经》之说为基础，未有逸出其范围者。本文以我学习所得分别归纳介绍如下：

1. 面瘫的病位

虽然古人缺乏现代解剖知识，但是已发现其病在经脉与经筋，因此在《灵枢·经脉》篇和《经筋》篇中，均不止一次的提到了面瘫的病症。后来元·张子和在《儒门事亲》中进一步分析说：“目虽斜，而目之眶骨未尝斜，口虽㖞，而口之辅车未尝㖞，此经之受病而非窍病明矣”。张氏所指出的经病而非窍病，就是承袭《内经》思想的指导而说的。所谓经之受病，当然也指和面颊部有联系的经络和经筋而言。什么是经筋呢？就是近乎肌肉、肌腱和筋膜一类的组织，是和经气有关，依靠经气为养的筋肉。假使分布在面部的经络和经筋有了病变，面瘫的症状也就随之而出现了。兹为进一步了解起见，特将《灵枢·经脉》篇和《经筋》篇所载，和面颊部有关的经脉与经筋原文节录如下：

（1）经脉方面："大肠手阳明之脉，其支者，从缺盆，上颈贯颊，入下齿中，还出侠口，交人中，左之右，右之左，上挟鼻孔。""胃足阳明之脉，起于鼻交頞中，下循鼻外，入上齿中，还出侠口环唇，下交承浆，却循颐后下廉，出大迎，循颊车，上耳前，过客主人，循发际，至额颅，其支者，从大迎前下人迎，循喉咙，入缺盆，下膈属胃络脾……。"

（2）经筋方面："足阳明之筋，上挟口，合于頄下，结于鼻，上合于太阳，其支者，从颊结于耳前"。"手阳明之筋，其支者，上颊，结于頄。""手太阳之筋，直者，出耳上，下结于颔，属目外眦，其支者，上曲牙，循耳前，属目外眦，上颔，结于角"。"足太阳之筋，其直者，结于枕骨，上头，下颜，结于鼻，其支者，为目上纲，下结于頄"。"足少阳之筋，出太阳之前，循耳后，上额角，交巅上，下走颔，上结于頄"。"手少阳之筋，其直者，当曲颊，入系舌本，其支者，上曲牙，循耳前，属目外眦，上乘颔，结于角"。

从上面的节文中，可以看出分布头面的经筋，虽然六阳皆有（按：手三阳经和足三阳经皆上会于头面），但以足阳明和手太阳为最广，循行于面颊部的经脉，是以足阳明为较长，所以《灵枢·经脉》篇及《经筋》篇又指出："胃足阳明之脉，是动则病，口㖞唇胗"。"足阳明之筋，其病……卒口僻"。"足之阳明，手之太阳，筋急则口目为僻"。

由此可见，古人认为面瘫病在经脉与经筋，确实是有一定科学道理的。

2. 面瘫的病因

祖国医学对面瘫病因认为有内外因之分。隋·巢元方《诸病源候论·风口喎候》说："风邪入于足阳明、手太阳之筋……故使口喎僻。"《妇人杂病门·偏风口喎候》也说："偏风口喎，是体虚受风，风入于夹口之筋……故令口僻也。"《小儿杂病门·中风口喎邪僻候》说："小儿中风，口喎邪僻，是风入于额颊之筋故也。"巢氏认为面瘫的发病虽然男女老小皆有，但其病因均为风邪入于面颊部的经筋所致。这就是外因。

除了巢氏所主张的外因说之外，后来林佩琴《类证治裁》中说："口眼喎斜，血液衰涸，不能荣润筋脉。"喻嘉言《医门法律》中也说："口眼喎斜面部之气不顺也。"这两位医家认为面瘫也可因气血不足而产生。临床上常常可以见到，面瘫往往在人体身体过劳，用脑过度，或睡眠不足，气血耗伤之后发病，或者其人体质素弱，气血两亏，以及妇人新产失血，小儿元气未充，也往往易发面瘫，此即内在因素。

他如肝肾不足，风阳上扰，酒浆无度，痰热生风等所谓类中风症，也往往有面瘫的症状，这些都是属于内因。

3. 面瘫的病理

《金匮要略》中风篇说："贼邪不泻，或左或右，邪气反缓，正气即急，正气引邪，喎僻不遂，邪在于络，肌肉不仁。"李梴《医学入门》也说："风邪初入反缓，正气反急，以致口眼喎斜。"就是说风邪中人之后，留于经络之间而不去，阻碍了经络中气血的循行，以致发生局部不仁不用的症状，受病邪的一面，由于机能上的不用而产生了纵缓的现象，被无病的一面所牵引，于是口眼喎斜的症状就发生了，这和现代医学的见解是完全相同的。

4. 面瘫的症状

对面瘫症状的描绘，《灵枢·经筋》篇有："口目为僻，眦急不能卒视"的证状记载，巢氏《诸病源候论·风口㖞候》也有："口㖞僻，言语不正，而目不能平视"的证状描述。从日常接触的病例中，可以将面瘫的证状归纳如下：

（1）眼区：患侧眼裂扩大，闭合不全，下眼胞下垂，若强令闭合，则眼珠上翻，露出白眼，此外流泪或无泪，眼燥甚或眼赤。

（2）口区：口角歪向健侧，笑时更甚，严重患者可以口角下垂，口唇闭合不全，饮食时食物停滞在患侧颊内，饮水时常由患侧流出，不能吹哨，鼓腮，言语发音不清。

其他如面部无表情，不能皱额及皱眉，味觉部分丧失，听觉过敏等也是面瘫的主要证状。

5. 面瘫的治疗

有关针灸治疗面瘫的文献，散载于各家著作中，兹举其重要的如后：

（1）晋·皇甫谧《甲乙经》："口僻，颧窌及龈交、下关主之"。"目痛口僻戾，目不明，四白主之"。"鼻窒口僻，禾窌主之"。"口僻不正，翳风主之"。

（2）宋·王惟一《铜人针灸俞穴图经》："客主人治偏风口眼㖞斜"。

（3）明·徐春甫《古今医统》："治中风口眼㖞斜，听会二穴在耳下韭叶陷中，地仓二穴在口吻四分外，近下有脉微微动者是，上二穴，左患灸右，右患灸左"。

（4）明·张介宾《类经图翼》："颊车主治偏风口眼

歪斜，病左治右，病右治左”。“下关主治偏风口眼歪斜……”。“承浆主治偏风，半身不遂，口眼㖞斜”。

（5）《玉龙歌》：“口眼㖞斜最可嗟，地仓妙穴连颊车。”《百症赋》：“颊车地仓穴，正口㖞于片时”。《杂病穴法歌》：“口噤㖞斜流涎多，地仓颊车仍可举”。

（6）清·陈梦雷《图书集成医部全录·风门》：“口眼歪斜，地仓针入二分，沿面斜向颊车一寸半，留十呼泻之，颊车斜向地仓，以上两穴，㖞右补泻左，㖞左补泻右”。

将以上各家的经验总括起来就是：第一，古人治疗面瘫的经验穴位均是以面部六阳经脉流注的所在处为主，第二，面颊部以足阳明之经络与经筋分布最广，所以各家文献中取穴也以该经为主。这种配穴处方的原则，完全是以《内经》为基础的，也就是现代一般针灸家治疗面瘫取穴的根据。其中稍有异者，为古代治疗面瘫有用灸法的，而目前临床上应用却以针法较多，其效果并不低于灸法。盖头为诸阳之首，不宜多灸，《针灸大成》曾说：“至于首为诸阳之会，百脉之宗，人之受病因多，而我之施灸宜别，若不察其机而多灸之，其能免夫头目旋眩，还视不明之咎乎？不审其地而并灸之，其能免夫气血滞绝，肌肉单薄之忌乎？”这种灸后不良反应，在临床上实是累见不鲜，所以本人治疗面瘫都不采用灸法。

6. 取用穴位和操作方法

本人在临床上治疗面瘫所应用的穴位，也是以古人经验为主，结合自己数十年来的体会，一般处方取用：颊车、地仓、下关、四白、风池、丝竹空、阳白、合谷等八穴为主穴。迎香、禾窌、瞳子窌、听会、客主人、翳风、攒竹、颧窌、承浆等九穴为配穴（参考表18-1），应用时按病情需要，以病侧的主穴为基础，配合配穴，每次轮流选用7～8穴施以治疗，其中颊车、地仓、合谷三穴为每例必取之穴，地仓针时沿皮斜向颊车，针入可一寸半左右，合谷穴应取受病的对侧，其他操作方法分述于后（见表18-1）。

表18-1　应用穴位一览表

穴名	所属经络	主配穴	部位	针向	深浅	备考
颊车	胃经	主	在耳下，下颌角上陷中，开口有孔	向地仓穴斜刺	八分	图翼：主治口眼㖞斜
地仓	胃经	主	在口角之外侧，约四分	向颊车穴斜刺	一寸	跷脉手足阳明之会铜人：治偏风口㖞
下关	胃经	主	在颧骨弓下陷中，闭口有孔，开口则闭	直刺	4～5分	足阳明少阳之会。甲乙：主口僻
四白	胃经	主	正视时，瞳孔直下一寸	直刺	3～4分	铜人：刺过深令人目乌色。图翼：目瞤动流泪，口僻
合谷	大肠经	主	手拇食二指歧骨之间，平伸手掌时有凹陷	直刺	6～8分	手阳明经原穴。四总歌，面口合谷收
迎香	大肠经	配	鼻孔旁约五分	直刺	3分	手足阳明之会。铜人：治偏风口僻

续表

穴名	所属经络	主配穴	部位	针向	深浅	备考
禾窌	大肠经	配	水沟穴旁约五分	斜刺	3分	甲乙：鼻窒口僻，禾窌主之
瞳子窌	胆经	配	目外眦，去眦五分	斜刺	2分	手太阳足少阳之会
风池	胆经	主	在颞颥后发际陷中	朝鼻尖方向刺入	8分	手足少阳、阳维阳跷之会，治风要穴，并治耳目诸疾
阳白	胆经	主	正视时，瞳孔直上，约去眉一寸	沿皮针刺	2~3分	足少阳、阳维之会，额纹消失时用此穴
听会	胆经	配	耳珠前陷中，开口有空	直刺	3~4分	大成：口眼㖞斜，听觉过敏时用此穴
客主人	胆经	配	在颧骨弓中央上部，张口有空	直刺	3分	过深中脉，为漏为聋，图翼：主治口眼㖞斜
翳风	三焦经	配	在耳垂后陷中，按之通耳	直刺	4分	手足少阳之会。甲乙：主治口偏不正
丝竹空	三焦经	主	在眉后陷中	斜刺	5分	目赤多泪，眼不能闭时取用此穴为全
攒竹	膀胱经	配	眉头凹陷处	斜刺	3分	有眼区症状时配用

续表

穴名	所属经络	主配穴	部位	针向	深浅	备考
颧窌	小肠经	配	在颧骨下，与目外眦直对	直刺	5分	手少阳太阳之会。铜人，治口㖞 刺不宜过深，过深为盲
承浆	任脉	配	在下唇之下，中央陷中	直刺	3分	足阳明任脉之会 铜人：疗偏风口㖞

（1）针刺手法：以应用徐疾迎随补泻法为主，个别穴位也可徐进疾出为补，疾按其穴；疾进徐出为泻，不闭其穴。这就是徐疾补泻。另一种是："针芒顺着经脉流注的方向刺入为补，逆着经脉流注的方向刺入为泻。"即是迎随补泻。

在针刺时，首先应均匀地旋捻，分天、地、人三部而进，到达一定深度后，可以上下提插，施行补泻手法，一般须视病者年龄、体质的强弱，以及病邪的多少来决定手法的运用，凡年青力壮，体实邪实的，当竣泻之，以泄其邪，年老体弱，妇人小儿，正气不足，兼受外邪的，可先行泻法以去其邪，再行补法以扶其正，这就是一种补泻兼用的方法，扶正以蠲邪。

总之，手法的运用和选择，是一个比较复杂而且直接影响疗效的问题，必须应用中医的四诊、八纲，分别虚实，才能决定施治的方针。

（2）留针：操作的第二个程序就是留针，在施行补泻手法后，体质尚好者，可予5～10分钟的留针，不宜于小儿及身体特别衰弱者。

（3）辅助治疗：本人常用三种方法：

“温针”：就是在行针后，留针期间，用艾烧针尾，以助针力之不足，起温通经气的作用，可以加强治疗的效果。不过此法对肝阳偏亢，眩晕、轰热、发热、心悸以及婴儿等，都不能应用。

“拔罐”：多数取病侧一面的风池、颊车、四白、颧窌等穴，每次二穴，轮流拔罐（这种方法俗名火罐，又称吸筒，在现代医学上称为吸杯），但是体弱者亦宜慎用。其他如肌肉枯瘦浅薄，抽搐痉挛，或局部有静脉曲张者均不能用。

“外敷”：当面瘫初起时，可用下面二张处方

①生白附子30克，冰片6克，研末，以糰糊作饼，敷下关、颧窌（病侧），每天敷一次，每次敷八小时，可连用三天。

②麝香0.6克，蓖麻子50粒（去壳）捣烂作饼，口歪左者，取右手掌的劳宫穴，歪右者取左，贴在穴上，以纱布扎住，烘热水袋上，觉过热时，暂把手离开，约距十分钟再烘，日须4～5次（以上两法，均须每天换药一料，由于本人在应用时没有记入病卡，因此无法提出统计百分比，此间仅作验方介绍）。

（4）治疗进度：一般病例，每天须治疗一次，连治六天，以后间日针治一次。病人开始针治时，针刺得气慢，经过六～七次后，得气逐渐迅速，症状也就随之减轻了。

（二）针灸疗效的观察

自1951年至1956年，在我门诊所中，共诊治面瘫患者459例，经过通信访问，收到复信的有193例，其中症状完全消失而痊愈的有125人，占64.8%；显著改善或进步的有52人，占26.9%；微有好转或无效的有16人，占8.3%，总的疗效计91.7%，兹分别统计如下：

1. 一般情况

痊愈的125例中，病史最长者患有多年；最短者二天，年龄大的75岁；小的2岁，针灸次数最多的74次，1人；最少的1次，16人；一般在10次左右，其中伴有高血压者2人；头胀眩晕者1人；肢痛者2人。

进步的52例中，病史最长的二年以上；最短的1天，年龄大的73岁；小的1岁，针治次数60次以上者1人，针治1次者8人；一般也在10次左右，其中伴有高血压及心悸者5人。

无效的16例中，病史长的一年以上；短的二个月，年龄大的68岁；小的4岁，针灸次数最多的18次；最少的2次；一般均在10次以下，内中伴有肢痛者1人。

2. 疗效分析

以158例有病程日期记载的病例作统计，结果，疗效以发病在一周以下者为最高，占74%，以下随病程之增长而疗效依次降低（见表18-2）。年龄与疗效的关系，以1~20岁者治愈率最高，以后随年龄增长而依次降低（见表18-3）。性别与疗效的统计，男和女治愈率无大的区别。针灸次数与疗效的统计，一般在10次上下即可获显著的效果（见表18-4）。

表18-2　病程与疗效统计表（158例）

日　　期	治疗效果	病例数	%
一周以下	痊愈	71	74
	进步	22	22.9
	无效	3	3.1
	合计	96	100
一周以上~一月以下	痊愈	25	55.6
	进步	14	31.1
	无效	6	13.3
	合计	45	100
一个月以上~半年以下	痊愈	4	44.4
	进步	3	33.3
	无效	2	22.2
	合计	9	100
半年以上	痊愈	2	25
	进步	5	62.5
	无效	1	12.5
	合计	8	100

表18-3　年龄与疗效统计表（193例）

年龄	治疗效果	病例数	%
1~20岁	痊愈	26	78.8
	进步	4	12.1
	无效	3	9.1
	合计	33	100

续表

年龄	治疗效果	病例数	%
21~40岁	痊愈	64	66.7
	进步	27	28.1
	无效	5	5.2
	合计	96	100
41~50岁	痊愈	22	57.9
	进步	10	26.3
	无效	6	15.8
	合计	38	100
50岁以上	痊愈	13	50
	进步	11	42.3
	无效	2	7.7
	合计	26	100

表18-4 针刺次数与疗效统计表（193例）

	10次以下	11~24次	25~39次	40~60次	61次以上
痊愈	74人	39人	8人	4人	2人
进步	31人	10人	6人	4人	1人
无效	11人	5人	-	-	-

从痊愈及进步的177例，针治总次数2335人次计算，平均每人为13.2次。所以，治疗面瘫，我认为以13次作为一个疗程，比较适当。

（三）讨论

1. 面瘫的病因虽有内外因之分，但以临床上实际接触到的病例来说，是由内因者居多，单纯为外因的较少，除少数由外伤或外症引起的外，一般都先有内在因素而再感受外邪侵袭而成。

《灵枢·岁露论》篇:“人气血虚，其卫气去，形独居，肌肉减，皮肤纵，腠理开，毛发残，腠理薄，烟垢落，当是之时，遇贼风则其入也深……”。

所以面瘫之成，多为其人气血先虚，营卫失调，以致为风寒所袭，而成面瘫。

2. 面瘫之病，中医认为是类属于不仁不用的疾病，《素问·逆调论》说:“营气虚而不仁，卫气虚而不用。”《素问·痹论》说:“皮肤不营，故不仁。”《素问·风论》也说:“卫气有所凝而不行，故其肉有不仁也”。

所以张仲景说:“邪在于络，肌肉不仁。”盖营气者乃是血中之气，卫气者即人之正气或阳气，《难经·三十二难》说:“血为荣，气为卫，相随上下，谓之荣卫。”《五十难》也说:“营气之行，常与卫气相随。”因此杨士瀛《直指方》说:“气者血之帅，气行则血行，气止则血止。”当风邪趁人气血不足，卫外之阳不固之时，袭入于经络，留而不去，使得卫气有所凝泣不通，于是营血的流行也就发生障碍，面部的肌肉皮肤，无营血为养，则生不仁，无卫气以充，则为不用，以致正气引邪，为对侧无病的肌肉所牵引，㖞僻的症状就发生了。所以气血亏损的人，不致立刻就患面瘫，往往在外受风寒之邪后，症状才突然产生。

3. 针灸之所以能治疗面瘫，是针的刺激能起“通其气血，调其阴阳”的作用，《难经·二十三难》说:“经脉者，行血气，通阴阳，以荣于身也。”《灵枢·本脏》篇也说:“经脉者，所以行血气而营阴阳，濡筋骨，利关节也。”“血和则经脉流行营复阴阳，筋骨劲强，关节清利矣”。

因此，由于经气的不足，营卫的失调，而致风邪内蕴，络脉下陷，经络不通，气血凝泣所发生的面瘫症状，所以利用金属制成的毫针，在与本病相关的经络穴点上进行针刺，通过运用补泻的手法，以蠲邪扶正，推动经气，疏通经脉，调和气血，经脉一经通畅，营卫自然相随，不仁不用的肌肤，也就能渐次恢复正常了。

4. 面瘫的发病年龄及性别关系，以 21 ~ 40 岁者最多，占 49.7%，41 ~ 50 岁者次之，占 19.7%，50 岁以上者最少，占 13.4%，这种发病现象，与中医的理论是相符的，因为面瘫之病，属于中风的轻症，李东垣说:“中风为百病之长……中血脉则口眼㖞斜，中腑则肢节废，中脏则性命危急。”40 岁以下较年轻的人，气血较年老之人为充足，所以其中于风者亦浅，不致深入脏腑，因而发生面瘫，年老之人，气血衰亏，若遇中风，常致深入脏腑，而发生击扑偏枯等重症，此等重病例在统计时未曾列入，故 40 岁以上发病率反而减少。

对男女发病率的统计，男为 56%，女为 44%，相差 12%，男性略多于女性，对这一点，可能和我诊所特约单位的工人性别比例男工较多有关。

5. 从疗效上看，年在 50 岁以上的患者，一般治愈率差，盖由年老血衰的关系。发病在一星期以内即开始针治的疗程短，治愈率高，平均约十次左右可以痊愈。如果发病在一月以上的，则病程长，约须 20 ~ 30 次左右方可治愈。很多病例，因不能及时治疗，往往后遗迎风淌泪、目瞤、视力减退、面肌萎缩，以及下眼睑外翻等症状。

6. 最后一点须提出的，就是在无效的病例中，有数例均是年龄较轻，病程不长，本来很可以有治愈希望的，但因中断治疗，未能坚持，结果无效。与此相对，在痊愈的病例中，一般病程较长，而且治疗效果缓慢，但是由于患者能耐心受治，结果虽针治次数多达60次以上，而终获痊愈。由此对比可以肯定针灸对面瘫的疗效是值得注意的，而在施治过程中医者与病者均须耐心。

按：本文原载《中医杂志》1958年6月号。文中以文献整理到临床应用，理论联系实际，对面瘫的历史记载、发病原理、针灸治疗方法等作了全面的介绍，并还总结了193例病者的临床资料和疗效统计，收到较好的效果，有一定的参考价值。现全文收辑。

十九、哮喘的针灸治疗

哮喘作为病名，是中医后代医家（金元以后的医家）提出来的，包括现代医学所称的“支气管喘息”、“心脏性喘息”。古代医学文献上，有“喘息”和“咳逆上气”的记载，《内经》中，也有很多关于本病的论述。

本文通过温习文献并结合针灸治疗哮喘症116例的疗效观察，对本病的针灸治疗，作一简括的介绍。

（一）古代对哮喘的认识

《素问·脏气法时论》：“肺病者，喘咳逆气，肩背痛，汗出……。”指出病症的发生可影响到肺部周围的肩背疼痛。从针灸的穴位来说，肺经的募穴（中府），在胸前正中线旁开6寸平第一肋间隙处。如果肺有病变

（包括呼吸系统的疾病），它的反应点就会在募穴的地方表现出来，有或胀痛、或不仁等感觉。还有肺的俞穴（肺穴），在背部第三胸椎棘突下，左右各旁开 1 寸 5 分。如果肺有病变，它也会表现出压痛、麻木、坚硬等感觉。古医书中，在背部和胸腹部最重要的经穴，就是与脏腑有关的俞穴和募穴，所以，肺的病变就有影响到肩背部的可能。汗出者，因肺主皮毛，故喘急时容易出汗。

《灵枢·经脉》篇："肺，手太阴之脉，是动则病肺胀满，膨膨而喘咳，缺盆中痛。"指出手太阴的是动病可有喘息的症状。

《素问·大奇论》："肺之壅，喘而两胠满……。"指出胁肋胀满之喘是由于肺气壅塞。

《素问·痹论》："肺痹者，烦满喘而呕。""淫气喘息，痹聚在肺。"所谓肺痹，即风寒湿三气痹聚于肺脏时，其症状可以看到烦躁膺胀满而气喘，喘甚而有呕吐。淫气是膹郁之气，痹指闭阻而言。

《素问·水热穴论》："故水病，下为胕肿大腹，上为喘呼，不得卧者，标本俱病。故肺为喘呼，肾为水肿，肺为逆不得卧。"指出本病可由肾脏病的水肿，因腹水而引起呼吸迫促，古书上所谓水溢高原，肺气不得肃降，故为喘逆。《金匮要略》对这类疾病的阐述尤多，如《肺痈肺痿篇》、《痰饮篇》、《水气篇》等，记载着很多方论，为后世医者所取法。其后如《千金》、《外台》以及历代各家的论述，更不断充实着古人认识的内容。总之，诸气者，属于肺，诸喘者，属于肺，诸气膹郁，也属于肺。

但是这种疾病的标病虽在肺，其本病却和整体分不开，例如："五脏六腑，皆令人咳，不独肺也"（《素问·咳论》），这说明喘咳病非独在肺。又如："劳者喘息，出汗，外内皆越，故气耗矣"（《素问·举痛论》），说明过于劳累伤气也能致喘。再从"有所惊恐，喘出于肺，淫气伤心"（《素问·经脉别论》）来看，更可知受惊则气乱，神越而心气受伤，受恐则伤其肾脏，心肾受病，都可以发生气喘。由此说明，症状虽然表现在肺，而其病因可以涉及到整体。

（二）哮喘的病因和诊断

哮喘的原因很多，宋朝严用和所著的《济生方》中说："六淫所伤，七情所感，或堕坠惊恐，渡水跌仆，饱食过伤，动作用力，遂使脏气不和，营卫失其常度，不能随阴阳出入以成息（一呼一吸谓息），迫促于肺，不得宣通而为喘也。"可见，无论外感、内伤，都可能影响及肺，而成为哮喘发作的原因。其他如金代刘元素、元代李东垣和朱丹溪等，也都有相当详尽的阐述。此外，哮喘的发病还与体质有关，《灵枢·本藏》篇说："肺坚则不病咳上气，肺脆则苦病消瘅，易伤。"这说明，肺气坚则不病咳喘，小儿肺脏娇嫩，有时往往患病后转归为哮喘；而老年人因肾气衰弱，也容易转归为哮喘；至于妇人产后，如调养失宜，也有转归为哮喘的。

后代医家又根据哮喘的症状表现，把"哮"和"喘"作了更精细的分别，而列为两种症状，如：

1.《医学入门》说："呼吸气促者谓喘，喉中有响声者谓哮"。

2.《医宗必读》说："喘者，促促气急，喻喻疾声，张口抬肩，摇身撷肚"。

此外，短气者，呼吸虽急而不能持续，似喘而无痰声，亦不抬肩，但肺壅而不下，类似哮喘，实则非是。

“哮”与“喘”相类，但开口出气之多，有呀呷声，这种气促音，自喉间发出，因痰与气相击而发。这两种症状，当详细加以辨别。

简言之，“喘”主要是气急；“哮”主要是吼声；“短气”是指呼吸的短促。

古人还说：“喘有实喘，有虚喘”，也有阴虚、阳虚。张景岳指出：“实喘者，邪气实也，虚喘者，元气虚也。”实喘症状，气长而有余，胸胀气粗，声高息涌，膨膨然若不能容，惟呼出为快，是邪在肺，脉象多见滑数而有力。虚喘症状，气短而不能续，慌张而气怯，声低息短，惶惶然气若欲断，提之若不能升，吞之若不能及，一种原因，在于肾气不能摄纳，另一原因，在于脾胃运化无权，脉象多微弱无神，如反见浮洪芤大按之即无，为肾败之脉，或往来弦、极大、数、无缓和者，胃败之脉，都是大虚之候。

（三）哮喘的治疗方法

治疗哮喘的药方很多，因不属本文论述范围，故不置议。其治疗方法，一般治实证用解表、发汗、逐痰、利水、攻下等；治虚证则用健脾胃、补肺气、温肾阳及养阴等方法。

总的来说，哮喘的表症，都有一些痰声，因之，治表办法，多数着重于化痰，这种方法，用在实症方面，的确可以救一时之急而得到轻快，但治本的方法，就应当从心、肺、脾、肾各方面查清原因来着手治疗。针灸疗法和内科的用药意义，是完全一致的。

（四）针灸治疗哮喘的文献介绍

针灸治疗哮喘，《内经》上早已提到，其后，《千金方》和《医学纲目》中记载尤多，略举如下：

1.《甲乙经》："咳逆上气，喘不能言，华盖主之。""咳逆上气，唾喘短气不得息，口不能言，膻中主之。""喘不得息，……身胀逆息，不得卧，天府主之。"

2.《千金方》："上气喘逆，短气胸满，灸肺俞……。"

3.《医学纲目》："灸上穴不愈者，可选用膏肓、关元、中脘、足三里、百劳（大椎）、肾俞、魄户、中府、大包、彧中、云门、期门。"

4.《古今医统大全》："喘症璇玑、气海，膻中、期门，背中骨节第七椎下穴，灸三壮，立愈喘气。"

古人对哮喘的治疗，特别重视艾灸。

（五）针灸疗效观察

从1951~1955年，在我们诊所有记录的哮喘症患者计180例，曾经进行过随访的有116例，另外64例，因患者住址更动，或迁赴外埠，以致无法访问。现就116例统计，其中痊愈的（3年内没有发作过），有27例；显著好转的（发作次数减少，或虽然发作但很轻微，也有稍感寒凉而不影响其复发者），有50例；无效的（治疗一次或二次而中断，或症状毫无改变者），39例。

1. 疗效分析

（1）痊愈的27例中，属肺气肿者2例，支气管扩张者1例（都经过医院诊断）。其中男18人，女9人。病程：12年以上3人，10年以上4人，10年以下18人，1年以下2人。年龄：自19岁至56岁。30岁以上14人，30岁以下13人。灸疗：16例，次数1~6次；

针灸并用：1 例，次数 6 次；针治：10 例，次数 1 ~ 33 次。

（2）显著好转的 50 例中，属支气管扩张者 4 例，肺结核者 1 例。其中性别：男 29 人，女 21 人。病史：30 年至 40 年 2 人，10 年以上 18 人，10 年以下 22 人，1 年以下 8 人。年龄：自 11 岁至 74 岁。30 岁以上 38 人，30 岁以下 12 人。灸疗：29 例，次数一般 5 ~ 6 次；针灸并用：1 例，次数 4 次；针治：20 例，次数 1 ~ 45 次。

（3）无效的 39 例中，属支气管炎者 5 例，肺气肿一例。其中男 26 人，女 13 人。病程：30 年以上 2 人，20 年以上 4 人，10 年以上 14 人，10 年以下 17 人，1 年以下 2 人。年龄：自 14 岁至 69 岁。30 岁以上 29 人，30 岁以下 10 人。灸治：21 人，次数 1 ~ 7 次；针灸并用：无；针治：18 人，次数 1 ~ 12 次。

在无效病例中，治疗仅一、二次者，占 34%，这里值得提出的是治疗次数少，并发病比较多，病史一般比较长。

总计

性别：男性 73 例，占 62.93%；女性 43 例，占 37.07%。

病程：30 年以上 4 例，20 年以上 7 例，10 年以上 36 例，10 年以下 57 例，1 年以下 12 例。

年龄：30 岁以上 81 例，30 岁以下 35 例。

治疗：灸治 66 例，针灸并用 2 例，针治 48 例。

选用穴位：大椎、肺俞、膏肓、身柱、风门、大杼、气户、中府、天突、膻中、足三里等 11 穴（见表 19-1）。

表 19-1　选用穴位一览表

选用穴位	所属经络	经穴部位	患者姿势	针刺手法、深浅度及针向	留针时间	艾灸壮，数及炷型	备　注
大椎	督脉	第七颈椎棘突下	正坐俯首	刺二厘米深，针芒直刺，徐进疾出（补）	10～20分钟	3～7壮，中炷灸（明灸）	小肠经、大肠经、三焦经、膀胱经、胃经、胆经、督脉七脉之会
肺俞	膀胱	第三胸椎棘突下，左右各旁开1.5寸	正坐取穴，用开胛法	刺1.6厘米深，针芒向下方斜刺，徐进疾出（补）	10～20分钟	5～7壮，中炷灸（明灸）	为五脏俞。《素问·刺禁论》："刺中肺，三日死，其动为咳"
膏肓	膀胱	第四胸椎棘突下，左右各旁开3寸	正坐取穴，用开胛法	刺1.6厘米深，针芒向下方斜刺，徐进疾出（补）	10～20分钟	5～9壮，中炷灸（明灸）	羸瘦虚损，传尸骨蒸，上气喘逆，瘀病，乾坤生衰，治虚损五劳七伤之要穴
身柱	督脉	第三胸椎棘突下	正坐伏案	刺2厘米深，针芒直刺，徐进疾出（补）	不留针	3～7壮，米粒大（明灸）	

续表

选用穴位	所属经络	经穴部位	患者姿势	针刺手法、深浅度及针向	留针时间	艾灸壮，数及炷型	备　注
风门	膀胱	第二胸椎棘突下，左右各旁开1.5寸	正坐伏案	刺1.7厘米深，针芒向下方斜刺，徐进疾出（补）	10～20分钟	3～7壮，米粒大（明灸）	《图翼》：此穴能泻一身之热，常灸之，可无痈疽疮疥之患
大杼	膀胱	第一胸椎棘突下，左右各旁开1.5寸	正坐伏案	刺2厘米深，针芒向下方斜刺，徐进疾出（补）	10～20分钟	3～7壮，米粒大（明灸）	此穴为骨穴。《明堂》："禁灸"，《资生》："非大急不灸"
气户	胃经	锁骨下缘，前正中线旁开4寸	仰卧垂手	刺1.1厘米深，针芒向上方斜刺，疾进徐出（泻）	不留针	3～7壮，米粒大（明灸）	内为肺脏，注意勿深刺
中府	肺经	前正中线旁开6寸，平第一肋间隙处	仰卧垂手	刺1.5厘米深，针芒向下方斜刺，疾进徐出（泻）	不留针	3～7壮，米粒大（明灸）	为肺募、肺脾之会，宜微针浅刺，防止刺伤肺脏
天突	任脉	胸骨上窝正中	仰卧垂手	刺3厘米深，针芒向下方针刺，疾进徐进（泻）	不留针	3～7壮，米粒大（明灸）	为任脉、阴维之会，《铜人》：针五分，留三呼，针宜直下，得气则泻，不留针

续表

选用穴位	所属经络	经穴部位	患者姿势	针刺手法、深浅度及针向	留针时间	艾灸壮，数及炷型	备　注
膻中	任脉	前正中线、平第四肋间隙处	仰卧垂手	不用针刺		3～7壮，米粒大（明灸）	一名上气海，心包络之募穴，脾、胃、三焦、小肠经四脉之会。《明堂》：“灸七至二七壮，禁针。”《图翼》：“刺之不幸，令人夭”
足三里	胃经	犊鼻穴下3寸，胫骨前嵴外一横指处	正坐垂足	刺4公分深，针芒向下方斜刺，徐进疾出（补）	10～20分钟	7～9壮，中柱灸（明灸）	足阳明之合穴，又回阳九针穴之一，《席弘赋》：“虚喘须灸三里中”

刺法：均平地捻转，下针时注意分天、人、地三部进针，到达一定深度时，用徐疾补泻手法，以求得气，就是针下沉紧，有如鱼吞钩饵的感觉。针具以 30 至 31 号为适当。

以大椎、肺俞、膏肓、气户、中府、天突、足三里为主穴，其他作为配穴。

针刺补泻：以大椎、肺俞、膏肓、身柱、风门、大杼、足三里等七穴为主，虚补实泻，辨证运用。艾灸时，上部灸完后，再灸足三里，它能起两种作用，一可以增加抗体，二可以引火气下泄，不致目赤喉肿。

徐疾补泻与出针：徐进疾出为补，须疾按之；徐进疾出为泻，不必闭穴。

留针时间：须视经穴的特点，疾病的轻重，和体质的强弱来决定，一般 10 ~ 20 分钟，除气户、天突、中府不能留针外，其余都可留针。膻中用灸。

灸疗壮数：一般 3 ~ 9 壮。

艾炷大小：常用中炷灸（绿豆大）、米粒灸两种。

治疗方法：隔姜、隔蒜灸者少，明灸者多，一部分可以针灸并用。

2. 讨论和说明

（1）取穴方面，主要是背及胸部穴位，但古人运用得不够全面，根据经验，多数用灸疗方法。

哮喘发作时，每日或间日针刺天突、中府、肺俞，那就比艾灸疗效强。哮喘未发时，则艾灸效果较优，所以一般以艾灸作为防治，所谓“七年之病，求三年之艾”，这就说明艾灸用于慢性疾病，效果是很好的。

灸治日期，一般 3 日灸一次，每次选取一二穴，5 至 6 次为一个疗程，一个疗程完毕，应停灸一二个月。

经过五、六个疗程之后，疾病可以减轻或痊愈。而且这种疗法在确定部位后，可以在家里自疗，这是灸治的优点。

（2）灸疗必须注意以下几点：

久病体弱、心力不振、大汗亡阳，脉见微细或芤大无根者，不宜灸治。高热者禁灸。患后期肺病、或胸膜积水以及高血压者，不宜灸治。

施灸后，应注意饮食之调节，避免身心过劳。

不宜艾灸的病例，可用毫针调治，选用穴位，并不限于我所介绍的范围，有并发症时，可另选他穴。

上面介绍的11穴，在临床应用上，一般都轮流使用，每次不得超过半数以上，而且要看病者体质的强弱，年龄的大小，和病程的久暂来酌情应用，但遇有特殊情况的，可不受限制。

（3）针刺深浅的问题：

全身穴位，最重要的是胸部俞穴，不能深刺，其次是有血管的部位。在针灸医书上对此记载得很多，但没有肯定的深浅分寸。这一问题，对临床针灸家来说，确有很重要的意义。我们必须明了胸背部穴位的深浅，然后才能避免刺穿内膜，刺中脏器的严重后果。

上面介绍的11个穴位的深浅度，是根据尸体解剖的观察测量而来，测量结果：大椎2厘米，肺俞1.6厘米，膏肓1.6厘米，风门1.7厘米，大杼2厘米，气户1.1厘米，中府1.5厘米，天突3厘米，足三里4厘米。

按：本文原载《上海中医药杂志》1955年2月号。文中综论哮喘的病因、病机和针灸治疗方法，并对116例患者作了疗效统计，有一定参考价值，现对原文略作整理后辑入。至于陆老对哮喘辨证施治的思想和方法，请参阅医案部分哮喘例3则。

二十、痹病的针灸治疗

痹病是临床上的常见病，也是使用针灸疗法最广泛的一种疾病。“痹”的意义，《中藏经》中解释说:“痹者，闭也。”郑玄《易·通志》称:“痹者，气不达为病。”所以凡是气机闭塞不通的疾病，都可以称为“痹病”。如咽喉肿痛闭塞的疾病称为“喉痹”；胸阳不伸，气闭作痛的病称“胸痹”：食不下，吐而复出的病称“食痹”等等。本文就经脉痹阻，气血不通，从而在局部关节、筋肉，皮肤等处出现酸痛冷麻、运动障碍等症状的疾病作一讨论，并将针灸治疗的原则、方法等概括地给予介绍。

（一）沿革

在我国医学文献中，痹病的记载首见于《内经》，如《灵枢·风痹》篇，《素问·痹论》篇，阐述了痹病的病因、病程、症状、预后、转归和治则等问题。《灵枢·经筋》篇中所记载的十二经筋病，统以“痹“字为名，也是痹病的一个重要部分。《灵枢·寿天刚柔》篇和《厥病》篇中论述了“风痹”病的病因和预后，这种痹病在临床上也常可见到。后汉张仲景著《金匮要略》时，将“风痹”病称为“历节”病，并提出了与风痹相类的一种痹病。《中藏经》将血痹并属于“脉痹”，并提了一种“气痹”，认为气结伤肺，生气渐衰而致，类属于“肺痹”的范围。唐宋文献中又有“白虎风”、“痛风”、“鹤膝风”的记载，也属于痹病的范围。金元时代，有人将“白虎”、“历节”、“痛风”三者相并而名为“白虎历节痛风”。此外，还有民间所称的“草鞋风”、“曲池风”、“腿股风”、“漏肩风”、“髀枢痛”、“颊车风”、“竹节风”、“腰腿痛”等根据发病部位命名的病名，从其发病的原因和病理来推求，也属痹病。

（二）病因和发病机制

《素问·痹论》篇中说:“风寒湿三气杂至，合而为痹也。”这是痹病的致病外因。隋·巢元方《诸病源候论》中进一步指出:“痹者，风寒湿三气杂至合而成痹，……由人体虚，故受风邪也。”宋·严用和《济生方》中也说:“风寒湿三气杂至合而为痹，皆因体虚腠理空疏，受风寒湿三气而成。”这是痹病因虚受邪的记载。明·张三锡《医学准绳六要》中认为:“上古多外感，故云三气合而为痹，今人多内伤，气血亏损，湿痰阴火流滞经络，或在四肢，或客腰背，痛不可当，一名白虎历节风是也。”明·虞搏《医学正传》中认为痹病可因:“浊血流注为病。”这二位医家指出痹病除了外感风寒湿邪之外，还有内因存在。

笔者认为,痹病的发生原因:有风寒湿三气袭入而成;有痰浊阴火、死血瘀滞而成,但是其发病的基本原因多由起居失常,劳伤气血,以致经脉空虚,营卫不居,外邪得以乘机袭入;或者由于涉水冒寒,或汗出当风,以及坐卧卑湿之地,风寒湿邪得以侵袭入内;或因酒浆无度,失饥伤饱,脾气受损,痰湿内生,流注经络而成;或为嗜欲不节,精血耗伤,阴虚火盛,血不养筋而来;或则七情郁结,气滞血瘀,经络痹阻而成;又或跌仆挫闪,瘀血滞凝,由外伤而转成。以上这些原因,最后所引起的病理转归,都必然导致经络壅塞,血气不和,于是经气不达,痹病就因此而产生。兹绘示意表如(见表20-1):

表 20-1　痹病发病原因示意表

- 表虚受邪
  - 汗出当风
    - 作业高温，汗出表虚
    - 暑热耗气，汗出正虚
    - 劳作汗出，骤入冷地
  - 露卧当风
    - 卧则卫入于阴，表虚受邪——露卧当风
- 正虚受邪
  - 耗伤正气——正虚受邪
    - 起居失常
    - 劳伤气血
    - 产后出血
    - 病后未复
    - 饥饿
- 邪盛入袭
  - 涉水冒寒
  - 居处卑湿
  - 雨露浸淫
  - 贼风吹袭

（表虚受邪、正虚受邪、邪盛入袭）→ 风寒湿三气壅阻经络

- 风寒湿三气壅阻经络
- 跌仆挫闪，气血瘀滞，经气不和
- 酒浆无度，失饥伤饱 → 脾气受损，痰湿内生，流滞经络
- 嗜欲不节，耗伤精气，阴虚火动，血不养筋
- 七情郁结，气痹血瘀，经络不通

（以上）→ 经气闭塞→痹

至于各种症状的发病机制，《素问·痹论》解释说:“痛者，寒气多也，有寒故痛也。其不痛不仁者，病久入深，荣卫之行濇，经络时疏，故不痛，皮肤不营，故不仁。其寒者，阳气少，阴气多，与病相益，故寒也。其热者，阳气多，阴气少，病气胜，阳乘（原文为“遭”，今从《甲乙》改正）阴，故为痹热。其多汗而濡者，此其湿盛也，阳气少，阴气盛，两气相感，故汗出而濡也。”对于疼痛的发病机制，《素问·举痛论》中有更详细的解释，其文说:“经脉流行不止，环周不休，寒气入经而稽迟，泣而不行，客于脉外则血少，客于脉中则气不通，故卒然而痛。”《举痛论》中还说:“寒气客于脉外则脉寒，脉寒则缩蜷，缩蜷则脉绌急，绌急则外引小络，故卒然而痛，得炅则痛立止。因重中于寒，则痛久矣。”“按之则血气散，故按之痛止。”这是痹病患者喜温恶寒，揉按可以缓解疼痛的原因。若“寒气稽留，炅气从上，则脉充大而血气乱，故痛甚不可按也”，这是某些痹病患者，患肿痛而拒按的发病原理。假使病久而邪气深入，经络闭塞，使荣卫之气运行受阻，于是“荣气虚则不仁，卫气虚则不用”。病者的肢体就会丧失知觉而不能运用。这就是所谓“久痹成痿”~“痹痿”的发病机制。《素问·调经论》中说:“阳虚则外寒，阴虚则内热，阳盛则外热，阴盛则内寒。”阴阳二气的盛衰，在机体可以出现寒热的不同变化。假使病者阳气不足，所中之邪又是寒湿偏胜，两阴相得，阴盛阳虚，就会有肢体或全身怕冷的感觉。如果病者本身是阴虚火旺，阳气偏亢的体质，又遭风寒湿三气外邪所裹束，热为邪闭，不得泄越，于是阳气乘阴，病人就会觉得皮肤灼热，这是热痹病的发病原理。又如病人是中虚湿重，同时更兼表虚而卫阳不固，腠理不密，就会有患肢或全身容易出汗的现象。这些《内经》中讨论的症状机理，在临床上都可以见到。

此外，在痹病的发病过程中，有时肢体上会出现块瘰。这种现象，明代李梴在《医学入门》中认为是风湿、痰火凝滞的缘故，临床上称为胡核风或傀儡风，有似现代医学上所称之“风湿性结节”。但是，在痹病中所见的块瘰，一般都不致溃烂，这一点与“疠风”及“疮疡”不同。

（三）一般症状

痹病的一般症状有：肢体酸痛、麻木、重着、阴冷、拘急、灼热、关节不利、咿轧作响、发生块瘰等。在急性发作时，往往关节红肿，伴有发热，头痛，汗出，甚至发生心悸、气短等内脏疾病的症状。本病的特征是反复发作，每遇阴冷天气为更甚。如果迁延日久，也可以发生肌肉瘦削、关节粗大、运动障碍等后果，甚至造成残废。

（四）病型分类

历代对痹病的分类名目很多，今以《内经》所载为主，结合其他有关文献概述于下：

1. 以疾病性质分类

《灵枢·寿夭刚柔》篇中记载：“病在阳者命曰风，病在阴者命曰痹。病有形而不痛者，阳之类也，无形而痛者，阴之类也，……乍有形，乍无形，加以烦心，……此谓不表不里。”张介宾在《景岳全书》中解释说：“盖三气之合，乃专言痹症之所因也，曰在阳为风，在阴为痹，又分言表里之有殊也。如“风”之与“痹”，本皆感邪所致，但外有表证发热、头痛等证，或得汗即解者是皆有形之谓，此以阳邪在阳分，是即伤寒、中风(《伤寒论》之中风）之属也，故病在阳者命曰“风”。若既受寒邪而初无发热、头痛，又无变证，或有汗，或无汗，而筋骨之痛如故，及延绵不愈而外无表证者，是皆无形之谓，此阴邪直走阴分，即诸痹之属也，故病在阴者命曰痹。其或既有表证，而疼痛又不能忍，此即半表半里，阴阳俱病之症，故阴阳俱病者，命曰“风痹”。又曰:“欲辨其寒热，则多热者方是阳证，无热者便是阴症。”兹据此意，列表如下（见表20-2）:

表20-2　痹病性质分型表

名称	病型	发病	病邪所在	区　别
风痹	阳型	急	阴阳同病	有发热头痛等表证，兼肢体疼痛
痹	阴型	缓	病在阴分	无发热头痛等表证，而仅有肢体疼痛

2. 以病因分类

虽然痹病是由风寒湿三气杂至，相合而成的。但是，随着所中三气之邪的多少（即“偏胜”），临床上可以出现不同的证状。兹归纳《内经》文意，结合历代的见解列表如表20-3。

3. 以疼痛时游走情况分类

《灵枢·周痹》篇中按痹病发作时走注作痛的情况将行痹又分为二类。兹引述如下:

（1）周痹:“在于血脉之中，随脉以上，随脉以下，不能左右，各当其所。”这种痹病的特征，是仅能随着经脉上下走注作痛，不能左右交替地变化。

（2）众痹:“各在其处，更发更止，更居更起，以右应左，以左应右，非能周也，更发更休也。”这类痹病，它的发病特点是左右交替，此起彼愈，愈而再起。

表 20-3　痹病病因分类表

<table>
<tr><th rowspan="2">名称</th><th colspan="2">病　邪</th><th rowspan="2">病　因</th><th rowspan="2">症　状</th></tr>
<tr><th>总因</th><th>偏胜</th></tr>
<tr><td>行痹</td><td rowspan="4">风寒湿三气杂至</td><td>风胜</td><td>谷气不充，饥饿疲乏、或露卧、汗出当风</td><td>上下左右走注作痛，行走不定</td></tr>
<tr><td>痛痹</td><td>寒胜</td><td>荣血不足，卫阳不密、或充寒冒雨，寒邪袭入</td><td>疼痛苦楚，手足拘急，或感冷麻、得热稍减、遇寒愈甚</td></tr>
<tr><td>着痹</td><td>湿胜</td><td>居处卑湿，雨露浸淫、冒露雾涉水、湿自外入；饮食伤胃、嗜酒无度，以致土德不彰，湿由内生</td><td>肢体浮肿，重著，或一处麻痹不仁</td></tr>
<tr><td>热痹</td><td>阳胜</td><td>阴血不足、阳气偏亢、或因湿生热，或脏腑经络先有蓄热，复为外邪所束</td><td>肌肉热极，唇中干燥，筋骨痛不可按、或伴发热</td></tr>
</table>

4. 以受邪组织分类

《素问·痹论》中除了详细论述了由于风寒湿三气入袭所产生的三种痹病外，还依病邪侵袭的不同组织，列述皮、肉、脉、筋、骨五种痹病，并散见于《素问》、《灵枢》其他各篇中。兹结合后代医家的补充列成简表：

此外，《灵枢·经筋》篇中还进一步分十二经筋的痹病，也属于筋痹病的范围，详见经络学专著。

表20-4 不同组织的痹病表

名称	受病组织	症　状
皮痹	皮毛	皮肤麻木，失去知觉
肉痹	肉	肌肉酸痛，板滞，或麻木不仁
脉痹	脉	血脉凝泣，或循脉上下作痛
筋痹	筋	肢体拘急，屈而不伸
骨痹	骨	骨重不举，伸而不能屈

5. 以个别特征分类

这种分类方法是继《内经》之后，历代医家依各种痹病所表现的个别特征为依据，另立名目，先后发展而成为一种独立名称。其中有一部分可能来自民间，这些名称朴素地反映了各类痹病有关症状、部位、形态等的特点。兹择要举述如下：

（1）历节风："由气血衰弱，为风寒所侵，血气凝涩，不得流通，关节诸筋无以滋养，真邪相搏，所历之节皆疼痛，故谓历节风也，甚则使人短气，汗出，肢节不可屈伸"（《圣济总录》）。

（2）白虎风："大都是风寒湿三毒，因虚而入所致，将摄失理，受此风邪，经脉结滞，血气不行，蓄于骨节之间，或在四肢，肉色不变，其疾昼静夜发，发即彻髓，酸痛乍歇，其痛如虎啮，故名白虎。"（《外台秘要》）

（3）鹤膝风：由于阴虚，寒湿侵于下部而成，上下腿细，惟膝关节肿大，形如鹤膝。

（4）环跳风（又名髀枢痛）：髀枢（髋关节）部疼痛，举步跛足。

(5) 腿股风：腿连股部疼痛，沿膀胱经或胆经上下走注，其中牵连腰部作痛的，称为“腰腿痛”。

(6) 鞋带风：足跗（踝关节）肿或痛，行履不便。

(7) 草鞋风：足部肿痛、酸重，不能步履。

(8) 漏肩风（肩痹）：肩或连项背作痛，臂不能举，甚则固着如凝，称为“肩凝”。

(9) 曲池风：肘痛拘急，屈伸不利。

(10) 阳池风：腕部肿痛，屈腕不利。

(11) 鸡爪风：见于久患手指部痹病的患者。五指卷曲，形如鸡爪。

(12) 颊车风：牙关紧急，咀嚼作痛，甚则不能张口。

(13) 竹节风：腰脊疼痛，僵直，不能弯曲，脊柱形似竹节。

(14) 胡桃风：起块如桃核，痛而不溃，又名桃核风。

(15) 痿痹：久痹经络衰枯，气血不利，肢体枯萎，骨弱筋挛，甚至知觉丧失。

（五）脉象和舌象

1. 痹病的脉象

《脉经》称：“涩而紧”。《脉诀》称：“浮涩而紧”。《玉机微义》称：“大而涩”。都认为“濇”脉是痹病的主脉。但临床所见却不多，须灵活对待。一般而论，如偏于浮缓的是风邪偏胜；浮数的是风热；浮紧的是风寒；浮而濡的是风湿；浮紧而兼数的，寒邪化热；洪大而数的，湿热为患：细而兼数的，是阴虚火旺；细而兼濡的，是气血两亏。弦而滑的，常是挟痰之证。

2. 痹病的舌苔

寒重则苔白滑；湿重则苔厚腻；挟热或化热则舌苔转黄；阴虚津少则质光绛。

（六）转归和预后

1. 转归

《素问·痹论》篇中说："五脏皆合，病久不去，内舍于其合也。"认为五脏之气分别和人体体表部皮、肉、脉、筋、骨之气相通。如果留滞在体表的病邪久久不能清除，在表不解，或者重感于三气之邪，就可以通过经络入传内脏，成为五脏的痹病。下面根据《素问·痹论》篇原意，结合后代医家的补充，列表介绍之：如果风寒湿三气内侵于腑，入膀胱则为胞痹，入小肠则为肠痹，其症状如下（见表20-5）：

表20-5 五脏痹症状表

名称	症　状
肾痹	腹胀，足胫痿弱，不能支持体重，坐卧席席，不能行动，脊柱骨弱，不能支持头部的重力，证见脊骨高耸，头部低垂
肺痹	烦躁，胸闷，气喘，呕吐
心痹	血脉不通，烦躁，心下鼓满，突然发生气急而喘息，喉嗌干燥，常常噫气，厥气上逆，就会发生恐惧
肝痹	晚上睡眠时会惊觉，喜欢饮水，小便频数，少腹肿大如怀孕状
脾痹	四肢无力而懈惰，咳嗽，呕吐，噎膈不能食

胞痹：少腹膀胱处按之有压痛，并有灼热感，小便短而涩，上面鼻流清涕。

肠痹：多饮水而小便不利，如果正气和邪气在肠胃中交争，也可以发生飧泄。

2. 预后

本病顽固难治。《素问·痹论》中指出："其留筋骨间者疼久，其留皮肤间者易已"。临床所见也与《内经》所论相符，即新病邪浅易治，久病邪深难治。而且久患痹病，骨枯肉萎，还可以转变为痿病。

痹病对生命的影响一般并不严重。但是《素问·痹论》中指出："其入脏者死"。凡是痹病邪入内脏的，也可以危及生命，尤其在病邪内犯心脏时，预后更为险恶，即所谓"心伤则神去，神去则死矣"。

此外，对风痹病来说，《灵枢·厥论》篇中记载："风痹淫泺，病不可已者，足如履冰，时如入汤中，股胫淫泺，烦心，头痛，时呕，时闷，眩已汗出，久则目眩，悲以喜恐，短气不乐，不出三年死。"也可作为临床参考。

（七）类证鉴别

1. 中风偏枯与痹病的区别（见表20-6）：

表20-6 偏枯与痹病鉴别表

中风偏枯	痹　病
1. 风热痰浊壅塞经络而成	1. 风寒湿三气杂至，闭塞经络而成
2. 为继发性，多有暴仆昏迷史，可兼口眼歪斜	2. 多原发性，无暴仆昏迷病史，间由发热，外伤转成
3. 发病兼一手一足，并必在同侧，固定不变	3. 发病不固定，常为单一手足，或某一关节、经络、肌肉、皮部，并有流走的倾向
4. 患肢多见麻木不仁，没有疼痛	4. 以疼痛为主，可不兼有麻木
5. 患肢仅可浮肿，而无红肿	5. 可出现红肿热痛等症

2. 痿病和痹病的区别（见表20-7）：

表20-7 痿病与痹病鉴别表

痿　病	痹　病
1. 由于虚热伤津，湿热伤胃，以及肺热叶焦，津液不能布护而成，多属内伤	1. 由于风寒湿三气杂至，流注经络，经气闭塞而成，多为外感
2. 手足痿软，不能自主	2. 仅见软弱，但能自主运动
3. 多兼麻木，甚则割切不痛，无红肿现象	3. 以疼痛为主，可兼红肿，麻木不若痿症严重
4. 肌肉瘦削	4. 早期无肌肉瘦削，晚期关节变形

3. 脚气病和痹病的区别（见表20-8）：

表20-8 脚气病和痹病鉴别表

脚 气 病	痹　病
1. 由湿气为患兼有内湿或外湿的不同原因	1. 由风寒湿三气杂至，流至经络，脉气闭塞而成，多为外因
2. 仅出现下肢软弱，行动无力，或肿或不肿，多兼麻木	2. 四肢均可发生，以疼痛为主，可兼红肿
3. 多发生在夏秋湿季	3. 四季均可发生，但每遇阴冷天气转剧

（八）针灸治疗

1. 治疗原则

《素问·痹论》中说："五脏有俞（指手足三阴经脉的俞土穴），六府有合（指位在足三阳经上的六府之合，详见《经气的探讨》一文），循脉之分，各有所发，各随其过，则病瘳也。" 这就是说五脏的痹病取本经的俞穴来治疗，膀胱的胞痹和大小肠的肠痹可以用合穴委中和上、下巨虚来治疗。如果病在躯体，视病变所在，沿着经脉所过，循经选穴。这是治痹的选穴原则。

《灵枢·周痹》篇："黄帝曰：愿闻众痹，……岐伯对曰：刺此者，痛虽已止，必刺其处，勿令复起。"即治疗众痹必须注意巩固疗效。又说："愿闻周痹何如……岐伯对曰：痛从上下者，先刺其下以遏之，后刺其上以脱之。痛从下上者，先刺其上以遏之，后刺其下以脱之。……故刺痹者，必先循切其上下之大经（原文作六经，今从《甲乙经》改正），视其虚实，及大络之血，结而不通，及虚而脉陷空者而调之，熨而通之，其瘈坚，转引而行之。"就是说针刺治疗循脉上下，走注作痛的周痹病，必须注意疼痛出现的先后，先刺疼痛首先出现处，后刺疼痛转移之处。如果是一般的痹病，在针刺之前必须先运用切诊，按诊病部所属的主要经脉，审视经脉的虚实和络脉的血结现象，脉虚而空陷者须用补法，寒凝而气不通者须用温灸或温熨的方法；其筋和脉瘛急者，必须用针引导其气使之纵缓。络脉郁血者，必刺络出血。这是治痹的一般原则。

《灵枢·经筋》篇："治在燔针劫刺，以知为数，以痛为输。"这是指治疗筋肉的痹痛病，可以采用火针的方法，针刺必须以得气为度，并可取用压痛点作为腧穴。这是治疗筋肉痹的针刺和选穴原则。

2. 治疗方法

《内经》中针刺治痹的方法集中地记载在《灵枢·官针》篇，兹按用途分类介绍于下。

（1）针对病位的针刺方法

刺皮痹：浅刺，用于病变局部。

毛刺（九刺之一）："刺浮痹皮肤也"。是指浅刺皮肤表面，以治疗皮痹的方法，类似目前的皮肤针法。

半刺（五刺之一）："浅内而疾发针，无针伤肉，如拔毛状，以取皮气。"即快速刺入，快速出针，刺入皮下，以治疗皮痹的方法。

直针刺（十二刺之一）："引皮乃刺之，以治寒气之浅者也"，即用手夹起皮肤后将针刺入皮下的一种针刺方法。用来治疗病邪较深的皮痹病。运用这种手法也可以结合多向透刺法，参阅"合谷刺"。

刺肉痹：深刺，用于病变局部。

浮刺（十二刺之一）："傍入而浮之，以治肌急而寒者。"即进针横向肌层透刺的方法。直针刺横刺皮下，本法横刺浅层肌，用来治疗寒邪在于肌肉而致肌肉板滞拘急的肌痹病。运用这种手法时，也可以与合谷刺结合，作多向透刺。

分刺（九刺之一）："刺分肉之间也"。是指刺深层肌的一种刺法，用来治疗肌痹，运用时与合谷刺相结合。

合谷刺（五刺之一）："左右鸡足，针于分肉之间，以取肌痹。"即刺在肌层之中，多向透刺，形如鸡足的一种刺法，用于治疗肌痹病。

刺脉痹：循脉而刺。

经刺（九刺之一）："刺大经结络之经分也"。是指循经脉所过处有结聚（如郁血、硬结、压痛等）的地方取穴深刺，针达经分，以治脉痹。

络刺（九刺之一）："刺小络之血脉也。"即刺小络出血以治痹病的方法。《灵枢·经脉》篇："诸刺络脉者，必刺其结上甚血者，虽无结，急取之，以泻其邪而出其血，留之发为痹也。"目前称刺络出血，也用于治疗一般的痹病。

刺筋痹：深刺，用于病变局部。

关刺（五刺之一）："直刺左右尽筋上，以取筋痹。"直刺进针，深达关节附近的尽筋（肌腱附着于骨面处），上下提插，左右捻转，用来治疗筋痹病，多用于肌腱附着点有压痛处。

恢刺（十二刺之一）："直刺傍之举之，前后恢筋急，以治筋痹。"即从肌腱的傍侧刺入，直向肌腱，一前一后，多向透刺，并须反复进退、提插，以缓解肌腱挛缩的症状。

刺骨痹：深刺，用于病变局部。

输刺（五刺之一）："直入直出，深内之至骨，以取骨痹。"是垂直深刺，针达骨骼和关节，以治疗骨痹病的方法。应与短刺法结合运用。

短刺（十二刺之一）："刺骨痹，稍摇而深之，致针骨所，以上下摩骨也。"在进针深刺时，边摇边进，深达骨骼或关节部。然后上下提插，以加强针感，是治疗骨痹病时常用的手法。

（2）针对病机的针刺方法

多针刺

齐刺（十二刺之一）："直入一，傍入二，以治寒气小深者。"这是一种三针齐刺的方法，多用于痹病的压痛点或有深部压痛处。

扬刺（十二刺之一）："正内一，傍内四，而浮之，以治寒气之搏大者也。"这是五针齐刺的方法，在压痛或病痛部中央直刺一针，在其压痛或病痛部周界的上下左右各刺入一针，针尖斜向中央，多用于压痛范围较大而较为表浅的痹病。

傍针刺（十二刺之一）：“直刺傍刺各一，以治留痹久居者也。”这是二针同刺的方法，一针垂直深刺，再在近旁斜向刺入一针，针尖刺达前者针旁，以扩大针刺的感应，加强针刺的效果，也多用于压痛明显处。

间歇刺

报刺（十二刺之一）：“刺痛无常处也，上下行者，直内无拔针，以左手随病所按之，乃出针复刺也。”这是一种专治循脉上下作痛，痛无常处的周痹病的方法。针刺入穴内，在留针的过程中，施用摄法以宣散气血，然后出针，于其经脉的上下方进针再刺。宜与《灵枢·周痹》篇原文互相参阅。

温热刺

焠刺（十二刺之一）：“刺燔针则取痹也。”即先将针在火上烧红，然后快速刺入，迅即拔出的方法，即近代所用的火针，多用于治疗寒痹病。

3. 后世刺痹手法

元明时期，针灸学发展了许多综合的复式手法，其中有些是专为治痹而设，有些电可用来治疗痹病的某种症状。如祛除阴寒的烧山火法也可用来治疗寒痹症的阴冷顽麻；清热泻火的透天凉手法也可以用来治疗风痹的表证和热痹的内热；提气法能治肢体顽麻不仁，也可用于痹症：龙虎交战法有住痛的作用，在治疗痹痛时也有效；俱有行气行血作用的龙（青龙摆尾）虎（白虎摇头）龟（苍龟探穴）凤（赤凤迎源）四法，古人统称为通关过节法，即专为痹病而设。还有通关交经法和关节交经法，也是治疗痹病的专用手法。

4. 选穴处方举例

治疗痹病，主要是针对不同部位的痹病选取穴位，本人常用的穴位如下：

颊车风：下关、颊车、角孙、内庭、合谷。

竹节风：华佗、夹脊、肾俞、委中、昆仑。

腰痹：肾俞、腰阳关、上窌、次窌、委中。

漏肩风：肩髃、肩窌、肩俞①、肩内俞②、曲池、合谷。

曲池风：曲池、尺泽、天井、合谷。

阳池风：阳池、阳溪、外关、合谷。

鸡爪风：外关、侧四缝③、八邪。

环跳风：环跳、居窌、秩边、阳陵泉、丘墟。

鹤膝风：内外膝眼、阳陵泉、阴陵泉、鹤顶（灸）。

鞋带风：解溪、商丘、丘墟。

草鞋风：昆仑、京骨、公孙、然谷。

腿股风：环跳、秩边、殷门、承扶、委中、阳陵泉、丘墟。

除此之外，还应辨别病因，酌用祛除病因的穴位。举例如下：

祛风：外关、合谷、风池、风门。

除寒：然谷、大椎、关元。

燥湿：阴陵泉、足三里、复溜。

清热：大椎、合谷、曲池、阳陵泉。

解郁：内关、神门、行间。

降痰：内关、丰隆。

益精：志室、太溪、关元。

---

①注：①、②参见后医案之部“肩痹”例。

②注：③陆老经验穴位在两手第二指关节的两侧横纹端，每手8穴，左右计16穴。

（九）几个有关的问题

1. 针刺手法与部位

针刺治痹，除须辨清病因外，还须辨清病邪侵犯在什么组织，在皮、在肉、在筋、在骨，然后遵循《灵枢·终始》篇中："（病）在骨守骨，（病）在筋守筋"的原则，分别选用《灵枢·官针》篇中的各种针刺方法。

2. 针刺补泻手法的运用

由于痹病是经气为邪所闭，痹阻不通而致，病在营卫运行之不畅，所以本人主张施用疏调营卫的手法为主，（即《针灸问对》捻转补泻法和针芒迎顺补泻法），尤以捻转补泻更为适宜。至于补法或泻法的运用，本人认为当视病情虚实，病程的久暂来掌握。一般初病，邪壅脉实，当用泻法；久病经络空虚，兼有枯萎者，宜泻中寓补，或单用补法。捻转补泻和提插补泻的结合同用也很重要。因为气血的运行需要阳气的推送，补阳能起行气行血的作用，适于脉气壅滞的虚寒病；泻阳能使流行疾薄的气血因之而徐缓，适于阳热亢盛的热痹病。临床之际，可以视病情的需要，灵活掌握。

3. 刺灸与火罐的选择和运用

根据《内经》"凝涩者，致气以温之"的施治原则，治痹一般均宜应用温针，温灸、温熨等方法（唯热痹病和风痹病不用）。所以火罐也可应用，一般可用在压痛明显处，有活血祛瘀的作用。在骨突不平和有毛发处，往往不能吸拔火罐，可以先贴上一个面饼，然后吸拔。

按：本文系根据陆老平时讲课的提纲整理而成。对痹病的沿革、病因、病机、分类、转归、预后、鉴别和治疗都有详细的论述，很有参考价值，现全文收辑。

二十一、对麻风病的认识和治疗

麻风，俗名大麻风，或癞病、大风疮，《内经》中称为“疠风”。历代文献也都有记述，均认为是一种难治的固疾。唐代医家孙思邈在《千金要方》中曾说：“余尝手疗六百余人，瘥者十分有一，……此疾一得，远者不过十年皆死，近者五六岁而亡”。足见此疾是一种十分严重的疾病。兹就本人学习中的体会结合个人经验，简要介绍如下：

（一）病因

《素问·风论》中首先记载说：“风气与太阳俱入，行诸脉俞，散于分肉之间，与卫气相干，其道不利，故使肌肉愤䐜而有疡，卫气有所凝而不行，故其肉有不仁也”。“疠者，有荣气热腐，其气不清，故使鼻柱坏而色败，皮肤疡溃，风寒客于脉而不去，名曰疠风”。这就是说：风气从足太阳经而侵入，自背而下，经五脏六腑在足太阳经的背俞穴，而行于诸经经脉，散入于分肉之间，邪气和卫气相遇而搏击，搏击则卫气留而不行，风邪壅聚，其道不利，所以使肌肉愤然䐜胀，而成疠疡。卫气凝泣而不行，分肉腠理无气以温养，所以皮肉麻木不仁。若风寒客于血脉，留而不去，郁久化热，热胜则化血腐肉，所以皮肤疡溃，鼻柱败坏，五官堕废，指肢脱落，以至死亡。

后代医家对麻风病因有了更多认识，如明代李梴认为：①因风毒，或汗出解衣入水，或酒后当风；②因湿毒，或坐卧湿地，或冒雨露；③因传染（见《医学入门》）。这是对麻风发病外因的论述。此外，李梴还说：

“内伤饮食，热毒过甚，大寒大热，房劳秽污，以致火动血热，外感风寒而发”。这是内外相兼的病因论述。本人认为，麻风之成，在外必是中了天地间杀厉之气，就是所谓风毒，或者中了湿毒、瘴疠之气。由于我国南方地气潮湿郁厉，所以我国两广、云贵等地，麻风患者最多。另外传染也是一个重要的外来因素。

外因的侵入，往往在人体谨避不善的情况下，如新沐、酒后、汗出之际，腠理开疏之时，或者露天宿夜，当卫气夜行于阴，不司卫外作用之时，则风毒就容易乘机侵入。或者坐卧湿地，湿毒得以入侵皮毛，转入荣卫。总的来说，外邪之入侵必在人体正虚之时。

不仅如此，麻风之成，往往还兼有热邪，没有热邪，肌肤何至腐败，鼻柱何至塌陷。化热的原因不外两种：

1. 风湿邪毒，郁于经络，久而不泻，积而化热。

2. 过食炙烩，内伤饮食则生胃火；气郁则生肺火；暴怒则生肝火；忧思则生心火；房劳则生肾火，内火炽盛，火动血热，挟风而为风火，挟湿则为湿热，薰腐肌肤，疠风之症，由此而成。

（二）症状

有关疠风病症状的记载，隋代巢元方《诸病源候论》中论述较详，有36种风病和72症的类别，临床所见，初起身上虚痒，或起白屑、紫云，如癜风然，或发紫泡疙瘩流脓。皮死麻木不仁，脉死血溃成脓，肉死割切不痛，筋死手足缓纵，骨死鼻梁崩塌，或则眉落眼昏，唇翻声哑，甚至蚀伤眼目，腐烂玉茎，挛拳肢体，以至于死。本病依不同症状的表现，可分如下类型：

1. 大麻风：是疠风各症的总称，初起时面生白屑，有疙瘩，渐渐发疮，上下遍身，最为恶疾。

2. 紫云风：属心经受病。初起如波斯桔样，日久其形如霞如云，非癣非疥，时作痒痛，久则高肿，渐作麻木。

3. 白练风：属肺经受病。初起如花癣样，旋发疮，皮肤落。

4. 鸡皮风：初起如鸡皮样，肤发麻木，周身骨髓热极恶风发痒。

5. 雁爪风：形如雁爪成片，或散或聚，春秋发作，日久血不贯通，指节脱落，亦属肺经。

6. 鹅口风：阳明经病。初起时口生热疮，如雪口疳状，久之诸阳热毒涌聚于面，仍入大肠，血热成疯。

7. 热麻风：初起皮肤风痒，久则遍身发癞，如火丹样，痛痒难忍。

8. 冷麻风：初起除面身肢体发冷麻外，或形如云片，或细点如疹，经常麻木不仁，见风则痒。

9. 紫癜风：面身忽发紫色，如桔皮样，或起麻痹，针刺不痛，内有恶血，后成疠风。

10. 傀儡风：起块如梅核，色红或白，因内有虚热，毒蒸皮肤所致，日久作溃。

11. 云片风：初起如云片，麻木不仁，色盛低陷者，内受风寒所致。

12. 印连风：初起面色发云片，血红如火丹色，肌肤烙热，肠胃蕴热，肝血受病，久成疠风。

以上诸类型，都是由于疠风所入脏腑不同而致。此外，古代文献中还有：自上而下者为顺风，气分之病；自下而上者为逆风，血分之病；上下同病者，气血同病，病多险恶的认识，并可作为临床辨证的参考。

（三）治疗

治疗疠风，《素问·长刺节论》中指出："病大风，骨节重，须眉堕，名曰大风，刺其肌肉，故汗出百日，刺骨髓，汗出百日，凡二百日须眉生而止针"。《灵枢·四时气》中也有"疠风者，素刺其肿上，已刺，以锐针针其处，按出其恶气，肿尽乃止"。

明代薛己医案中曾指出："疠疡当知有变有类之不同，而治法有汗、有下、有砭刺、有攻补之不一。盖兼证当审轻重，变证当察先后，类证当详真伪，而汗下砭刺攻补之法，又当量其人之虚实，究其病之源委而施治之，盖虚者形气虚，实者病气实而形气虚也"。所以治疗大法，可以说不外一汗、二刺、三下。当然由于兼证、变证、类证的不同，还应兼用清法、和法、补法等等。兹结合本人经验，简述如下：

1. 治疗大法

（1）由于疠风之成，有为风毒而成，风毒入内，闭塞玄府，邪无从出，留于血络之间，郁而化热，焦骨伤筋，腐肌坏肉，皆因邪气郁久之故，所以首当汗以解之。《内经》所说，"汗出百日"，意指可以不止一次发汗。发汗之法，一般多以辛温之剂为多，但治疠风，由于其兼热邪，所以不能应用温燥之品，当然也可用辛凉之药，这是汗法的要旨。

（2）湿热郁于肠胃，患在脏腑，当用下法。若风湿不去，蒸蒸发热、肌体黑紫，精血消烁，驱之当从大便，然后渐渐调养，使胃气充畅，则病体才有转机。

（3）邪气入客，荣卫留止，正邪相搏于络脉之中，留而不泻，发为傀儡，所以必须用砭刺之法，泻去恶血邪毒，恶血既去，邪毒随散，病亦可治。

2. 常用方例

(1) 发汗用方

浮萍丸：取紫背浮萍，隔帘晒干，烧灰淋汁，熬成霜，每两加朱砂、皂矾各八钱（24克），共研拌匀，入瓦罐内封固，文武火煨三炷香时，冷后取出，细研为丸备用，每次五分（1.5克），数日一服。

(2) 泻下用方

方应丸：锦大黄四两半（13.5克），酒蒸，大皂角四两半煨热去弦筋，捣为丸，每服一钱（3克），空心开水送下。

(3) 祛风杀虫用方

润肌搜风丸：苦参酒浸、五加皮酒浸、胡麻各一斤（500克），白蒺藜、防风、荆芥、独活、海风藤、白芷，薄荷、升麻炒，各二两（100克），川芎、当归、苍术、僵蚕、蔓荆子，各一两（50克），羌活、连翘、蝉蜕、甘草节、木瓜，各五钱（15克），朱砂三钱（9克），雄黄、血竭，各五钱（15克）。上药研末，炼蜜为丸，早晚各服三钱（9克），开水送下。可结合浮萍丸同服。

蕲蛇丸：蕲蛇、全蝎、胡麻、皂角、防风、荆芥、羌活、白芷、当归、川芎、僵蚕、穿山甲、益母草、枫子霜，各等分，共研末，炼蜜为丸，每服三钱（9克），早晚温开水送下。

换肌驱风丸：蕲蛇酒浸一宿，去鳞骨、苦参酒浸、大枫子去油、壳、防风、川芎、白芷、羌活、荆芥，各二两（100克）。上药共研为末，红米饭捣和为丸，如桐子大，早晚各服一钱（3克），开水送下，数日后服二钱（6克），渐加至三钱（9克），服药数日后用洗风汤一次，次日自晨至午不得进餐，得饥甚，用炒糖三两（9

克），拌饭食之。

（4）外用方

洗方——洗风汤：天麻叶、栀子、地肤子、桃树皮、槐树头、木楞藤、青柳枝、臭梧桐，十大功劳叶，各一斤（500克）。煎汤洗至汗出，一月三次。

擦药：水银、雷丸、樟脑、青盐、银朱、宫粉、密陀僧、当归、铜青、轻粉，各二钱（6克），枯矾二两（100克），枫子肉四两（200克）、土槿皮一斤（500克），水十二碗，浓煎汁一碗，加姜汁一盅，调擦患处。或制成油膏擦患处。

松脂丹：嫩松脂三斤（1500克）、以松毛衬甑，铺松香在上，滚汤蒸至松香烊化于锅中，取投冷水，如此三次，为末备用。宜于止痒。

（5）常用砭刺穴

八邪穴：

身八邪：即肩井双、风门双、肺俞双、曲泽双。

面八邪：即大都双、上都双、中都双、下都双。

足八邪：即八风。

冲阳、委中、龈交均泻，后二者刺出血。

疙瘩、麻木处用小儿针叩刺出血，一日一次。

（6）注意事项

麻风初起时，当先用汗法，若从下上者，或病势凶急者，兼用下法，至隔天施用针刺法，内服润肌搜风丸，或蕲蛇丸，身痒者，可用松脂丹擦敷。

若病势已成，则须用换肌驱风丸或蕲蛇丸，并用大麻风擦药外敷，并用洗风汤沐洗。若已破溃者，局部不宜砭刺。

若病势渐退则须兼用清补之剂，养血培元，以巩固疗效。

此外，对麻风病患者，还须进行隔离，并须忌滋腻炙烩助火之物，戒色欲、远人事、清心寡欲，慎避风寒，这样治疗才能收功。

按： 本文系陆老讲课材料，精简实用，可法可则，特予选辑。然麻风之症究系难治之疾，临证运用还须化裁。并须持有恒心，而忌急切求功，见异思迁。可与医案中所载验例互参。

二十二、针灸临床体会点滴

本文仅就毫针、温针、五行学说在针灸临床上应用的一些问题，谈谈个人体会。

（一）谈谈毫针

关于针具，古时有九针的分别（九针：一镵针、二员针、三锓针、四锋针、五铍针、六员利针、七毫针、八长针、九大针）。目前我国所常用的有粗细二种。粗针是指直径在1/4公分左右，长约20公分的金属针具；细针乃取法于古时的毫针，改良而成。现今市上出售的类号很多，粗细长短均有，目前应用比较广泛。

《灵枢·九针论》："七曰毫针，取法于毫毛，长一寸六分，主寒热痛痹在络者也"。《灵枢·刺节真邪》篇："刺寒者，用毫针也"。《甲乙经·九针九变十二节刺五邪》篇："毫针者，取法于毫毛，长一寸六分，令尖如蚊虻啄，静以徐往，微以久留，正气因之，真邪俱往，出针而养，主以治痛痹在络者也，故曰病痹气补而去之者，取之毫针"。根据以上文献看来，古人一致认为毫针适用于寒邪痛痹之浅在络脉者，但我认为毫针的适应范围，远不是那样狭窄。毫针细如毫毛（约相当于目前30~32号针）尖如蚊虻之喙，相当圆利；长一寸六分，修短适度，故能搓转自如，提插应手，较之其他针具，有徐缓和平，不伤正气的特点，所以我觉得古法九针，虽各有所宜，但用途之广，首推毫针。

中医治病，是从整体观念出发的，除了主张积极祛邪外，还强调扶正，不能伤正。《素问·五常政大论》说:“病有新久，方有大小，有毒无毒，固宜常制矣，大毒治病，十去其六，常毒治病，十去其七，小毒治病，十去其八，无毒治病，十去其九，谷肉果菜，食养尽之，无使过之，伤其正也”。虽然这是对药物而言，但“无使过之，伤其正也”的告诫同样适用于针灸方面，因此古人对针刺深浅，补泻的法度，言之甚详，并郑重地垂示后人不能刺泻过度，以免伤正。盖“邪之所凑，正气必虚”，人体之所以感受外邪侵袭，多在正气虚损，抗病力低落之时，所以治疗上攻邪之时应避免伤正。此外，针灸本身会造成创伤，每针一穴，必然要使病人该部的组织受伤，毫针既以纤细见长，在施术过程中，给病人所造成的创伤也必然比其他针具轻微。清·《医宗金鉴》对毫针的评价有“养正除邪在徐缓，静入徐出邪正安”，又有“凡正气不足之人，用此针之”之议，可见，古人也认为毫针补泻兼宜，养正而能蠲邪，其适应范围之广，当可想见了。

由于毫针纤细灵活，捻转时肌腠损伤较少，所以比其他针具安全，可用于针治全身各穴，无论腹背头面，手足四肢，都可应用。盖所谓三百六十五气穴者，皆神气游行，营卫出入之所，其下或为筋骨血肉，或为五脏六腑，均是人体重要的部位，证诸现代解剖学，在穴位的下面，常有神经干、血管、肌腱内脏等分布，故其重要可知；医生施术得当，一针中穴，往往沉疴立起；但因针具不合，技术未谙，而发生事故的也不在少数；轻者大伤其元气，重者立毙于针下。近年来国内一些针灸伤亡事故的报告，其中由于针具选择不当的也为数不鲜。惟有毫针，纤细徐缓，即或不慎刺到血管内脏，也不致造成严重创伤，危及生命。就是若干禁针的穴位，本人在临床上用毫针刺之，也并无不良反应。对此，承淡安先生在《中国针灸学》上也有同样看法，先生曾说："今日针家所用之针，仅为0.2～0.4毫米之细针，比以前之针要小六倍至十倍，故古人认为禁针穴，每有行之反得良好之效果者，亦有不发生恶影响者，日本若干针家，谓今日之针细，不论如何之部位，皆可刺云……"，可见毫针宜于全身各穴。虽然如此，但对一般不懂解剖，技术未娴，没有丰富经验的针灸医生来说，仍应恪守古训，不可轻视穴禁，以免造成事故。总之，毫针比之粗针，在安全程度上要稳妥可靠得多。

因为毫针的针体柔细，在捻运搓转时阻力极小，同时进穴容易，毫不费力，使病人减轻不少痛苦，从而消除其对针灸的畏惧心理。

毫针虽具以上许多优点，但是由于针体细软，容易弯曲，必须勤练指力腕力，俟纯熟后才能进退自如；此外，针芒不宜过锐，应稍带圆形，否则也容易使病人发生痛感。针体如有伤痕，就该摒弃不用，平时应细加检查，以免进针后发生折针事故。必须泻血的疾病，毫针就不适用，而应采用锋针。（按：锋针其刃三隅，即今之三棱针）。

此外如刺深邪远痹，肌肉丰厚的部位，毫针太短太细也不适用。当取长针，长针就是目前的环跳针。《内经》记载的式样可能和现在的有些出入，《灵枢·九针十二原》篇："长针者，锋利身薄，可以取远痹"。《九针论》篇："八曰长针……长七寸，主取深邪远痹者也"。根据《灵枢》"身薄"二字来理解长针，则针形应该是扁的，但是这样的针具捻转上很有困难，如何能取深邪远痹呢？本人查考了《甲乙》、《太素》等书，均是一气相承，都称"身薄"，又似乎不能疑为衍文。张景岳的《类经图翼》，吴谦的《医宗金鉴》，大约也感到"身薄"二字的不妥，而将其改成"长其身"了。

长针一般应用在病邪深藏，痹气远居的疾病，和肌肉丰厚的部位。目前市上所售者，粗细均有，细的（30号左右）实际上就是毫针加长了它的针体而已，其作用当然也和毫针一样，但是病邪深处，十分纤细的毫针，攻泻力弱，不易引导邪气外出，所以如髀枢痛等就应采用比较粗的长针了，（约28～26号），但是由于针体的较粗，肌腠损伤较多，因此必须掌握疾病的虚实，病人的体质。凡正气已虚，老弱妇孺，仍当审慎，不可过度提插，或者仍用较长的细毫针为妥。

（二）温针

1. 温针的起源

温针的出处问题，历来没有准确的查考，明杨继洲著《针灸大成》中有一段节录王节斋的话说："近有为温针者，乃楚人之法，其法针穴上以香白芷作圆饼套针上，以艾灸之，多以取效……"王节斋亦明人，其称"近有温针者"，似乎温针之法流行已晚在元明之季，其实温针早在汉时已有盛行，张仲景著《伤寒论》中，就曾不止一次地提到温针，例如："太阳病三日，已发汗，若吐、若下、若温针仍不解者，此为坏病……”。“太阳伤寒者，加温针必惊也。”……

仲景乃后汉楚人，其籍贯适与节斋所称“楚人之法”相合，故今之温针似可信为古之遗法。《灵枢·官针》篇在九刺中，有一种叫焠刺的，其文曰：“焠刺者，刺燔针则取痹也”。《灵枢·经筋》篇对诸经筋痹症均用“燔针”，和目前临床上治疗痹症时采用温针的方法相同，明代吴昆《素问》注中说：“燔针者，内针之后，以火燔之暖耳，不必赤也；焠针者，用火先赤其针，而后刺，不但暖也，此治寒痹之在骨也”。从吴昆所举燔针的操作方法上看来，古之燔针可能就是目前的温针，所略有异者，不过燔针是以火取暖，温针是用艾加温，惟在使用的燃料上似乎有些差别而已，其实原理是一样的。至于焠针，杨继洲《针灸大成》中也有记载说：“火针即焠针，频以麻油蘸其针，灯上烧令其红，用方有功……”，据此，则燔针即温针，焠针即火针，似可统一了。

2. 温针的应用

温针和灸法是截然不同的。温针的作用是取其温暖，使病人不觉其烫，借以帮助针力之不足，给以适当的温通作用；而灸法是借艾火之力，振阳温经而起陷下，发挥祛散阴寒的效能。所以，临床上温针只要取其温暖即可，不需烧之灼热，这一点和灸法是根本不同的。

温针适宜于六淫之邪（风、寒、暑、湿、燥、火）侵袭而致的疾病，如冷麻不仁，走注酸痛，关节不利，经络壅滞，肿胀腹满，瘫、痪、痿、痹四大重症，以及久病经络空虚，荣卫之气不调等病，效果显著，特别对一切慢性疾病之属阴寒者，更为相宜。除高热，肝阳、心悸、惊恐、抽筋、震颤、癫痫、喘息等等阴虚症，以及不能留针的病人外，都可适用。

但是使用温针时艾炷不宜过大过多，一般只须灸一壮（如枣核大）就够了。目前一般病家往往要求烧得热，灸得多，也有的医家主张将艾球包于针柄上，与皮肤面靠近（约离二三分），必灸至内部感热为止，独不思在知觉已失常态的痿痹病身上，待灸至内部感热，往往外面的皮肤已经灼伤，轻者针处红赤，重则溃烂，非唯达不到治病目的，反而增加病人痛苦，所谓得不偿失，殊有失温针温通经脉之意。

此外，温针的灸壮多少和艾炷大小，与针具的质料，针体的长短粗细也都有关系，例如粗针、短针、银针等传热较快，艾炷宜小；长针、细针、钢针等传热较慢，艾炷不妨稍大。总而言之，须视金属针质的热传导系数大小而灵活掌握。

最后是否施用温针就不要用补泻手法了呢？补泻手法是针灸治病的基础，针尾加温，调其荣卫之气，不过是在补虚泻实后起了辅助作用，目的在帮助针力的不足，所以手法的运用，仍是不可偏废，否则舍本求末，是不可能达到预期疗效的。

（三）五行学说在临床上应用的价值

众所周知，祖国医学的基本内容，是以阴阳五行哲学理论为基础，来奠定整体观念的治疗法则的。阴阳五行学说，是古代的一种朴素的辩证唯物论。古人通过观察、比拟、推求、实践等过程，将其应用于人体，发展成为中医学理论体系，用它来解释机体的生理和疾病现象，说明体内五脏六腑、营卫气血间的对立统一关系。

直到今天，仍有一定实践意义。可是近来有很多人认为阴阳五行学说玄虚奥妙，主张予以废弃。我以为阴阳五行学说既然是祖国医学理论体系的基础，在临床上又有其一定指导实践的价值，若一旦摒弃不用，势必会将祖国医学完整的体系割裂得支离破碎，结果造成不可弥补的损失。所以我想和大家重点讨论一下五行学说在针灸临床上应用的价值问题。

1. 五行与五腧穴

所谓“五腧穴”，就是指十二经脉中井、荥、俞、经、合五穴而言。古人观察到气血在人体经脉内流行的情况，将经脉内气血多少的不同，比之为地理上的十二条河流，就是“经水”；又将脉气自肢体远端出发，渐流渐深的趋势，比之为自然界万川归海的状况。《灵枢·经水》篇说：“经脉十二者，外合于十二经水，而内属于五脏六腑，夫十二经水者，其大小、深浅、广狭、远近各不同，五脏六腑之高下、大小，受谷之多少亦不等”。《海论》篇也说：“人亦有四海十二经水，经水者，皆注于海”。这就是用宇宙间统一的自然现象类比和理解人类生理的朴素唯物观。古人通过这些观察，把气血在经脉中由小而大的流行现象，配合肘膝以下的若干重要穴位，命名为井、荥、俞、经、合。《灵枢·九针十二原》篇对此五穴的命名解释道：“所出为井，所溜为荥，所注为俞，所行为经，所入为合”。这五个穴位因为是气血流经的重要地方，所以在临床上应用得非常广泛，下面仅将其与五行配合应用的问题提出来研究一下。

《难经·六十四难》曰：“阴井木，阳井金；阴荥火，阳荥水；阴俞土，阳俞木；阴经金，阳经火；阴合水，阳合土。十二经起于井穴，阴井木，故阴井木生阴荥火，阴荥火生阴俞土，阴俞土生阴经金，阴经金生阴合水；阳井为金，故阳井金生阳荥水，阳荥水生阳俞木，阳俞木生阳经火，阳经火生阳合土”（见表22-1）。

表22-1

阳经—	金→	水→	木→	火→	土
	|	|	|	|	|
五俞穴—	井→	荥→	俞→	经→	合
	↓	↓	↓	↓	↓
阴经→	木→	火→	土→	金→	水

注：直的箭头表示五腧穴所属的五行和相克的关系，横的箭头表示相生的关系。

上面的图表，概括地说明了《六十四难》的意义，但是为什么阴井是水，而阳井却是金呢？从阴阳交泰的观点来看，就是阴根于阳，阳根于阴，阴阳互根的道理；《六十四难》还说：“阴阳皆不同，其意何也？然，是刚柔之事也；阴井乙木，阳井庚金，阳井庚，庚者乙之刚也；阴井乙，乙者庚之柔也；乙为木，故言阴井木也，庚为金，故言阳井金也；余皆仿此。”根据上文的解释，也是说由于阴阳刚柔之理，阳为刚，阴为柔，庚属阳，乙属阴，阴阳之交，乙庚相配而生金，所以阳井属金。六腑为阳，所出之井为庚金，庚金者大肠也，腑以大肠为先，这就是阳经第一穴是井金之理。乙者木也，为庚金之柔也，五脏属阴，所出之井为乙木，乙木属肝，脏以肝木为首，这也就是阴经第一穴是井木之理。其他阳荥水，阴荥火，阳俞木，阴俞土，阳井火，阴井金，阳合土；阴合水，表面上均是阳经的穴位克制阴经的穴位，但乙庚相合、丁壬相合、甲己相合、丙辛相合、戊癸相合，阳者为刚，阴者为柔，刚柔相济，夫妻相配，体现了阴阳互根之理。

在运用五行穴（即五腧穴）之前，还须明确十二经络阴阳五行的相配，及五行生克的规律，兹表解如下（见表22-2）：

表22-2　脏腑经络表里阴阳五行相配表

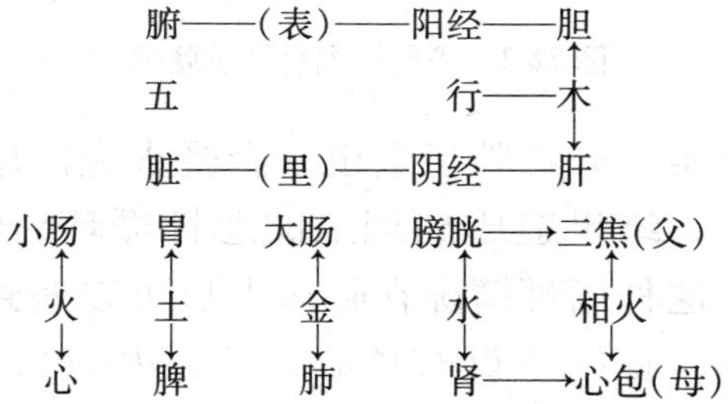

上表所示，脏腑表里阴阳五行各有所属，惟阳经纳入三焦，为阳气之父，寄于阳经；阴经纳入包络，为阴血之母，寄于阴经，同属相火（图22-1）：

右图外面双线顺时针箭头表示相生，内部五角星单线箭头表示相克。

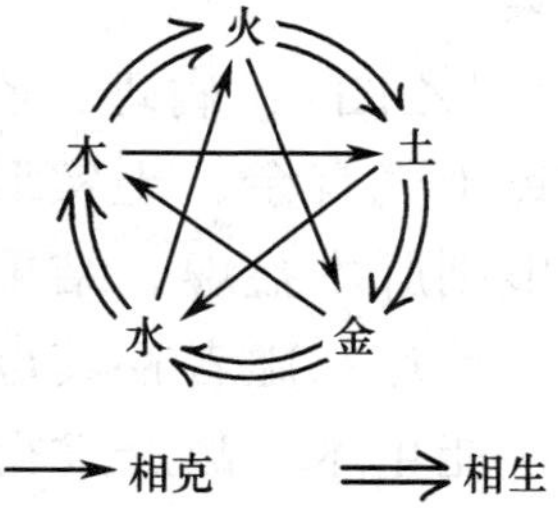

图22-1　五行相生相克示意图

理解了以上一些问题后，可以讨论五行在针灸临床上实际应用的问题了。《难经·六十九难》曰："虚者补其母，实者泻其子。"这就是众所周知的"子母补泻法"，兹图解如下（图22-2）：

上面两图皆以肝木为例。甲图表示在肝木病实症时的病理和治疗情况；乙图表示在肝木病虚症时的病理和治疗情况，现分别说明之：

"甲图"：病理：在木实的情况下，火得木之余气，

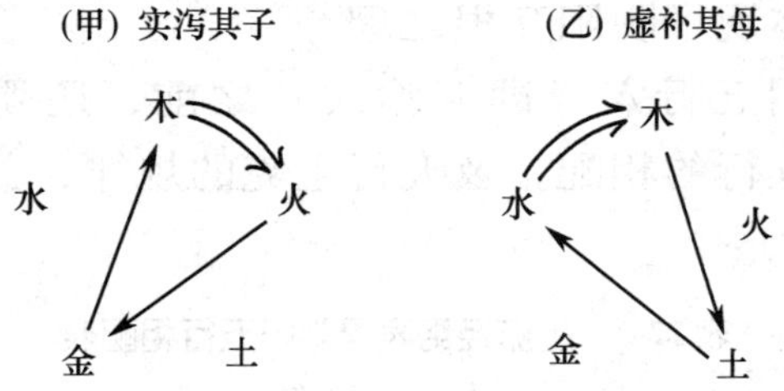

图 22-2　子母补泻机理示意图

亦必因之而实，火者胜于金也，金受火克而虚，则木无所制而更实，结果造成病理上的恶性循环，转辗不已，不能平衡；这种病理情况在临床上也可以遇到，例如在肝郁的病人，往往主诉有烦心，（心火旺），叹息，干咳（火凌金）等症状，就是此故。

治疗：古人主张用泻子的方法来打破以上的恶性循环，泻子就是泻火，火受治而衰，则不凌金，金无制则坚能克木，木受金制，则不能实矣，因此就产生了治疗效果。

"乙图"：病理：在木虚的病例中，由于木不制土而致土气有余，土实胜水，故肾水必亏，水者木之母，母虚则肝木益虚，结果形成恶性病理循环。

治疗：虚者补其母，就是将木母肾水补之使实，则水，能生木，故肝虚得治；木不虚则土受制，而无犯于水，因此水亦不亏，生木不已，所以虚补其母，五行得以平衡。

2. 五腧穴的应用

子母补泻的应用，就是配合五腧穴而处方取穴的，例如在肝经病实时，实泻其子，可以取泻本经的火穴（行间），也可取子经（心经）的火穴（子穴劳宫）泻之；若肝经虚时，当补其母肾水，可取肾经的水穴

（阴谷）及本经的水穴（曲泉）补之；在必要时，也可适当配用表经的五腧穴位，以加强疗效，方法也同上。下面举出一个具体病案为例：

某，女性，年35岁，家庭妇女，已婚。

主诉：食欲不佳，心下作痛已一月余。

经过：病者素患贫血，平时心悸易怒；一月半前因与邻居吵架，动怒啼哭，当晚未进饮食，次日感觉胸闷，饮食不甘，心下时时隐痛，嗳气，大便不畅，时而下利，日久不愈。

检查：舌根厚腻，舌质红绛，脉象弦数，身体消瘦，面色青白，言语时情绪激动。

处方：行间⁻，大都⁺，中脘⁺，天枢⁻。

手法：提插、补泻。

疗效：诊治四次而愈。

讨论：血者肝之养，肝血不足，则木少滋荣，肝者，体阴而用阳，其性主动主升，在志为怒，肝阴不足，肝阳则亢，亢则其气升逆，故病者善怒，心者血之主，血虚则心无以承，无以承则乱动而为悸。今以暴怒拂郁，肝气横逆，志不得伸，遂致木实侮土，土德不运，故胸闷纳呆，心下隐痛。胃者脾之腑，水谷之海，脾气不化，食积于胃，传邪于大肠，故令大便时秘时溏。脉象弦数者知肝气盛也，舌根厚腻者，以有食积也。所以治用疏肝健脾，逐垢通肠之法。取肝经荥火穴（行间）泻之，以去肝实（实泻其子）；脾经荥火穴（大都）补之，以治脾虚（虚补其母）；佐以中脘（胃募），健运中州之气，开郁解闷；泻天枢（大肠募）以通腑气，而逐肠胃之积垢，故能使阴阳平秘，而收厥效。

除了“子母补泻”以外，还有一种“泻南补北”法，《难经·七十五难》曰:“经言东方实，西方虚，泻南方，补北方，何谓也？然，金木水火土，当更相平。东方木也，西方金也，木欲实，金当平之，火欲实，水当平之，土欲实，木当平之，金欲实，火当平之，水欲实，土当平之。东方肝也，则知肝实，西方肺也，则知肺虚。泻南方火，补北方水；南方火，火者木之子也，北方水，水者木之母也；水胜火；子能令母实，母能令子虚。故泻火补水，欲令金‘不’（衍文）得平木也”。

这段经文中“南方火”至“母能令子虚”一节各家意见纷纭，尤其对“子能令母实，母能令子虚”二句最不统一。本人查阅了数家注解，惟以李东垣所论，较为恰当，其言曰:“子能令母实一句言病因也，母能令子虚一句言治法也，其意盖曰，火为木之子，子助其母，使之过分而为病；今将何以处之，惟有补水泻火之治而已，补水者，何谓也，盖水为木之母，若补水之虚，使力可胜火，火势退而木势亦退，此则虚子之义”。据此，将泻南补北机理示意如下图（图22-3）。

（甲）病理：火为木之子，木实则火亦实，火势炎盛则必灼金，金受火侮，虚不胜木，故木实金虚，转辗而成病理循环，火（子）助木（母）使实，所以说：“子能令母实”。

（乙）治疗：补水以制火，复泻之以灭其焰，火衰而不烁金，则金虚得治，金坚而能制木，木因而平，水为木母，补水制火而木势得退，故曰:“母能令子虚”。

本人的理解，在木实金虚的病理机转下，木实生火是肯定的，火实克金也是必然的，所以治疗上泻火救金，以制肝木，这是实泻其子之法，但是金虚何以不补

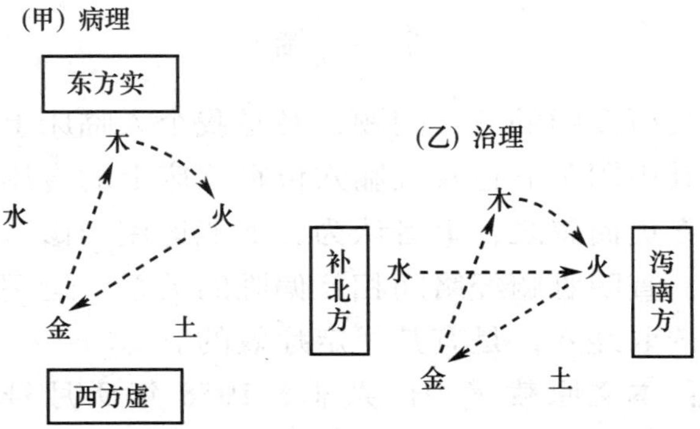

图 22-3　泻南补北机理示意图

土母呢？因金虚则水亏，木实则土虚，在这样的情况下，直接补土，使之生金，我以为也未始不可，虽然补土有制水之忌（因水亏），但土受木侮已虚，就是补之也不过使之平复而已，不至偏胜而起克水作用。秦越人不补土而益水，其故何在？读《金匮》有："见肝之病，知肝传脾，当先实脾。……脾王四时，不受邪，即勿补之"之论，始悟越人之意其在于此。土既不病，补之使实，则犯克水之忌，故取补于水，乃权宜之变法。据上推论，列表如下（见表 22-3）。

表 22-3　泻南补北法推衍变化一览表

病机	疗法	并现条件
木实金虚	补水泻火	土平无恙
火实水虚	补木泻土	金平无恙
土实木虚	补火泻金	水平无恙
金实火虚	补土泻水	木平无恙
水实土虚	补金泻木	火平无恙

小　　结

本文所介绍的三个问题，乃是我个人临床上的点滴体会。其中阴阳五行及五腧穴位在临床上的应用，近人都以其玄奥而忽之，笔者认为，如能运用四诊八纲，确切诊断，查明脏腑经络间相互偏胜的关系，运用五行生克之理选取经穴，是有其一定疗效的。

按：本文原载《中医杂志》1958 年 9 月号。文中讨论了毫针、温针，以及五行生克在针灸临床上应用的价值等三个问题。有较大的参考价值。现全文收辑。

医　案

类中风（4 例）

【例一】 陈某，男，45 岁，干部。会诊案。1963 年 5 月 29 日。

痱中经年，三月前曾复中，近来诸症虽已次第减轻，血压亦趋正常，但左臂肘、腕、指节麻木发胀，有拘挛之象，握拳无力，持物尤艰，兼见眩晕，偏右头疼，泛恶心悸，喜温暖，恶风寒。切脉右寸关弦滑尺大，左脉濡而小弦，额厌脉右盛于左，冲阳脉盛，太溪尚静，太冲弦细，舌苔薄滑。病者素体肥硕，属气虚痰湿之质，更因操心过甚，心火虚张，复因水亏，木失涵荣，木火同升，肝阳化火生风，挟痰湿上扰清旷，流窜窍络所致。按脉论证，属上实下虚，左右偏胜，尚幸虚里、脐下二部均无动悸，且冲阳旺盛，足征中土无恙，纵有泛恶之证，实系肝木侮土而来。综上迹象，拟标本并施，以滋水柔肝治本，疏泄厥阳治标。

处方：①额厌 -，双　风池 -，双　太冲 -，双　丰隆 -，双　太溪 +，双　复溜 +，双

②肩髃、臂臑、手三里、合谷、外关、八斜、（右泻左补）

手法：捻转为主，提插为辅。

治疗后如左右寸口脉取得平衡，第二组穴位针刺单取左侧，继用泻法，以祛邪扶正。

疗程：针刺十二次为一个疗程，疗程完毕，休息二周后进入第二疗程，再休息二周，进入第三疗程。

针灸期间中药外洗以辅助治疗。

外洗方：生川乌 15 克　生草乌 15 克　红花 15 克　归尾 24 克　威灵仙 30 克　川桂枝 15 克　桑枝 30 克　川断 30 克　桑寄生 30 克　秦艽 30 克　留行子 15 克　乳香 15 克

上味用陈酒和水各半煎洗左臂及手指部分，日 1～2 次，洗后如感舒适，可继续配药洗用，一料药可用数天。

摄生方面：嘱其耐心疗养，避免身心过劳，睡眠充足，少吃肥猪肉，多食素油、蔬菜之类，禁忌烟酒。

按：本例病者，年逾六八，肾气渐衰，水亏木旺，更兼胖硕，而气虚痰湿之质。迩因烦劳用心，以致五志气火交并于上，内风鼓动，痰湿上扰，而成此症。寸口脉右大于左，颔厌脉右侧偏盛，是右实左虚，阴阳偏胜之象，故陆老用泻右补左之法调治。其中①方偏重于治本，泻颔厌、风池，以泄浮越之虚阳，而清空窍之邪浊；泻太冲以平肝潜阳，泻丰隆以降痰浊；补太溪、复溜以滋水涵木。②方侧重于疏通经络，调和左右之阴阳偏胜，取穴以受病经为主，以病侧寸口脉右大于左，故施右泻左补之法，并用祛风活血之中药熏洗患肢，以加强疏通经络的作用。

【例二】　严某，男，58 岁。会诊案。

素体丰硕，痰湿滋生，风阳上扰，时有眩晕，右侧肢体行动不力，筋脉拘急，膝腘为甚，行履而须扶杖，言语无蹇涩之象，寐象时酣时艰，面红下肢寒冷，小溲频数有不禁之感，病起五年，目前尚属稳定，切脉寸口弦紧带滑，颔厌、耳门脉大于足三脉。而又太冲较大，太溪细弱，冲阳脉平，脐下无动悸，舌苔薄黄腻，按脉论证属上盛下虚之疾，须防复中，虽患者伴有多年痹症宿疾，指节挛屈，关节肿大，然揆度缓急，当以防治类中为先。

处方：①风池－，双　颔厌－，双　丰隆－，双　行间－，双　太溪＋，双　足三里＋，双　涌泉双

②环跳、阳陵泉、侠溪、肩髃、曲池、合谷，（左泻右补）二次治左，一次治右，先取病侧，后用健侧。

手法：捻转、提插，足三里用针向行气法，使气下行至足跗。涌泉用雷火针灸10分钟。

辅治：抱木茯神9克　远志6克　白蒺藜9克　广郁金5克　天麻5克　蝎尾3克　赤白芍各9克　煨益智9克　磁石30克（先入）　伸筋草9克　七剂

按：本例病者，亦为肥硕气虚痰浊之体质，同为水亏木旺，肝风化火之症，所异者，面红眩晕，下肢厥冷，颔厌、耳门，大于足三脉（即指太冲脉、太溪脉、冲阳脉而言），故陆老断为“上实下虚”之症。风阳未平，气火在上，痰湿之浊，随风升涌，故陆老认为还须防止复中。虽病者兼有痹症宿疾，然而揆度缓急，当以防治类中为先，即所谓“谨详察间（缓）甚（急），以意调之。间者并行（兼治），甚者独行（先治）”，（《灵枢·病本》篇）之意。所以，陆老在滋水柔肝，熄风化浊的基础上，运用了“上实下虚”，“引而下之”之法。①方泻风池、颔厌清泄清旷之浮阳；泻丰隆以降痰化浊；泻行间以平肝熄风；补太溪以滋水涵木，均与前例略同，唯本例加用足三里施针向行气法，使气下行至足跗，既能导气火下降，又因足阳明之脉从头走足，

针向下刺兼有补胃气，旋运中州之效，从而使清浊之气升降得宜；灸涌泉地才穴，亦是引导厥阳气火下降的措施，此是针对上实下虚的病理情况而设。②方用穴在于疏调病肢经脉，采用补病侧，泻健侧之古法（见《针灸大成·治症总要》），以疏调气血之偏胜，因病者症起五年，久病经络气虚，故病侧用补而健侧用泻。此例左右侧穴同用与前例调整左右脉偏胜之意不同，本例意在调整左右侧肢体之功能，故二次针病侧，一次针健侧，先针病侧，后针健侧，初病健侧补、病侧泻；久病健侧泻、病侧补。这是陆老对《灵枢·官针》篇中"巨刺"法的化裁运用。

【例三】 许某，女，59 岁。龙华门诊卡：80065。

初诊：1963 年 8 月 30 日。

类中已三月，经治疗症状次递轻减，但右侧肢体仍麻木不仁，举动无力，舌强语謇，情绪急躁，胸脘痞闷，胃纳不香，脉弦细苔薄黄，病系肝肾两亏，内风扇动，挟痰浊阻塞窍络，治当柔肝息风，舒筋化浊。

处方：风池 -，双　风府 -　肩髃 -，右　曲池 -，右　阴陵泉 -，右　阳陵泉 -，右　丰隆 -，双　三阴交 +，双　丘墟 -，右　行间 -，双　蠡沟 -，双

手法：捻转提插。

二诊：1963 年 9 月 2 日，症状如前，原方再进。

处方：风池 -，双　风府 -　肩髃 -，右　曲池 -，右　内关 -，双　阴阳陵泉 -，右　足三里 +，双　三阴交 +，双　丘墟 -，右　行间 -，双

手法：捻转提插。

辅助治疗：抱木茯神 9 克　竹沥半夏 12 克　陈皮 5 克　胆星 9 克　天麻 5 克　白蒺藜 9 克　夏枯草 9 克

川续断9克　怀牛膝12克　谷芽9克　白蔻衣3克　枳壳5克　×4帖

五诊：1963年9月12日，肢体稍能抬动，目视䀮䀮，两耳失聪，脉弦细而数，舌苔薄腻，仍拟原方出入。

处方：风池－，双　肩髃－，右　曲池－，右　合谷－，右　足三里＋，双　三阴交＋，双　商丘－，右　支沟－，双　听会－，双　瞳子髎－，双

手法：捻转补泻。

6～12诊，均宗前方，12诊后停治二周，继续第二疗程，治疗中，诸症逐渐减轻，经治三个疗程后，语清、耳聪、行动自如，而获痊愈。

按：本例亦为肝肾不足，虚风内动之症，但无明显左右脉偏胜，上下虚实之象，故陆老用一般方法施治。泻风池、风府、行间、蠡沟以祛风平肝；泻丰隆以降痰浊；补三阴交以滋阴潜阳，佐以右肩髃、曲池、合谷、阳陵泉、丘墟用泻法以祛邪通络。二诊加用内关、足三里以和胃健脾，此是针对病者胸闷，纳谷不香之症而设，三诊更用支沟（双）、听会（双）以治二耳失听，加瞳子髎（双）以治目视不明，此是对症加减用法。

【例四】　徐某，男，50岁。

形体肥胖，血压高，忽然右侧肢痿软，头昏而晕，两目模糊，言语略有不清，脉象弦虚，舌苔光剥，乃肾阴久虚，肝阳亢盛所致，治拟抑肝阳、固肾元，水足火自灭也。

处方：阴包＋，右　曲泉＋，右　中封＋，右　行间－，双　肾俞＋，双　关元俞＋，双　命门＋，双　关元＋，双

手法：捻转提插。

针治二月而痊。

按：《内经》论“中风”，有“风痱”、“偏枯”之分；后代医家则分为“中脏”、“中腑”、“中经络”等。本例病者神志清醒，仅有肢体痿软，此“风痱”或“中经”之症。陆老按脉论证，诊断肾阴虚而肝阳亢，以无神昏志乱、闭脱之症，故拟图本治源，为施抑肝滋肾之法。补阴包，水经水穴，滋水以降火；补曲泉，木经水穴，滋水以涵木；补中封，肝经金穴，扶金以抑木；泻行间，肝经荥火穴，以泄肝阳；加补肾俞，亦滋水之意，补命门、关元，益元以防暴脱。此是陆老治痱中的典型例子。

讨论

中风一病为针灸临床常见者。其病早见于《内经》，以其见症，而有“仆击偏枯”之名，迨至张仲景始名为“中风”。至明代王安道，提出“因于风者，真中风；因于火、因于气、因于湿者，类中风”之区别。后人概称外因虚风贼邪而致者为真中风，内因火动、气虚、痰湿而致者为类中风。前举三例，均属阴虚火动，或兼痰湿者，故均类中风之属，为目前临床所常见者。陆老对类中风之治法，认为首须辨别脱闭，若目瞪口呆、牙关紧闭、肢体僵硬、喉中曳锯、鼻鼾气粗、面赤唇红、脉来洪大者，是气火升浮，痰涎壅塞之实症闭症。治当开窍泄热，引导阴阳，可刺人中、百会、十宣、颊车、承浆等穴，也可用《卫生宝鉴》“大接经法”，注：从阴引阳，从阳引阴，以调和阴阳之偏胜。若神志模糊、目合口开、手不握固、声嘶气促、脉息细微、舌短面青、自汗淋漓，二便自遗者，真元式微之虚症脱症，治当固护元阳。若兼面赤头摇、鼻翼煽动，循墙摸壁等症，是元气大虚，龙雷暴动之症，须防脱变，当引火归原。均可灸治气海、关元、中极、神阙等穴。闭症虽重，治之合法，可免于危，脱症命若游丝，往往危在旦夕。凡病者由脱转闭者为顺，可有好转之望；由闭转脱者为逆，往往重危不治。也有闭脱相兼者，如半身以上见闭症，半身以下见脱症，则须开窍与固脱兼顾，泻火与固元同用。

注：《卫生宝鉴》大接经法："从阳引阴"法：按足太阳、足少阴、手厥阴、手少阳、足少阳、足厥阴、手太阴、手阳明、足阳明、足太阴、手少阴、手太阳次序，分别取用各经井穴，泻阴经补阳经，宜于阴盛阳衰的病例。"从阴引阳"法：按手太阴、手阳明、足太阴、手少阴、手太阳、足太阳、足少阴、手厥阴、手少阳、足阳明、足少阳、足厥阴次序，分别取用各经井穴，泻阳经补阴经，宜于阳盛阴衰的病例。

耳鸣（1 例）

王某，男，21 岁。门诊号：70023。

初诊：1964 年 10 月 6 日初诊。

三年前因跌仆伤及头部，当时曾昏迷 2～3 分钟。二年前踢球时又撞伤头部，迄今终日头昏作胀，记忆力减退。半年前剃头时头部受冷风吹袭，自后经常耳内风鸣，兼有眩晕，听力未减，曾经西医五官科检查，据称"阴性"。舌质淡红，脉弦，太冲、太溪脉大小相仿。症由髓海不足，宗脉空虚，为风邪所袭，正邪相击，以故鸣响不已。治拟疏通经气，以宁听神。

处方：听宫 -，双　听会 -，双　翳风 -，双　中渚双
侠溪 -，双

手法：捻转手法，留针5分钟。

二诊：治疗后自感轻快，惟劳累后仍感眩鸣。脉来弦滑，舌苔薄润。病系肝肾两亏，风邪袭于少阳宗脉之分所致，本在少阴厥阴，标在阳明少阳，治拟标本同调。奈久病正虚，疗治非易，除治疗外，宜多调养。

处方：肝俞+，双　肾俞+，双　听宫-，双　听会-，双　中渚-，双　侠溪-，双

手法：捻转、提插，不留针。

三诊：又针治三次，针后能保持二、三天效果，过后耳鸣又增，头晕亦加，甚时视物模糊，针已见效，但未巩固，再从前治。

处方：肝俞+，双　肾俞+，双　听宫-，双　听会-，双　中渚-，双　侠溪-，双

手法：捻转、提插，不留针。

四诊：针刺14次以来，精神渐振，耳鸣时轻时重，鸣声转细。脉濡细，舌苔薄滑，质淡嫩。少阳气火渐降、风邪渐清，唯肝肾不足，精气不能上济于耳，再从培补肝肾入手。

处方：肝俞+，双　肾俞+，双　翳风干，双　听会-，双　太溪+，双　曲泉+，双　合谷+，双

手法：捻转、提插，不留针。

五诊：迭投培补肝肾，疏泄少阳引阳明精气上济之法，睡眠渐酣，耳鸣轻减。脉转缓，舌苔薄滑，再拟前方续治，手法同前。

六诊：疗效渐趋稳定，睡眠良好，脉舌无变化，再宗前法。

处方、手法同上。

按：耳鸣之疾，早见于《内经》。《灵枢》论耳鸣

有谓："上气不足耳为之苦鸣"，"髓海不足，则脑转耳鸣"，胃中空，则宗脉虚"，"脉有所竭，故耳鸣"，又有"一阳独啸（耳鸣），少阳厥也"等论述。前三者皆为虚症，独后者气逆而鸣属实。后代医家论耳鸣之原因，有正虚为风邪所袭，正邪相搏而鸣者；有肾气不足，宗脉空虚而鸣者；有痰火上升，搏击清空而鸣者；有肾精不足，阴虚火动而鸣者。并有"痰火而鸣者其鸣盛；肾虚而鸣者其鸣微"，"鸣者聋之渐也"的说法。本例患者先伤头部，二年来头昏作胀，记忆减退，是髓海不足之象，尔后病起于新沐当风，是宗脉空虚为风邪所袭之故。邪与正搏，鼓击耳窍，是为致病之因。陆师取听宫、听会、翳风，施行捻转泻法以泄耳窍之邪，而疏经络之气，取中渚手少阳之荥，侠溪足少阳之荥，此"荥输治外经"之意，而手足少阳同用，冀收"同气相求"之功。故一诊鸣减。二诊仍宗前法，诊得劳累后眩鸣仍作，辨为肝肾两亏，故加肝俞、肾俞，施提插补法，以培补肝肾。四诊以前均同此法，症情逐渐改善，但鸣声转细，脉来濡细，是气火渐降，风邪已清而邪去正虚，精气不能上济之象，故陆师改翳风为先泻后补，加合谷补之以引阳明经气上注宗脉，补太溪肾原，曲泉肝合（水生木）以加强培补肝肾之力，最后经治十七次后鸣止症愈。

耳聋（2例）

【例一】 范某，女，29岁，干部。龙华门诊号257。

初诊：1963年5月24日。

近二月来，左耳失聪、左颞颅部胀痛，时有眩晕，夜寐多梦，纳谷不香，舌胖苔薄，切脉弦数，太冲大于冲阳，颔厌大于太溪。症系肾水不足，肝胆之相火浮越，挟痰浊乘袭清空之窍而致。治宜滋水柔肝，息风开窍。

处方：翳风－，左　听会－，左　听宫－，左　颔厌－，左　丝竹空－，左　中渚－，左　太冲－，双　太溪＋，双

手法：捻转补泻。

二诊：经针治，头痛大减，耳聋亦轻，颔厌脉静，唯太冲仍大于冲阳，舌胖苔薄，再拟前法续进。

处方：翳风－，左　听会－，左　颔厌－，左　丝竹空－，左　中渚－，左　太冲－，双　肾俞＋，双

手法：捻转补泻。

三诊：头痛如啄，左耳听觉减而复增。脉弦滑，舌胖苔薄白。治拟前法以观其效。

处方：颔厌－，左　听宫－，左　听会－，左　翳风－，左　风池－，右　中渚－，左　太冲－，双　太溪＋，双

手法：捻转补泻。

辅助治疗：耳聋左慈丸二两，每日早晚各服二钱，温开水下。

结果：三诊后病人再未来，于6月3日随访。谓前针治三次，并服药丸后，耳聋头痛已愈。

按：先贤有谓："肝病气逆，则头痛耳聋"。以胆附于肝，而足少阳之脉上贯耳中，若肾阴不足，木失滋养，则肝气时动，化火挟痰循少阳之经上扰清窍，故致左侧头痛，耳聋。太冲大于冲阳，木实之象，颔厌大于太溪，上实下虚之疾。陆师取翳风、听会、听宫以疏通耳窍，配中渚，是标本同治之法。泻颔厌、丝竹空以疏侧头脉气，泻太冲以泻肝火，补太溪、肾俞滋水以涵肝木。三诊泻风池，是疏泻上潜之风阳，佐左慈丸，重镇

潜阳，补肾纳气之品，治之而愈。

【例二】 顾某，男，6 岁，南汇县黄路公社。

患者母亲代诉：在 3 岁时，因用发叉挖耳垢而致左耳聋，曾先后在上海各大医院五官科诊治未效。三年来，左耳听觉丧失，仅靠右耳听声音。苔脉如常，对证治之。

处方：听会 -，右 翳风 -，右 耳门 -，右 中渚 -，右

手法：捻转补泻，不留针。

按：本例系外伤而致耳聋，作实证论治。故单取少阳之穴，泻听会、翳风、耳门、中渚，通调少阳经气。治疗 8 次后，贴近患者左耳轻声说话，已能听出。治疗 18 次后，能听出微弱的手表滴答声，基本恢复了原来的听觉。

讨论

徐灵胎曾云："肾开窍于耳，心亦寄窍于耳，胆脉络附于耳。体虚失聪，治在心肾，邪干窍闭，治在胆经。盖耳为清空之窍，清阳交会流行之所，一受风热火郁之邪，与水衰火实，肾虚气厥者，皆能失聪。"陆师认为临床所见不外虚实二类；有因风温火热之邪闭阻耳窍，脉气受损而致者，必因高热而后聋，多见于小儿；有因痰火上扰，或肝胆火旺，风火上扰耳窍，阻闭脉道而致者，必先耳鸣而后聋，此皆为实。有因中气虚陷，不能上济耳窍者，每遇劳累则聋；或因肾虚精气不能上通于耳者，亦常先鸣后聋，多见于老人，此皆为虚。亦有因肾亏水不涵木而致耳鸣、头晕、渐致耳聋者，此虚中之实。虽症因多端，然其致聋之由，则皆在耳窍之脉不通，经气不能濡润耳窍，以致听神不守而失聪。治当

以宣通耳脉为先，然后辨证审因，对证施治，才能收效。疏通耳脉，陆师常用听会、听宫、翳风、风池、中渚、后溪等穴。针对病因，则中气虚陷者，宜灸百会以升阳；肾亏精虚者，宜补太溪、志室以益精；水亏木旺者，宜滋肾平肝（范某之案已详）；痰火上扰者，宜泻丰隆以降痰，泻行间以降火；至于温邪热火闭阻耳窍者，则须先治温热之邪，宜服汤药，待热退邪去，再行疏通耳脉，手法以捻转补泻为主。

失眠（1 例）

李某，男，33 岁。

入寐艰难，已有半载，症情忽作忽止，近月尤苦，头晕耳鸣，口干心烦，遗精腰痠，舌质红而少苔，脉现细数。此由肾水亏虚，心阳独亢，为施壮水制火，交通心肾之法。

处方：心俞△，双　肾俞＋，双　神门－，双　三阴交＋，双

手法：心俞：米粒灸，三壮。

肾俞　神门　三阴交：提插补泻，不留针。

二诊：夜寐少安，然易惊醒，它症亦见改善，舌红脉细，仍予原治加减。

处方：厥阴俞△，双　肾俞＋，双　神门－，双　三阴交＋，双　内关－，双　太溪＋，双

手法：厥阴俞：米粒灸，三壮。

肾俞，神门，三阴交，内关，太溪。提插补泻，不留针。

三诊：已能酣然入眠，面现华色，精神大振，头晕耳鸣已除，口干心烦亦失，术后未有遗精，但尚乏力、

腰痠，舌红少苔，脉细，再以交通心肾之法治之，佐以调补脾胃，益血养神，以图巩固。

处方：内关 -，双　神门 -，双　三阴交 +，双　脾俞 +，双　足三里 +，双　太溪 +，双

手法：提插，不留针。

按：心为神气之宅，肾为精气之舍，本例病者头晕、耳鸣、遗精、腰痠是肾精不足之征，口干心烦，是阴亏火旺之疾，舌红脉数皆虚火上炎之象。按脉论证，当是肾水衰亏，真阴不升，水火不济，心阳独亢，以致神不守舍而致。陆师治以壮水制火，交通心肾之法，灸心俞三壮，此为用灸法作泻。《灵枢、背俞》篇云："以火泻者，疾吹其火，传其艾，须其火灭也"。意在引导火气外出，一般灸 1 ~ 3 壮为宜，不须多灸。泻神门亦清心火，安神明之意。补肾俞（肾藏背俞穴）、三阴交（足三阴之会）以壮水源而制阳光，故一诊而寐少安。二诊改灸厥阴俞三壮，亦泻心藏有余之气火，并取内关用泻，以加强泻火安神之功效，更补太溪（足少阴之原），以强化滋水之力，故诊后睡眠转酣，诸恙消失。三诊停灸，而专用针法，并加用脾俞、足三里以调补脾胃，益营血而安神明、半载之病，愈于旦夕，足征灸有补泻之分，其功不亚于针刺，陆师精于此道，可见于此。

讨论

陆师认为失眠一症，其发病总是阳不交阴，神不守舍所致。虽症因不一，总不离外邪、里病二端。若因外邪而不寐者，如伤寒、疟疾等病，痛楚呻吟，夜难安寐，治当速去其邪，攘外以安内，治愈不难。里病不寐者，或焦烦过度，而离宫内燃，法当竣泻其火，可取然

谷、行间、支沟等火性穴位，紧提八八老阴之数，后安其神，取神门、内关，先紧提六六少阴之数，后紧按行三九少阳之数。或忧劳愤郁，而耗心脾，当养血安神，可补膈俞、脾俞、三阴交、足三里以和胃生血，补神门、大陵以安阳神入舍。或精不凝神，而龙雷震荡，当壮水之主，以引火归源，可补太溪、复溜、照海、志室，施提插补法，佐以安神同前法。或肝血无藏，而魂摇神漾，当补肝血而安魂，可用肝俞、曲泉、三阴交、膈俞。或胆热心烦，而致神魂受扰，当清少阳郁热，泻阳陵泉、胆俞，而补厥阴以安神魂，取大陵、肝俞。因惊而致者，宜镇惊，可泻阴郄、神门、心俞。因怒而致者，宜疏肝，可泻行间、太冲。饮食停滞，胃不和而卧不安者，宜和胃导滞为先，佐以安神，可补足三里、神门，泻天枢、大横。新产、病后、虚烦而不眠者，宜补益气血，灸足三里、关元、气海、膻中，缓图其本，而后才能安神。临诊者当以意领会，消息而运用之。

心悸（2 例）

【例一】 韩某，女，30 岁，职员。龙华门诊卡：18317。

初诊：1963 年 8 月 7 日。

四肢关节痹痛十余年，手指不能弯曲，脊椎疼痛尤甚，近来心悸，胸痞气急，面跗浮肿，脉来濡细数，舌绛苔薄。此系风湿之邪流走关节，迁延不愈，脏腑受累所致。治拟镇心宁神，蠲痹宣络。

处方：内关 -，双　郄门 -，双　手三里 -，双　合谷 -，双　足三里 +，双　太冲 -，双　大椎 -　大杼 -，双

手法：捻转补泻。

二诊：1963 年 8 月 9 日，针刺后心悸较宁，睡眠尚酣，惟四肢痠软，不耐久坐，精神疲乏，脉濡细而数，舌绛苔薄，治拟原方出入。

处方：内关 -，双　郄门 -，双　手三里 -，双　足三里 -，双　合谷 -，双　太冲 -，双

手法：捻转提插补泻。

三诊：1963 年 8 月 12 日，心悸已宁，胸痞亦缓，四肢及背部痠痛好转，治已见效，此陈年宿疾，需缓图之，以冀巩固，脉弦细而数，苔薄滑，治宗前法。续治三次病愈而停治。

按：《素问·痹论》曰：“风寒湿三气杂至合而为痹也”。又曰“五脏皆有合，病久而不去，内舍于其合也”。此例患者久病痹痛，四肢脊背痠楚，延已十年有兹，病久不治，风湿之邪内侵脏腑，干扰心神，以致君主失宁，筑筑而动。脉数舌绛，心君虚阳亢盛之象。陆师施以镇心宁神，蠲痹宣络，标本兼治之法。取内关手厥阴之络穴，郄门手厥阴之郄穴，泻之以宣通心气而镇浮阳，取合谷、太冲、手足三里以疏通手足之经络，取大椎、大杼以宣行脊背之经气，又以痹者，闭也，是经络不通导致之疾，故陆师采用疏导营卫之捻转补泻手法，多年旧疾，六诊基本控制，疗效甚为显著。

【例二】 李某，男，50 岁，商人。

因事业失败，抑郁寡欢，久之得心悸之症，时时悸动，愓愓不能安寐，面色潮红，两脉尺部细弱，寸脉动甚，此气郁而生痰火，干扰心君，神气失宁而致，治拟宽胸解郁，豁痰宁神。

处方：心俞 -，双　巨厥 -　关元 +　内关 -，双　丰隆 -，双　行间 -，双

手法：提插补泻，行气法。

以上诸穴，内关穴行泻法后施行气法，使气行至胸中，心俞用阴中隐阳法，余穴均用提插补泻。三诊而心悸大减，不复恐怖，连诊一月而愈。

按：《内经》云："二阳之病，发心脾。" 又云："思想无穷，所愿不得，" 皆是郁症之病因。郁之既久，化火生痰，内耗阴血，痰因火动，则干扰心君，血不养心，则神气不守，以至筑筑而动，惕惕不能安寐。陆师取内关，巨厥，宽胸以解郁，兼以宁心。盖心为五脏六腑之主，若心情怡畅，则诸郁不生，配行间泻之以疏肝郁，此木火同治之法。内关施行气法，行气至胸膈，能收功于顷刻，对此手法陆师有独到心得（详见前导气手法研究专文)。取心俞施阴中隐阳之法，先泻有余之气火，后补之以敛虚阳。补关元益精气，使能上济于心，泻丰隆降痰浊，俾无扰于心君。故三诊而悸减，一月而痊愈。

讨论

心悸一病，亦称怔忡，宋杨士瀛从心血不足立说，认为“人之所主者心，心之所养者血，心血一虚、神气失守”。此乃惊悸的发病原因。陆师认为前人之说，固不虚假，临床所见心悸，由心血不足而致者其数过半，然嗜欲不节，阴精暗耗，水不济火；脾胃虚弱，精气失运，痰饮水湿，停阻心下；命门火衰，真阳不足，宗气无根；以及肝胆气郁，化生火热，皆能导致心悸，临床所见亦不在少数，他如伤寒、痹症、胸痹等症，也有心悸症状，临床时当细辨症因、分别施治。陆师治疗心悸之法，首重治本，血虚者养血，补膈俞、脾俞、三阴交；精亏者益精、补太溪、大钟、肾俞；脾胃虚弱者，健脾和胃，补足三里、公孙、脾俞；痰饮水湿停阻者，泻复溜，阴陵泉以利水，泻丰隆、列缺以逐饮；命门火衰者，益肾温阳，补或灸关元、气海、然谷；肝胆气郁者疏肝利胆，取太冲、行间、阳陵泉、阳辅、均用泻法；伤寒首重祛邪；痹症并须通络；胸痹之症宜振奋胸阳，病本获治，然后可以安神宁心，宜取心俞、巨阙、膻中、郄门、内关、神门等穴，或补或泻，或先补后泻，或先泻后补，要在辨其心气之虚实，以及先虚后实，先实后虚之因果关系，若治之中的，针灸之效，当不亚于汤药，而简捷之功则远非药石之可比拟。

水肿（1 例）

徐某，女，54 岁。

肿由下肢而起，食欲不振，大便溏泄，小溲短涩，渐延腹面浮肿，神倦肢冷，脘闷腹胀，舌淡胖，苔白滑，脉沉细，是因脾肾阳虚，阳不化水，水气内停。治以温阳健脾，行气利水。

处方：肺俞 +，双　脾俞 +，双　肾俞 +，双　气海 +　水分△

手法：脾俞、肾俞（提插捻转，留针加温）

气海（提插不留针）

水分（熨灸 5～10 分钟）

二诊：灸后小便增多，遍身水肿已去其半，脘闷腹胀也告缓减，仍有便溏，小溲清长，舌淡苔白，脉沉细，治已应手，仍以原方出入。

处方：肺俞 +　脾俞 +　肾俞 +　气海 +　阴陵泉 +，－　水分△

手法：阴陵泉 ±、双（留针加温），其他穴位不留针；水分仍按上法。

三诊：小溲通利，遍身浮肿基本消失，胃纳已旺，腹胀告和，二便正常，精神见振，舌质略淡，苔薄白，再以温阳和土为治。

处方：脾俞+，双　肾俞+，双　气海+　足三里+，双

手法：足三里（提插、捻转，留针加温）

气海（提插，留针加温）

脾俞、肾俞（不留针）

按：水肿之成，巢元方论之甚详，其要旨多从脾胃虚弱，土不制水；命火衰微，不能化水立说。后代医家，又以肺为水之上源为依据，认为脾虚土不生金，肺虚气不化水，也是水湿泛溢的原因。并将水肿分为阳水，阴水二类。凡外因风湿而致者为阳水，内伤不足者为阴水。至其治法，有开鬼门（宣肺发汗），洁净府（通利小便），去菀陈莝（攻下）三大法则。陆老使用针灸治疗水肿也是以此为依据。本例病者，纳呆溲短，大便溏薄，脉沉细，舌淡胖，是脾肾阳虚之象。按脉论证，盖为阴水之候。陆老取肺俞以补肺行气，脾俞运土以制水，肾俞益肾以温阳，加用气海补益真元，灸水分利小便以洁净府。故诊后小便增多，浮肿渐退，二诊加泻阴陵泉土经之水穴，补之以扶土，泻之以利水，补泻兼施，是陆老手法之妙用，故诊后小溲通利，水肿消失，三诊邪去正虚，增加培土之法巩固之而愈。

遗尿（2 例）

【例一】 蒋某，男，15 岁。南汇县中心医院门诊号：66240。

遗尿十余年，平时夜间熟睡不醒，唤之亦神识昏糊蒙胧，每夜遗尿，从不间断，面色萎黄，脉舌如常。迭经治疗，未能获效，试拟醒脑益肾治之。

处方：百会－　四神聪－　关元＋　三阴交＋，双

手法：捻转补泻，温针。

连续治疗七次，晚间唤之即醒，能起床小便。

按：《素问·经脉别论》曰："饮入于胃，游溢精气，上输于脾，脾气散精，上归于肺，通调水道，下输膀胱"。《巢氏病源》说："遗尿者，此由膀胱虚冷，不能制约于水故也"。说明遗尿与肾、膀胱有关，本例患者十余年来，每夜遗尿，面色萎黄，此脾肾阳虚，不能温制其水，夜间熟睡不醒，唤之亦神识昏糊朦胧，此元神昏昧，不能御使诸神，故陆师泻百会，四神聪以醒神，因百会系督脉足太阳之会，督脉入属于脑，足太阳之脉从巅入络脑，泻之可以清醒元神·四神聪者，乃经外奇穴，为元神之聪，顾名思义，也有醒脑之功，清代袁崇毅曾说："脑为髓海，肾液依命门相火以化髓，循脊上行，聚于至高为髓海，故补肾益元，可以填充髓海，陆师补关元以益元真之气，补三阴交乃补三阴而益肾液，七诊而十载之疾得治。

【例二】 王某，男，14岁。

夜间熟睡梦如厕，未有无遗之夜，症情已阅十载，神疲乏力，少气懒言，恶与他辈同嬉，面色苍白，形体消瘦，纳谷不香，舌淡苔白，脉象细弱，系由脾肾二虚，固摄无权，当以补肾健脾，培本缩泉为治。

处方：肾俞△，双　膀胱俞△，双　肺俞△，双　关元＋　足三里＋，双

手法：肾俞、膀胱俞、肺俞、米粒灸，各七壮。

关元、足三里，提插补泻、温针。

二诊：遗尿已间日而作，面尚少华，精神稍见好转，饮食有增，舌淡苔白，脉沉细，治以补肺肾，健脾胃之法，而达塞流固本之图。

处方：肺俞△，双　膀胱俞△，双　关元+　足三里+，双　三阴交+，双

手法：肺俞、膀胱俞、米粒灸，各七壮。

关元、足三里、三阴交，提插补泻，温针。

三诊：针灸兼施后已连续五夜未见尿床，面转红润，饮食渐增，精神振作，舌淡，脉细，症已奏效，再以补肾健脾，佐以升阳益气。

处方：百会△　大椎▲　中极△　足三里+，双　三阴交+，双

手法：百会、大椎、中极、米粒灸、各七壮。

足三里、三阴交，提插补泻，温针。

四诊：病者已无梦无遗尿，纳谷香，面色红，脉软，舌苔正常，仍宗上法，以善其后。

处方：心俞+，双　关元+　气海+　足三里+，双　三阴交+，双

手法：提插补泻，温针。

按：《直指方》曰："肾与膀胱俱虚，内气不充，故脬中自滑"。"遇夜而阴虚愈多"，又曰"水之本在肾，其末在肺，则知天一之水，自上而下，相为贯通也"。故后之论遗溺者，有认为"由肺肾膀胱气虚"而致，本例病者，脾肾不足，脾属土，为肺金之母，母虚无食于子，而致肺子亦虚，金者水之母，肺虚而肾更虚，膀胱与肾为表里，肾虚则膀胱固摄无权，而遗尿之症作矣。陆师灸肾俞、膀胱俞、肺俞、即所以温补肺肾膀胱

之气，补关元以益肾元，补足三里以健脾胃，使能资生肺子，一诊而获效，二诊仍宗前法，加补三阴交益足三阴之阳气，以约束下焦，盖足三阴之脉皆上行少腹而交会于任脉，而任脉起于肾下胞中。二诊而症大效。三诊改灸百会以醒神升阳，灸大椎益诸阳之气，中极是膀胱之募，灸此以固州都。诊后诸恙若失，四诊而获痊愈。

癃闭（2例）

【例一】 刘某，男，51岁，1962年12月7日会诊案。

患者1950年曾腰椎骨折，十余年来小便频数，尿质混浊，大便不坚，诊脉细弦而数，两尺有虚浮之象，右足太溪沉微甚于左足，冲阳独盛，太冲弦大，舌胖苔垢腻，按脐下有悸动应指，小腹弛软，虚里无跳动，背俞无明显压痛，惟命门、阳关重按有酸胀之感。参脉论证属膀胱气化失司，更兼湿热下注而致，系虚中夹实之证，以久病元气耗伤，图治非易，姑拟填元阳，补肾督，清湿热，利水道，标本兼顾，以观其后。

处方：委阳－，双　阴谷＋，双　气海＋　中极＋　肓俞＋，双　膀胱俞－，双　阳关＋　太溪＋，双　三阴交－，双　三焦俞－，双　水道－，双

手法：提插补泻，留针15分钟。

疗程：间日针治一次，十二次为一个疗程。

按：膀胱者，州都之官，津液藏焉，气化则能出矣，故膀胱不利为癃。三焦者，决渎之官，水道出矣，故三焦实则为闭癃。癃与闭是为二症，闭者小便不通，癃者小便不利，欲解不解，屡出而短少，征诸文献记载，斯症应属癃病之例。《素问·骨空论》云：“督脉

者……男子循茎下至篡，……此生病癃痔遗溺”，本例患者病起于腰椎骨折，是督脉损伤，脉气空虚，而致下元不足，膀胱气化因而失司，复为湿热之邪乘袭，而成癃症，两尺虚浮，太溪沉微，为肾虚下元不足之征，脉现弦数是有热象，证诸尿液混浊，是湿热下注之象。陆师泻委阳（三焦下合），配三焦俞、膀胱俞以清三焦，膀胱湿热之邪；泻三阴交、水道以通淋利水；补阴谷（足少阴合水）、太溪（足少阴之原）、肓俞（足少阴从此入属肾脏，下络膀胱）、气海（元气生发之海），以补肾元；补阳关以填补督阳，补中极（膀胱之募）以助膀胱气化，此因膀胱虚中有实，故泻背俞以泄邪热，补腹募以扶真元，亦补中有泻，阳中隐阴之法。

【例二】 罗某，男。

忽然而病，小便点滴不下，腹胀如鼓，气急而喘，脉象弦濇，舌苔微黄，此闭症也，治拟疏泄闭阻，以利水道。

处方：水分－　气海＋　关元－

针治一次，水如泉涌，诸证尽瘥。

按： 患者暴病，小便闭塞，腹胀如鼓，气急而喘，此为闭症，脉弦涩，舌微黄，此邪闭足厥阴之脉，厥阴者过阴器抵少腹，今为邪闭，前阴之水道不通，金为木侮，而致膀胱气化不行，腹胀如鼓，气急而喘，均是金木同病之候，急则治标，陆师先不图本，而泻水分，盖水分者，系小肠、膀胱分别水道之处，泻此以通水道；关元为小肠之募，小肠者主液，泻此以利水液；补气海以助下焦气化，水分通利，气化得行，故针下而溺出，一诊而病获痊愈。

讨论

癃闭之症，若从病因来分，不外实热与虚寒二类、实热者，多为热居肝肾，或肾与膀胱俱热，脬中气机结涩而致；也可因瘀血败精等粘腻之邪，阻塞水道而成。虚寒者，多因肾气不充，命火虚衰，以致下焦气化不行，水蓄不通而致，其病以肾与膀胱为主，然足厥阴之脉过阴器抵少腹，督脉循茎合纂间，其病皆能导致癃闭，治疗当分辨其在脏在经，取穴论治。陆师治疗本病，常不守一案一法，概而言之，则急症治标，以通为先，缓病治本，或标本兼顾，必需审症求因，分别论治，如实热者用泻，可参阅刘某例；如血瘀者宜逐瘀，泻冲脉，可取阴交、气冲；如为败精阻塞者宜通利，泻足太阳，可用次髎、白环俞。虚寒者用补或灸法，可用关元、中极、水道、命门、三阴交等穴，临诊治病，宜斟酌选用。

阳痿（2 例）

【例一】 缪某，男，30 岁，军人。

门诊号 81909　初诊：1964 年 10 月 11 日。

阳事不举，性欲减退已三年，四肢怯冷，容易感冒，病系受惊恐而起，经曰“恐伤肾”，肾气受伤，元阳亏虚，以致阳痿，切脉小弦，舌苔薄滑，治拟益肾培元，温胆补火。

处方：1. 然谷＋，双　三阴交＋，双　太溪＋，双　胆俞＋，双　命门＋

2. 气海＋　关元＋　大赫＋，双

以上二组轮流间日使用，①方用针刺，施提插补泻，然后施烧山火法，②方用银针施补法后，针尾烧艾七壮。共治十二次，停诊后二月，陪家属来院治病，告称已基本痊愈。

按： 本例病者，惊恐伤肾，元阳亏虚，胆怯精却，而致玉茎不举，旁道废绝，陆师在①方中取然谷施烧山火，以益肾阳，取命门以补真火，兼三阴交、太溪，俱是补肾益精之穴，加胆俞补之，以温胆祛惊。②方中用温针刺气海、关元系固本培元之法，大赫为足少阴、冲脉之会，补此统补冲、任、督三脉。故针治十二次而收效。

【例二】 王某，男，48岁，干部。黄路人民公社。

初诊：1965年8月17日。

患者于1947年参加解放战争，常期俯卧湿地，受寒湿之邪侵袭，渐觉腰背酸痛，四肢无力，小便带白色，有时白块涩痛，头痛头昏。解放后，经中西医治疗，未能彻底痊愈。1959年又患阳痿，小便不能控制。久治不愈，而来就诊。诊得舌淡脉软，此系寒湿之邪侵袭，肾阳困顿、精气虚寒而致，治当用灸法祛寒温阳、补肾益元。

处方：1. 关元△　中极△　2. 肾俞△　3. 命门△　腰俞△

治法：以上三方，轮流施灸，艾炷如麦粒大，每穴七壮。灸治六次，阳痿痊愈，诸恙悉减，精神充沛。次年来院诊治他病，据称阳痿之症已愈。

按：《素问·骨空论》曰："督脉者，起于少腹以下骨中央，女子入系廷孔……其男子循茎下至篡"。本例病者，久受寒湿阴霾之邪，侵袭腰脊督脉之经，督阳为阴邪所困，久之命门之火渐衰，精气虚寒，以致阳事不用。陆师选用灸法以温经散寒、兼以补阳。首取关元，中极、灸藏精之处（关元、中极位当丹田，乃男子藏精之处），以祛精寒；次灸命门，以补真火，灸腰俞以暖玉房（本穴位在二十一椎节下间，夹白环俞中央。白环俞又名玉房俞，气通玉房。古代炼丹家有“精藏于玉房”之称，五脏之俞，皆本于太阳而应于督脉，故灸腰俞亦有温暖玉房的功效）。二穴同灸，祛散督脉寒湿之邪。三灸肾俞以补肾益阳，裨能生化真阴。故六诊而诸恙若失，精神充沛而获愈。

讨论

清·林佩琴云:“男子二八而精通，八八而精绝，阳密则固，精旺则强，伤于内则不起，故阳之痿，多由色欲竭精，或思虑劳神，或恐惧伤肾，或先天禀弱，或后天食少。亦有湿热下注，宗筋弛缓而致阳痿者”。“故见症多肝肾主病云”。陆师常云，阳痿之病虽以肾虚为多，但临床因于心脾郁结，惊恐伤肾而致者亦复不少，故治肾当先治其情志，必使患者解除忧虑及惊恐之心，治之方能收捷效。至于辨证审因，重在补肾疏肝，盖督脉通于玉茎，肝脉绕阴器，其络脉结于茎，其筋结于阴器，若肾中水火亏虚，督脉无气以禀，或肝经气郁，不能淫气于筋，都可使前阴之宗筋痿废失用而发生阳痿。治法于所举案例中已可见一般。若求疏肝之穴，则不外行间、太冲之类。他若食少而阳明不足，湿热下注而宗筋弛缓，斫伤太过肾精枯竭而致者，亦须审其所因，分别论治，食少者当补足三里、公孙以健脾胃；湿热者利尿渗湿当泻阴陵泉、三阴交；房劳精竭者，首须节欲保精，治疗方能有效。所难者唯禀赋不足，宗筋不成之病者，阳物小如蚕俑，则非针艾之力所能奏效，治之亦无裨益。

脱肛（1例）

席某，男。

病后气分虚衰，时时肠红便血，肛门下坠，脉象软弱，此任督两脉虚亏故也。

处方：关元＋ 气海＋ 阴交＋ 命门＋ 阳关＋ 承山＋，双 百会△

手法：提插补泻，百会用饼灸三壮。

针治五次，任督健旺，肛门复位，疾病痊愈。

按：脱肛之症，有虚实二类，凡因湿痰毒火，瘀积大肠，注迫而致者，属实；因病后体虚，清气下陷而致者属虚。前者邪盛宜用泻法，以清此大肠气火为主，后者正虚宜用补法，以升举为主。本例症起病后，脉来软弱，陆老辨为任督两脉亏损。盖《素问·骨气论》称："督脉者，……其络循阴器，合篡间绕篡后，……其少腹直上者，贯脐中央、上贯心"；《灵枢·五音五味》篇称："冲脉任脉，皆起于胞中，上循脊里"。故任冲与督脉，一源三歧，可分可合，发病多相互影响。陆老治本例脱肛，重用任督两脉之穴。补关元，气海，益任督元阳；补阴交，是冲脉任脉之会，以补任冲脉气；补命门，阳关，以益督阳；加承山，足太阳之穴，足太阳之筋"结于臀"，其经别"下尻五寸，别入于肛"，取此以益太阳、督脉之气。灸百会，以升清阳，此下虚上实，引而上之之法。

项强（1例）

周某，男，32岁，农民。黄路公社卫生院门诊卡5394。

初诊：1965 年 8 月 17 日，一年前患流行性乙型脑炎，治愈后，经常有头痛眩晕，颈项回顾不利，近二周以来，项强尤甚，颈项周围均如束箍，不能回顾又难俯仰，按其项背部肌肉坚硬，切脉弦滑，舌苔薄润。按脉论证，似属病后经气失和，经筋失养，复感新邪，留于太阳，姑拟疏风舒筋为治。

处方：风池－双　风府－　天柱－双　大椎－　大杼－双

手法：捻转补泻，留针加温。

二诊：1965 年 8 月 20 日，针后，按其项背肌肉弛软，回顾稍利，治再同前。

三诊：1965 年 8 月 27 日，颈项回顾俯仰均感自如，已恢复了正常，治疗仍照前法巩固之。

按：项强之病，虽属项筋之疾，然症因多端，亦须详加辨析。有肝、肾、膀胱三经感受风寒湿邪而病者；有肝血虚肝火旺，筋燥强急者。前者属实，后者属虚，其要皆在经气失和，经筋失养而致。本例病者，症发于痉病，愈后常有头痛，眩晕等症，脉来弦滑，是肝肾不足，虚火上扰之象，乃因复感新邪，留于太阳之经，遂使项筋失养，强急而不能顾盼，此为经筋之病，遵《灵枢》之旨，治在“燔针”，“以痛为输”。取风池、风府、天柱、大椎、大杼等穴，均在项背部，用捻转泻法，以疏调失和之经气，加用温针，是即燔针，其法皆不离古人范围。

面痛（1 例）

郭某，男，42 岁，干部。龙华门诊号 82196。

初诊：1963 年 10 月 16 日，早年曾患面痛，经七星针治疗后得愈，近来工作劳累过度，以致复发。右面颊及颞颥部每于午后傍晚疼痛发作，以鼻孔旁侧为最，逢热即感不适，大便不成条，脉濡缓而小弦，舌胖质红苔白腻。肝阳挟湿浊上凌清旷，阻于阳明所致，治拟清肝泻热，化浊和络为主。

处方：太阳－，右　迎香－，右　翳风－，右　颊车－，右　合谷－，左　阴陵泉－，双　足三里＋，双　行间－，双　中脘＋

手法：提插、捻转。

间日治疗经四次诊治而愈。

按：面颊为阳明之分野，前人有“面病者属胃”之说。盖手足六阳之经虽皆上至头，而足阳明胃之脉起于鼻、交颊中，入齿挟口环唇，循颊车，上耳前，过客主人，维络于面部。故凡火热之邪上乘，阳明脉气失宣，皆能导致面痛。临床所见面痛患者以老人为多，尤以阴虚火旺者为最。然亦有丁壮之年，将息失宜，阳明郁火上炎，或则多食炙炮厚味，生痰化火，均能导致面痛。本例病者，劳累后发病，大便溏薄，脉濡缓，舌胖苔白腻，是一派脾虚湿困之象，唯脉小弦而舌质见红，乃系虚火内郁之候。盖阳气者烦劳则张，病者职业为脑力劳动，心神过劳，则心火炽张，引动肝阳，挟湿浊上侵阳明之脉，是故病者面痛每因午后疲劳虚阳浮动时发作。陆师辨证审因，妙在化裁，清肝泻热以治标，化浊和络以治本，标本兼顾，故能效为桴鼓。至于用穴及手法，陆师取右风池、太阳、迎香、颊车，配左合谷以宣通阳明壅滞之经气，而住痛移疼，手法用捻转泻法。阴陵泉乃脾经之合水穴，配足三里，胃经之合土穴，泻水补土，健运中洲而渗利水湿，加中脘穴补之，同是健运化湿之意。兼泻行间肝经荥火穴以平肝潜阳，均用提插补泻，此皆治本之法。陆师认为面痛之疾，治标固然需要，但若不顾病本，单治其标，虽也能奏效于一时，然则愈而复发，临诊者务须注意。

咽痛（1 例）

姜某，女，20 岁。

初诊：陡病咽喉肿胀作疼，吞咽不利，咳呛不畅，舌红少苔，脉弦紧，风热肺闭之症，治以清热宣肺。

处方：少商刺　尺泽－　侠白－　天府－　合谷－　丰隆－　均双

手法：少商（点刺出血），尺泽（赤风迎源法），合谷－，丰隆－（提插、不留针）。

二诊：初诊针后约半小时，咽喉肿胀疼痛均已消失，吞咽无阻，咳呛大减，舌淡红苔少白滑，脉浮，再以宣肺化痰为治。

处方：少商双，刺　列缺－　合谷－　丰隆－　均双

手法：少商双（点刺出血）。

列缺、合谷、丰隆（提插、不留针）。

按：咽喉肿胀作疼，中医概称为喉痹，意指咽喉闭塞不通。临床所见多为外感风寒，热积肺胃，上蒸咽喉而致。也有真阴不足，相火上攻，或肾阳不足，无根之火上浮咽喉而成，但发病不如前者为急。治疗重在分辨病因，热者清之，虚者补之，虚阳上浮者，引而归之。此为陆老常用治喉痹之大法。本例病者为风热壅闭肺胃，故取少商出血，以泄风热之邪，泻尺泽、侠白、天府，以清肺经风热，泻合谷、泻丰隆，泻阳明之热，赤风迎源，为泻血行血之法，故陆老重点用在尺泽穴，以

伸“实泻其子”之意。故二诊而病愈。如为阴虚火旺，则须兼取足少阴穴滋阴以降火，如：复溜、大钟、照海之类。虚阳上浮者，可灸关元、气海，以引火归原。

胃痛（5 例）

【例一】 邱某，男，64 岁，龙华门诊号 68994。

初诊：1964 年 8 月 18 日，1961 年 5 月因腹痛、黄疸反复发作而在松江人民医院施行总胆管引流术（胆囊未切除，有否结石不详），术后诊断为慢性胆囊炎、慢性胰腺炎，手术后腹痛发作依旧，每遇饮食不节，即引起上腹部当胃而痛，平时两胁胀痛，头昏乏力。脉濡细，舌质黯红，苔白腻。甲木犯胃，湿浊中阻，治拟疏泻少阳，化湿和胃。

处方：胆俞-，双、阳纲-、阳陵泉-，双、内关-，双、足三里+，双。

手法：捻转补泻，留针 10 分钟。

根据上方，每周针治二次，脘腹隐痛渐减，胃纳亦增，惟大便仍日行一二次，此乃脾阳不振，中焦运化失司，肝胆之气横逆所致。自第七诊后，于原方基础上再加肝俞-、脾俞+。至第十诊时，大便、食欲均已正常，胁痛得除，乃结束第一疗程而嘱调治休养。

按：本例病者，因胆气郁结，甲木来侮，以致胃失中和，湿浊之邪阻滞中宫而发病，平时两胁胀痛者是木失疏达之候。陆师参考病史，断为邪在少阳，故取胆俞、阳纲、阳陵泉（胆合）以泻胆火，而清湿热，此治本之法。佐内关，是八脉交会八穴之一，通于阴维，主胃心胸之病；足三里是胃腑合穴，二穴相配能宽胸理气，和胃健脾，故针治后，脘腹隐痛渐减，胃纳渐增。

但大便仍日行二次，木邪侮土之象还未尽除，故于七诊后再加泻肝俞以疏木邪，加补脾俞，以佐健运。续治三次而诸症得以痊愈。

【例二】 杨某，女，45岁。黄路卫生院号1314。

患者主诉：自幼因饮食饥饱失宜而经常胃脘疼痛。其后虽迭经中西医治疗，但始终没有治愈，胃痛时发时止，历30余年，发时频频泛恶，脘腹胀满。切脉濡缓舌苔薄白，土虚木来乘侮，治拟和胃调中为先。

处方：内关-，双　中脘+　足三里+，双　胃俞+，双　脾俞+，双

手法：捻转提插补泻，留针10分钟。

治疗七次后，诸证逐渐好转，治疗十一次胃痛不再发作。

按： 此例病者，从小饮食无人照顾，胃气损伤，以致长大后引起胃痛。脉濡苔白，脘腹胀痛，此胃阳虚衰之症。频频泛恶，是上虚木来乘侮之故。陆师按脉论证，认为肝木并无偏亢之象，木之侮土，因土虚而致。故治疗仅用和胃之法，补胃募中脘，配胃俞及胃合足三里，在于和胃，佐以脾俞健运，内关宽胸解郁，以降胃气。土气肥厚，肝木乘侮之象，亦随之而解除。

【例三】 沈某，男，38岁。黄路卫生院号80。

寒食交阻，中焦运化失司，胃脘疼痛拒按，痛引腰背，经某医师诊治，一昼夜病势不减，前来急诊。患者面容紧张，频频呃逆，呻吟不已。切脉沉细，舌苔垢腻，治以宽中和胃，佐以消导。

处方：内关双

手法：针芒行气法，结合努法，留针5分钟。

取患者左手内关穴，针芒向肩臂斜刺，运用捻转手

法，得气后，用力向上斜刺一寸许，如是五次，患者觉针感传导至腋下，胃脘疼痛稍缓，但呃逆未止。继针右手内关，手法同上。患者自诉疼痛消失，而且呃逆亦平。次日随访，已去厂工作。

【例四】 谢某，男，44岁。

昨日突发胃痛，经内科治疗，痛势未减，抬来急诊。诊脉两手俱伏，舌淡嫩，面色皖白，四肢逆冷，精神萎靡，呕吐清水，头目眩晕。按脉论证，属中宫虚寒，阳气不运，治拟温中散寒，宽中理气。

处方与手法：内关双，针芒行气，结合努法，足三里双，烧山火法。

内关二穴同时捻转，得气后针芒向上斜插，右手持针重重斜插一寸，按针不动，静以待气，患者即觉有气直窜胸脘，脘痛立止，胀闷亦解，按其脉息稍起。复刺足三里，起针10分钟后，由其爱人伴同回家。翌日随访，已愈。

按： 本例胃痛，证见四肢逆冷，面色皖白，头目眩晕，脉伏，舌淡，系中阳不足，故治之用行气法，刺内关行气宽胸以运化中气。补足三里施烧山火法，以扶胃阳。胃气得舒，中阳得畅，诸症皆除。

【例五】 程某，男，40岁。南汇县书院公社洋溢大队第六生产队社员，巡回医疗门诊。

患者于1942年得胃病，经常疼痛。1960年病情日趋严重，不能吃干饭，只能吃稀薄的麦粉粥，每月胃痛剧烈发作至少1～2次，剧痛时不能吃东西。六年来，病倒在床不能参加劳动。患者面容黑瘦，胃脘剧痛拒按，诊脉微细，舌苔白腻。病势缠绵日久，姑与温补脾胃，和中消导。

处方：内关-，双　上脘+　中脘+　公孙+，双　足三里-，双

手法：捻转补泻，上脘、中脘加用温针。

症属久病伤中，胃气虚惫，运化不健，得食难消，故斯疾发作无常，治拟攻补兼施，始克有功。连续治疗3次，胃痛止，能吃干饭，可参加田里劳动。

按：本例患者6年来卧病在床，胃脘剧痛拒按，舌苔白腻，证属邪实；面容黧黑消瘦，脉象微细，证属虚象。陆老灵活地运用辨证施治，攻补兼施，补公孙脾络以佐健运，泻足三里胃合兼内关以去胃滞，上脘、中脘加用温针以增强其温通经气之功，仅治疗3次即见成效。如果只看到病程长久，虚象已起而单用温补，或单用泻法以祛其邪而不顾其正气已虚，都难能收效。

行痹（1例）

汪某，男，22岁。学生。龙华门诊号70420。

初诊：1963年4月30日，四肢关节酸痛游走不定，膝关节及手腕关节伸屈不利已二月，并伴有眩晕神疲，胸闷心悸，小溲短赤，切脉弦数，左右偏胜，少阳颔厌脉盛，舌胖苔薄，证系风寒湿三气之邪侵袭，留于经络之间，水亏木旺，风阳浮动，外内夹邪，风气偏胜。治拟育阴潜阳，疏风理湿。

处方：百会-　风池-，双　风府-　犊鼻-，双　膝眼-，双　中渚-，双　合谷-，双　侠溪-，双　太溪+，双　太冲-，双

手法：提插捻转补泻　留针10分钟。

二诊：1963年5月13日，上法施治四次以后，其眩晕减轻，肢节酸痛渐舒，仍心悸胸闷，脉细弦而滑，

颔厌冲阳脉盛，痹邪入心，心神受扰，治再宗前议，兼以宁心。

处方：风池－，双　郄门－，双　神门－，双　中渚－，双　合谷－，双　太溪＋，双　太冲－，双

手法：同上。

三诊：1963年5月20日，心悸好转、夜寐渐安、眩晕亦平、四肢关节酸痛已缓，仅膝关节下蹲时略有痛楚，苔薄白，尖绛有刺，脉小弦，右脉略大，再拟原方酌减。

处方：风池－，双　神门－，双　内关－，双　合谷－，双　太溪＋，双　太冲－，双　犊鼻－，双　膝眼－，双

手法：同上。

四诊：1963年5月27日，针治已然十次，心悸、失眠、膝腿酸痛诸证基本消失，脉来小弦，左右已趋平衡，苔薄，再拟原方出入。

处方：风池－，双　郄门－，双　通里－，双　内关－，双　太溪＋，双　太冲－，双　犊鼻－，双

手法：同上。

五诊：1963年6月3日，经针12次，今查其脉象小弦带数，左大于右，颔厌脉平，舌苔薄白，治疗以来症状好转，处方如下以巩固之。

处方：风池－，双　郄门－，双　颔厌－，双　太冲－，双

手法：同上。

按：风气偏胜者为行痹。本例病者，外感风寒湿三气之邪，内因水亏木旺，肝风躁动，内外之风相兼，故四肢关节游走作痛，发为行痹之症，心悸胸闷者，痹邪有入心之势。故陆师泻百会、风池、风府以祛风潜阳；

泻合谷、太冲开四关以镇慑躁动之风阳；补太溪滋肾水以涵肝木；泻神门、郄门、内关以疏内犯心君之邪，而宁心神。此外，“循脉之分”，“各随其过”，取用病痛肢节部的经穴以蠲痹定痛，针治十二次而见显效。

风痹（1 例）

陈某，男，26 岁，教师。龙华门诊号 72513。

初诊：1963 年 5 月 29 日，12 岁时发生游走性关节酸痛，兼有发热，时作时休，曾经多次针药，稍有改善。半年来发作更甚，左右髋部酸楚，腰骶部压痛明显，两伏兔部酸胀，兼见左足跟肿痛，不能用力，行动不便，兼有心悸、苔薄黄、脉数，此邪伏深隧，治以清利痹热，疏通经络为宜。

处方：八髎 -，双　环跳 -，双　秩边 -，双　阴、阳陵泉 -，双　伏兔 -，双　曲池 -，双　膝眼 -，双　昆仑 -，双

手法：捻转补泻，不留针。

二诊：1963 年 5 月 31 日，症状舌脉如前，治拟养营蠲痹为主。

处方：上髎 -，双　环跳 -，双　秩边 -，双　阳陵泉 -，双　悬钟 -，双　昆仑 -，双　申脉 -，双

手法：同上。

三诊：1963 年 6 月 24 日，上法治疗三次，病情大减，其间停诊二十天，两髋尻下肢酸痛缓解，行履尚平，转侧仍感不利，足跟肿痛未消，微热未退，脉数，舌苔薄白腻，病延日久，邪恋骨分，络道空疏，营卫不和，治再和营蠲痹。

处方：上髎 -，双　环跳 -，双　秩边 -，双　阳陵

泉-，双 悬钟-，双 昆仑-，双 申脉-，双 承扶-

手法：同上。

四诊：1963年6月26日，髀骶疼痛，身有微热，脉浮数，苔薄白，再拟前法，以上方减承扶，加阳关。

处方：上髎-，双 环跳-，双 秩边-，双 阳陵泉-，双

悬钟-，双 昆仑-，双 申脉-，双 阳关-，双

手法：同上。

注：至7月28日上午来门诊，自诉病情大减，因工作需要，赶回工作单位，暂停治疗。

按：风痹之名，出《灵枢·寿夭刚柔》篇，本例病者关节游走作痛，有发热表证，是阴阳俱病，邪伏经隧之故。陆师按治痹大法，取病变所在有关经穴施捻转泻法，以疏通经络，清利痹热，又因症见表热，故不予留针。

众痹（2例）

【例一】 王某，女，41岁。书院公社社员。

1965年7月6日，巡回医疗门诊团字105。

七年来，腰背牵掣，酸痛频作，近来两髀枢相继作痛，转侧不便，阴雨或劳累后，更觉难受，脉浮缓，舌苔薄腻。此众痹也，治当祛邪宣络，和营化瘀。

处方：大杼-，双 曲垣-，双 天宗-，双 膈俞-，双 肾俞-，双 秩边-，双 环跳-，双

手法：捻转补泻，留针加温。

注：同年9月登门随访，据患者讲，自治疗后，酸痛均已消失。

按：众痹之名，出《灵枢·周痹》篇，本例病者

两侧髀枢相继作痛，左右相应，故诊为众痹，乃风寒湿三气袭入太阳、少阳之分而致。足太阳之脉循腰背而行，故病者兼有腰背酸痛，脉浮缓者，是风邪偏胜，故病为左右相继而痛。陆师宗经旨取病痛所在腧穴，施以捻转手法，因病者无明显热象，故加用温针，以助宣通。

【例二】 鲍某，女，38岁。干部。龙华门诊号42588。

初诊：1963年6月17日，肝肾两亏、营卫失调，营不营于中，卫不卫于外，以致邪客经隧，肘节及髀枢酸痛，左右相应，行履无力，夜寐不宁。脉濡细，舌苔薄白，治拟调肝肾疏经络。

处方：曲池－，双　环跳－，双　风市－，双　阳陵泉－，双　丘墟－，双　肝俞＋，双　肾俞＋，双

手法：捻转、提插补泻、留针加温。

二诊：1963年6月19日，治疗后髀枢疼痛已缓，活动渐舒，迩来又腰尻酸软，伴有耳鸣、头巅眩晕作痛，两目羞光，临经腹痛，白带淋漓。脉来濡细，舌苔薄白，边红。再拟乙癸同调，佐以蠲痹。

处方：曲池－，双　手三里－，双　环跳－，双　风市－，双　阳陵泉－，双　丘墟－，双　肾俞＋，双　肝俞＋，双　三阴交＋，双　中极－，双　带脉－，双

手法：捻转、提插补泻、留针加温。

三诊：1963年6月21日，髀骶酸痛左甚于右，两肘有抽掣作痛之感，带下较少，两目羞明，脉来濡细，舌苔薄白，治拟和营、疏肝、理气。

处方：曲池－，双　手三里－，双　合谷－，双　环跳－，双　阳陵泉－，双　丘墟－，双　肾俞＋，双　肝俞＋，

双

手法：同上。

四诊：1963 年 6 月 24 日，针治后，髀骶酸痛已解，肘节亦舒。昨日半夜骤然左颞部疼痛如啄，脘腹作痛且有泛恶，脉弦滑，舌苔薄白，肝胆气火，窜入少阳，治拟疏法。

处方：风池 -，左　颔厌 -，左　头维 -，左　角孙 -，左

手法：提插补泻，留针 15 分钟。

五诊：1963 年 7 月 1 日，左颞颥剧痛已缓，两目羞光，目睛作痛亦较前好转，左腕骨外伤，转侧酸胀，脉濡弦，舌苔薄黄，治拟疏泄少阳。

处方：印堂 -　风池 -，左　角孙 -，左　光明 -，左　阳溪 -，左

手法：捻转、提插补泻，留针 15 分钟。

按：本例病者，也是众痹，但兼有肝肾二亏之症，以脉濡、舌薄，无阳热之症，所以陆师加用温针。取穴方面，除蠲痹通络选用病痛部位腧穴以外，因病者肝肾二亏，故加补肝俞、肾俞。二诊临经腹痛，故加用中极，带脉。四诊左颞胀痛，故改取风池、颔厌、头维、角孙等穴。并改用留针。以疏调少阳经气，通则不痛。

痛痹（1 例）

李某，男，33 岁，工人。龙华门诊号：39632。

初诊：63 年 4 月 26 日，寒邪侵入，瘀浊凝结，关节壅肿疼痛难耐，指节拘急，受冷更甚。痛痹缠绵日久，久病正虚。脉细濡，舌苔白，故拟和营蠲痹通络。

处方：八邪 -，双　合谷 -，双　阳溪 -，双　犊鼻 -，

双　膝眼－，双　商丘－，双　八风－，双。

手法：龙虎交战法，留针加温。

二诊：1963 年 4 月 30 日，治疗后，关节疼痛减轻，指节屈伸亦得自如，再从原方出入。

处方：八邪－，双　合谷－，双　阳溪－，双　膝关－，双　膝眼－，双　阴阳陵泉－，双　八风－，双。

手法：同上。

三诊：1963 年 5 月 3 日，气候转变而致关节疼痛骤增，屈伸亦为之不利，脉濡微数，苔白，宜再和营通络，消肿定痛。

处方：阳溪－，双　八邪－，双　膝眼－，双　阴阳陵泉－，双　八风－，双

手法：同上。

辅助治疗：羌独活各 9 克　川桂枝 9 克　威灵仙 9 克　汉防己 9 克　宣木瓜 9 克　左秦艽 9 克　川断肉 9 克　天仙藤 9 克　怀牛膝 9 克　炒米仁 12 克　制乳没各 3 克　嫩桑枝 15 克　5 剂。

四诊：1963 年 5 月 13 日，手背肿势渐退，手指已能握拳，疼痛减轻，局部皮肤发紫，足底麻木，仍系寒湿内蕴，瘀血不化。脉濡软，苔薄白，治再原方酌议。

处方：合谷－，双　八斜－，双　膝眼－，双　犊鼻－，双　阴阳陵泉－，八风－，双　太冲－，双

手法：同上。

五诊：1963 年 5 月 20 日，手指伸屈正常，腕力不减，手背红肿消失，惟两手小指外侧留有部分肿硬结块，两足肿势亦退，但行动疼痛不已。病系寒湿挟瘀侵袭流注四肢关节，不通而作痛，治法再宗上议。

处方：合谷－，双　八邪－，双　后溪－，双　膝眼－，

双　阳陵泉 -，双　八风 -，双　丘墟 -，双　太冲 -，双

手法：同上。

六诊：1963 年 6 月 3 日，时值霉季，阴雨连绵，以致宿疾新感，关节疼痛起伏无常。脉沉濡，苔薄白，再拟养营蠲痹，化瘀通络。

处方：合谷 -，双　八邪 -，双　犊鼻 -，双　膝眼 -，双　八风 -，双　居髎 -，双　太冲 -，双

手法：同上。

七诊：1963 年 6 月 14 日，疼痛已缓解，肿势次递消散，工作之后感到身体劳累，肢节酸楚，系正气未复，营卫不调，余邪内蕴所致，嘱其节劳，并再拟前法。

处方：八邪 -，双　合谷 -，双　手三里 -，双　膝眼 -，双　犊鼻 -，双　阳陵泉 -，双　商丘 -，双　八风 -，双

手法：同上。

八诊：1963 年 6 月 17 日，治疗以来，痛势基本稳定，惟气候骤变易有所反复，肩关节动作无力，两膝伸屈不利，甚则腰尻亦感牵强，切脉沉迟，舌苔薄白。此伏邪深居，营卫未复所致。宗上再治。

处方：肩髃 -，双　肩髃 -，双　曲池 -，双　合谷 -，双　膝眼 -，双　犊鼻 -，双　阳陵泉 -，双　商丘 -，双　太冲 -，双　上髎 -，双　秩边 -，双

手法：同上。

九诊：1963 年 6 月 24 日，痹痛基本稳定，关节活动较利，肿势亦渐消退，苔薄白，再拟蠲痹祛邪为主。

处方：肩髃 -，双　曲池 -，双　合谷 -，双　膝眼 -，双　犊鼻 -，双　足三里 -，双　商丘 -，双

手法：同上。

按： 寒气偏胜者为痛痹。本例病者寒邪凝结，留滞关节，肢节疼痛难耐，拘急肿胀，受冷愈甚，脉细濡，陆师诊断为痛痹。以“寒者温之”，故用温针。以经络中寒邪偏胜而浊阴凝滞，故用龙虎交战手法。

着痹（2 例）

【例一】 诸某，男，30 岁，民警，龙华门诊号：72450。

初诊：1963 年 6 月 7 日，痹痛有年，肢节酸楚，并有腰尻不仁之感，迩来右肢酸痛麻木，手指握物不力，下肢痿软，头晕纳少，大便溏薄，日行二次，腰酸遗精，且有早泄。切脉寸口濡缓，太溪、冲阳、太冲俱细，颔厌脉大，舌质红，苔腻。此肝脾肾三经同亏，脾湿困倦，治拟滋水抑木，扶土运湿。

处方：风池 -，双　颔厌 -，双　太溪 +，双　行间 -，双　肾俞 +，双　足三里 +，双　脾俞 +，双　阴陵泉 -，双　曲池 -，右　手三里 -，右　阳陵泉 -，右　绝骨 -，右　八邪 -，右

手法：捻转、提插补泻，留针 10 分钟。

按： 湿气胜者为着痹。本例患者肢节酸楚，腰尻不仁，下肢痿软，纳呆，便溏。脉濡缓，苔腻，俱是湿邪偏胜之象。但腰酸遗精，是肾亏之象，头晕舌红，颔厌脉大，是虚阳上浮之象。故陆师诊断为肝脾肾同亏，脾湿困倦而肝阳上亢。按湿就燥而论，着痹亦可用温灸法，但本例病者，有虚阳上亢。故舍温通之法，而单用针刺。立方之意：取风池、颔厌以泄清空浮阳；补太溪、肾俞、足三里、脾俞以益脾肾；泻行间以泄肝火；

泻阴陵泉以利湿；泻右肢穴以蠲痹通络。

【例二】 陈某，女，20岁，龙华门诊号：66065。

初诊：1964年5月16日，左腿腓肠肌肿硬疼痛，行履滞重历已7年，治疗以来，肿势尚未消退，按之坚硬呈条状，今年二月体检时发现左肺有结核病灶，故休养在家。平时疲劳后即感腨部酸楚，困於久站，更由於肺气不足，时易感冒。面色尚润，略有㿠白。脉细濡，舌苔薄腻边若锯齿。病先受於太阳，湿邪稽留，病久络疏，瘀邪互滞，姑拟标本两调。

处方：肺俞+，双 脾俞+，双 阴陵泉-，左 合阳-，左 委阳-，左 承筋-，左

手法：捻转，背俞不留针，其余留针加温，承筋拔罐。

二诊：1964年5月30日，治疗以来，两侧腓肠肌痛势大减，坚硬略消。人暮咳嗽较多，呼吸时胁肋稍有隐痛。脉细数，舌苔薄腻，治再培土益肺，理湿蠲痹。

处方：脾俞+ 肺俞+ 膏肓+ 太渊+ 阳陵泉-，左 合阳-，左 委阳-，左 承筋-，左 委中-，左

手法：捻转，背俞及太渊不留针，下肢穴留针加温，承筋拔罐。

三诊：1964年6月9日，咳嗽已少，脉滑数，舌苔薄滑，再拟益肺清热，理湿消肿。

处方：肺俞+ 太渊+ 阳陵泉-，左 合阳-，左 承筋-，左

手法：同上。

四诊：1964年6月20日，屡施益肺理湿法，病去七八，摄片见肺结核病好转，惟久病正虚，伏邪内蕴，再拟标本两调。

处方：肺俞+ 太渊+ 膏肓+ 阳陵泉-，左 合阳-，左 承筋-，左

手法：同上。

五诊：1964年7月25日，咳嗽已少，病势渐趋稳定，再宗前方续进以巩固之。

处方：肺俞+，双 膏肓+，双 太渊+，双 俞脾+，双 合阳-，左 承筋-，左

手法：同上。

按：本例病者，腓肠肌肿硬，行履重滞。脉来濡细，舌苔薄腻。陆师据此辨为湿邪稽留足太阳经。湿者脾之气也，湿邪稽留，乃脾土困倦而致。按症论治，标本兼顾。补脾土利水生金，故取穴用脾俞；益肺金，扶正御邪，而补肺俞；补太渊手太阴俞土穴，为虚补其母之法；用膏肓则是补三焦元气，此为治本之法。泻合阳、委中、承筋、委阳等足太阳经穴，以疏痹邪。并用阴陵泉以利水，阳陵泉以强筋，意在利经筋之水湿。计针十六次而收显效。

气痹（1例）

顾某，女，45岁，龙华门诊号：66990。

初诊：1964年6月27日，颈项、肩背、腰尻、四肢关节及全身各部游走性酸痛十余年，近三、四年来增剧，屡经针灸及中药治疗，效果不显，平时腰酸心悸，头晕眼花，胃纳不馨，有时胃中嘈杂，嗳气泛恶，大便秘结。舌质偏红，苔薄白，中微剥，寸口脉沉细带数，太冲脉弦大，冲阳脉沉细，神阙有动悸，腹部弛缓。今日因情志不舒，突然发生头晕气急，口干胸闷，四肢发冷，左肩部有压痛点，按之觉舒，并有嗳气，嗣后胸

闷、气急、头晕等症逐渐消失，四肢亦渐转暖。久病元气不足，气阴两亏，兹因郁怒气结，木乘脾土，反侮肺金，以致中气虚陷，治节不行，气痹而厥，故见是症，治拟疏肝理气、益元和中。

处方：肝俞+，双　胃俞+，双　关元+　足三里+，双　合谷+，双　太冲+，双　行间-，双

手法：捻转提插，不留针。

二诊：1964年7月4日，针刺后情况良好，惟颈项牵强、酸楚，寐则易惊，太阳穴胀痛，大便正常，脉象如前，舌苔薄白，再以疏肝和胃，佐以理气宣络。

处方：肝俞+，双　胃俞+，双　关元+　足三里+，双　合谷+，双　太冲+，双　行间-，双　阳陵泉-，双

手法：同上。

三诊：1964年7月7日，颈项酸痛大减，太阳穴胀痛亦减，胃纳略增，寐则易惊，两面颊酸楚，眩晕已平，血不养肝，肝气横逆所致，治再宗前。

处方：肝俞+，双　膈俞+，双　胃俞+，双　关元+　足三里+，双　合谷+，双　太冲+，双　行间-，双　阳陵泉-，双

手法：同上。

四诊：1964年7月14日，治疗后面颊酸楚，颈项回顾不利，脘痞等症状基本消失，纳谷不香，寐象尚酣，下肢行履稍有长力，大便每日一行。脉象弦细带数，舌苔薄白，太溪脉大，太冲转静，冲阳脉稍起，中脘已无压痛，神阙仍有动悸。肝木之邪渐得平息，脾胃之气稍振，再宗前方出入。

处方：肝俞+，双　膈俞+，双　胃俞+，双　关元+　气海+　足三里+，双　太冲+，双　阳陵泉-，双　风

池 - ,双

手法：同上。

五诊：1964 年 7 月 25 日，嘈杂已减，脘部痞闷得舒，治仿上法加减。

处方：肝俞 + ，双　胃俞 + ，双　膈俞 + ，双　关元 +　足三里 + ，双　太冲 + ，双　合谷 + ，双　风池 - ，双　肩井 - ，双

手法：同上。

六诊：1964 年 8 月 18 日，针治数次后，太冲脉静、冲阳脉转强，神阙压痛渐减，精神转佳，惊惕得除，头昏眼花已减，颈项牵掣亦舒，惟胃脘仍有嗳气。脉右沉细，左细数，苔薄白，再宗前方出入。

处方：脾俞 + ，双　胃俞 + ，双　足三里 + ，双　气海 +　内关 - ，双

手法：同上。

按：气痹之名，见于《中藏经》，是因忧思喜怒过多，气结痹阻所致。盖忧伤肺，其气聚；思伤脾，其气结；怒伤肝，其气逆，七情之伤，以此三脏为最。本例病者，久病元气本虚，加之情志拂郁，以致肝气升动，乘土侮金，中气不升，治节不行，遂致气痹，上而为头晕气急，口干胸闷，下而成四肢厥冷，左则为肩部不舒。陆师审症求因，施以疏肝理气，益元和中之法，补肝脏背俞穴肝俞，配足厥阴原穴太冲以调肝，泻行间足厥阴荥火穴以降肝气；取胃俞配足三里以和中调胃，即所谓“抑木必先扶土”之意；补关元以调元固本；再补合谷配太冲以调补气血，因合谷主气，太冲主血，补此二穴通调一身之气血。陆师认为凡木横侮土者，太冲脉常大，冲阳脉多微，治疗时在取太冲用补法以养肝调

肝的同时，必兼泻行间，以防引起肝阳上亢，即“补中有泻”之意，必待太冲脉转静而冲阳脉增强，提示肝气已平，脾气来复之时，方可不必再泻行间，此为陆师之妙用。四诊后病势日渐好转，以后又加用风池，肩井而疏气血，加筋会阳陵泉以舒筋脉，进针 17 次而诸恙俱减。

肩痹（4 例）

【例一】鲍某，女，55 岁，龙华医院门诊号：77292。

初诊：1963 年 8 月 21 日，年过七七，冲任脉衰，血海不充，脉络空疏，营失涵濡之养，卫疏捍外之司，营卫失其谐和，遂至藩篱不固，为外来之风寒所袭，致左肩酸痛，抬举殊艰，十指麻木，不时酸冷，伴有腰酸，迄今年余，脉细软，苔薄滑，病属内虚招邪，治拟和营宣络。

处方：肩髃-，左 肩髎-，左 肩贞-，左 巨骨-，左 臂臑-，左 曲池-，左 合谷-，左 肾俞+，双

手法：捻转补泻，肩髃穴下用合谷刺，肩部加用温针并轮流拔罐。

二诊：9 月 20 日，针治 8 次，抬举渐利，唯后旋时仍不利，肩俞穴处有压痛，腰痛亦减，以上法加减。

处方：肩髃-，左 肩髎-，左 肩俞-，左 臂臑-，左 曲池-，左 合谷-，左 肾俞+，双

手法：捻转补泻，肩俞穴用齐刺，肩部加用温针并轮流拔罐。

三诊：9 月 27 日，针治迄今，日趋好转，经气得畅，营卫亦和，抬动已舒利无碍，病已告痊，可停针

观察。

按：肩痹之症，俗称漏肩风，多发于中年以后的病者，一般多为筋肉的痹病。陆老治疗，按治痹原则，多取局部穴结合循经远取穴。手法多用捻转泻法，以病在筋肉，故常用合谷刺，分刺。因病痹而经隧不通，故多加用温针。压痛处常用齐刺或扬刺，加用火罐。有抬举不利之肩凝症状时，肩部穴轮流拔火罐，多者可以一次拔2~3个。本例病者，属冲任脉衰，经络空疏，为外邪所袭，陆老治法，可以反映他在临床上治疗肩痹的一般规律。其中取肾俞，乃是病者兼有腰痛之故。肩俞，乃陆老治疗肩痹病的经验穴，位在肩髃穴与云门穴中间。另有一肩内俞，也是陆老治疗肩痹的常用经验穴，位在肩俞下约一寸。在肩连前臂内侧疼痛，抬举不利，或有肩凝的症状时常采用。但以上仅是治疗痹邪在于筋肉的治法。《灵枢·终始》篇中指出“（病）在骨守骨，（病）在筋守筋”，若病邪入骨当用“致针骨所”的刺法。参见徐某案。

【例二】 徐某，男，41岁，门诊号：69937。

初诊：1964年9月1日，十月前因骑脚踏车摔跤而致左肩关节脱臼，当时由农村医师施行手法复位，复位后左肩疼痛持续二十余天，抬举不利，经电疗后稍轻，唯仍动辄锥痛入骨。左肩肌肉轻度萎缩，尤以肩贞穴部位为最明显，舌淡，苔薄白，脉缓，病因创伤引起，瘀凝气滞，疗治非易，拟祛瘀和营，佐以舒筋。

处方：肩髃-，左　肩髎-，左　肩贞-，左　臂臑-，左　曲池-，左　合谷-，左

手法：捻转补泻，留针加温，肩髃、肩髎用短刺法，肩贞用火罐。

治疗经过：根据上方加减（自第二诊起减肩贞，加巨骨），共治疗5次，活动稍利，刺痛亦瘥，后因患者赴外地工作，未再继续治疗。

按：本例病者，因脱臼而损伤肩关节，气血瘀凝，久而不散。动辄锥痛，是病在骨关节之征，故陆老重用肩髃、肩髎，施《灵枢·官针》篇“十二刺”中短刺法，施术时使肩臂外展约45°，用“稍摇而深之”的手法直刺，深入3寸，然后上下提插，结合捻转、动摇，“上下摩骨”，有似“白虎摇头”之状。此为陆老治疗肩痹在骨关节时常用的手法，此外，肩贞穴重用火罐，因该处肌肉有明显萎缩，为恐其内血凝阻，肌腠粘固，故用大火罐吸拔，以冀去瘀而筋肉得以舒释。

【例三】 王某，男，48岁，门诊号：69926。

初诊：1964年9月30日，左肩背麻木一月余，每遇阴雨麻木更甚，且有酸楚，抬举尚利，肌肉无明显萎缩，左天宗穴有压痛，伴有肝脏肿大，肋下二指余，经常感疲乏，胃纳不馨，食后脘宇闷胀，夜寐欠安，大便较干燥，面色正常，舌苔淡黄腻，舌质红，脉右弦细，左细，病系肝阴不足，脾运失健，营卫不和，风寒外束，治以疏肝理气，养阴蠲痹。

处方：肝俞-，双　期门+，双　足三里+，双　内关-，双　神门-，双　巨骨-，左　天宗-，左　肩贞-，左　曲垣-，左

手法：捻转提插补泻，不留针，天宗穴用齐针。

二诊：1964年10月10日，治疗后左肩背酸痛渐减。阴雨天仍略有所感，胁肋隐痛尚存，纳馨，姑拟疏肝理气，和胃舒筋为治。

处方：肝俞－，双　胃俞＋，双　中脘＋　足三里＋，双　期门＋，双　太冲－，双　天宗－，左　曲垣－，左　巨骨－，左

手法：捻转，不留针。

三诊：1964年10月27日，左肩酸麻基本已愈，唯天气阴雨仍略有灼热感，腹胀减轻，但巅顶仍胀，睡眠亦难，脉仍弦细，苔薄腻，黄色已退，湿浊渐化，肝肾仍亏，从效方再进。

处方：肝俞－，双　胃俞＋，双　期门＋，双　中脘＋　内关－，双　足三里＋，双　太冲－，双　太阳－，双　肾俞＋，双

手法：捻转，不留针。

按：患者就诊时，主诉仅为肩背麻木，然问诊中询得宿有肝疾，故治疗予以两顾。因调整全身脏腑机能，将有助于促使局部病变之向愈。师常曰“若针灸治疗不从整体出发辨证施治，而只从局部出发，胶柱鼓瑟，则针灸的作用，将无异于理疗”。故陆老治疗痹症，不但治其痹邪，同时还常兼治内病。本例病者，兼有肝病，故除取巨骨、天宗、肩贞、曲垣用捻转泻法，以疏经蠲痹外，泻肝俞以平肝阳，补期门以益肝阴；补足三里以健脾，而滋化气生血之源；泻内关以治胸脘胀闷，泻神门以宁心安神，此为调整整体脏腑机能之措施。天宗穴压痛处用齐刺，以疏痹邪，又因本例病者仅有肩酸而未至肩凝程度，并有肝病，脉弦而体力较差，故不用温针及火罐。

【例四】　郑某，男。

患肺结核多年，去年开始右肩酸痛不能上举后旋，肌肉削瘦，面色苍白无华，脉细苔薄，肺经经气不足以

致风寒之邪乘虚而入，治拟祛风通络，取肺经诸穴为主。

处方：尺泽+，右　云门+，右　肩髃-，右　曲池-，右

手法：捻转补泻法。

治疗二次后，痛势大减，治疗四次，动作灵活，抬举自由。

按：本例病者，有肺结核史，面色无华，陆老辨为肺气不足，以致风寒乘虚袭入，邪在手太阴肺经，兼及阳明经，故取尺泽，云门以补肺经元气，泻肩髃、曲池，以疏大肠经之邪，一补一泻，运用得法，故二诊而显效，四诊而痊愈。

瘿气（1例）

胡某，女，23岁。

患瘿气已七八年。1959年在上海某医院治疗两个多月未效。后来经常吃含碘的海带、紫菜等副食品，效果亦不显著。颈项漫肿，心情容易激动，烦躁不宁，皮肤灼热，多汗，胃纳亢进，易感疲劳，胸闷不舒，呼吸急促，时有心悸，脉细弦，苔薄滑。证系肝失疏泄，气血郁滞，痰气相结，经络阻塞，搏于颈下，治拟疏通经气。

处方：昆仑-，双　人迎（点刺）

手法：昆仑用双侧，捻转补泻。令患者仰卧，伸下足，医者立于患者对面，双侧同时捻转，得气后，大指向后搓几下，反复操作8次。

第一次针刺时，即感颈项轻松，针后昆仑穴颇觉沉重，次日颈项漫肿略小。第二次再针昆仑，手法同前。

翌日颈项已基本好转，虽工作紧张，亦不感觉劳累。

按：瘿气，祖国医学亦称影袋，其皮宽肉不变，总由痰气相结而成。随其症状有石瘿（坚硬不移）、肉瘿（肉色不变）、筋瘿（筋脉露结）、血瘿（赤脉交结）、气瘿（随气消长）等之分。本例病者，似属筋肉之瘿病，盖痰气瘀结于足太阳、阳明之筋分而致。以足太阳之筋，其支者，别入结于舌本，另一支者，出缺盆斜上出于烦。足阳明之筋，上颈、上挟口。皆经过颈部，故陆老独取此二经，用昆仑施捻转泻法，疏通太阳之经气，取人迎点刺，以决阳明壅滞之气血。二诊而症情好转，效果令人满意。

麻风（4例）

【例一】 徐某，女。

病麻风，眉毛先脱，四肢不仁，痒麻相兼，犹如虫行，脉缓涩，此毒在肺也。

处方：1. 针灸：中府 -，双　天府 -，双　云门 -，双，刺三分深去毒血　孔最 -，双　太渊 -，双　刺四分深去毒血　臂臑 -，双　手三里 -，双　温溜 -，双　偏历 -，双　刺四分深去毒血。

2. 中药：表汗灵丹，每次六分，热酒调下，被覆取汗，三日服一次，三服止。

附：表汗灵丹方：川当归 18 克（酒洗切片焙）麻黄 18 克（去节研碎焙）　番木鳖 9 克（小浸去毛，黑枣包，新瓦上焙，烟尽为度，连枣研入）　上药研匀。

针刺后尽去毒血，病人渐觉轻爽，而犹未尽瘥，再与表汗灵丹，汗出遍身，自觉皮肤知觉逐渐恢复，经治数旬而愈。

陆师按：毒在肺，易治，以其症根尚浅，可汗可泄而已。肺与大肠相表里，刺肺不足，兼刺大肠，以泄表里毒风。方以番木鳖为君，专解邪毒，治邪风，通经络。和以当归养阴活血，佐以麻黄疏表发汗，故可治肺经之风毒。

【例二】 顾某，女。

病麻风，四肢麻木，肌肤不仁，左目先损，不能视物。脉之寸部细涩，此毒在心也。

处方：1. 针灸：青灵 -，双　少海 -，双　灵道 -，双　神门 -，双　出恶血。

2. 中药：疠风神丹，每次 3 钱，每日早晚二次白滚汤送下，从口碎，用米泔调儿茶末一匙。

附：疠风神丹方：蕲蛇 15 克（酒润去鳞骨） 轻粉 12 克　孩儿茶 6 克　血竭 6 克　没药 3 克　朱砂 3 克（水飞） 麝香 0.5 克　冰片 0.6 克。上药共研细末，炒黄打糊为丸，芥子大。

针刺后，麻木减轻，治疗三月，左目复明，右目亦较清晰，更与疠风神丹，服完二料，得以收功。

陆师按：本方以蕲蛇为君，搜风索毒；轻粉、儿茶、血竭、没药以行血结，治风先治血，血行风自灭矣；麝香、冰片透窜搜邪，无所不达；朱砂辟秽而除恶，护其神明，镇其心神。此行血中之毒，确有神效。眉脱轻者一料，重者三料，百日后可望眉发复生。

【例三】 李某，女。

病麻风，肌肤麻木不仁，渐至手指脱落，此病在筋也。

处方：1. 针灸：①刺四肢皮黑处，出恶血。②期

门-，双　章门-，双　阴廉-，双　五里-，双　阴包-，双　膝关-，双　中都-，双　中封-，双

太冲-，双　行间-，双　大敦-，双　出恶血。

2. 中药：筋风丸，早晚各服9克，温酒送下。

附：筋风丸方：牛膝30克　秦艽30克　木瓜30克　晚蚕砂30克　五加皮30克　防风30克　白蒺藜30克　胡麻30克　明天麻30克　虎骨酥30克　炙防己30克　川贝母30克　橘红30克　红花30克　苦参30克　白鲜皮30克　羌活15克　苍术15克　薄荷15克　麻黄15克　黄芩15克　川乌（炮）15克　白芷15克　乳香15克　没药15克

上药研细末，酒发为丸，绿豆大。

经针治30余次，溃烂处渐敛，肌肤渐仁，更与筋风丸收功。

陆师按：肝主筋、筋受毒，当泄肝经之毒。丸药方以牛膝为君，能引药入筋也；秦艽、五加皮、防风、独活、蒺藜、天麻、防己、白鲜皮、羌活、薄荷、麻黄、川乌以疏风搜邪；胡麻以润燥；虎骨以健筋骨；红花、乳没活血行瘀；苍术、陈皮化湿辟秽；苦参、黄芩清利湿热，更能监制川乌之燥，寒热互用，能收祛风搜湿之功；晚蚕砂辟恶破结，以解恶风凝滞。

【例四】 汪某，男。

病麻风，初则肌肤不仁，肢体麻木，后上肢溃烂，流黑水，鼻柱骨坏，蓄毒入肾经，损及骨骼也。

处方：1. 针灸：①于未溃烂处，以针刺出恶血。②阴谷-，双　筑宾-，双　交信-，双　复溜-，双　太溪-，双　然谷-，双　照海-，双　涌泉-，双（出恶血）

2. 中药：以导风汤洗患处。内服追骨风丹每天24

克，热酒调服。

附：导风汤方：防风　当归　川芎　荆芥　薄荷　白芍　连翘　白术　明天麻　胡麻子　山栀　黄芩　麻黄　菖蒲　僵蚕　蝉蜕　苦参　大黄　滑石　甘草各30克，煎汤洗之。

追骨风丹方：川乌12克　草乌12克（切片炒黄，乘热下火硝120克　急炒至硝化尽停冷），白芷12克共捣细末，每服24克，热酒调服。

治疗三月余，诸恙俱减。

陆师按：毒在骨者，最为难治。追风骨丹，药仅三味，川乌、草乌入骨搜风，破邪毒，行死肌，除冷而消积，益以火硝，祛除沉寒；助以白芷，疏风泄邪，功益显矣。

红丝疔（1例）

沈某，男，30岁。

病者右手无名指端破损，未曾就医，自以红药水纱布包扎，一周未愈，昨夜指端红肿热痛，伴有发热恶寒，头痛，食欲不振，周身无力，舌红苔黄，脉数。检视其前臂，见内侧皮肤上有红丝一条已过肘部。师嘱将姜片放于红丝起端及尺泽穴位上，以艾各灸一壮，灸毕，病者称，疼痛已去其半，且红丝已见短缩，师嘱再灸如前法，目视红丝自行收缩以至全尽。嘱病者，指端破损处去外科诊治，以杜病根。师谓我曰：此红丝疔也，系由疔疮或皮肤破损，复受污毒，以致毒流经脉，走窜成线而发，如不及时诊治，则可引起走黄病症，除灸治外，尚可在红丝之头与尾处砭刺出血，亦每获效。

牛皮癣（1例）

张某，男，32岁。龙华门诊卡：82050。

初诊：1963年10月14日，癣疮发于项背，搔痒难忍，干燥起屑，状若牛皮。从1954年起历经针灸及西药治疗，愈而复发，反复三次，未能根除，这次有发展蔓延之势。此系风湿搏聚于肌腠之间，当以祛风利湿，疏通经脉为治。

处方：风池－，双　风门－，双　三阴交－，双　阴陵泉－，双　委中－，双　天井－，双

手法：捻转提插，癣痒部以七星针叩击15分钟。

二诊：1963年10月21日，头项顽癣密布，经治疗后，搔痒有减，皮肤干燥，乃血热生风，挟湿侵淫肌腠所致，治再化湿润肌。

处方：风池－，双　风门－，双　委中－，双　血海－，双　天井－，双　少海＋，双

手法：捻转补泻，癣痒部以七星针扣击15分钟。

三诊：1963年10月28日，经针刺后，顽癣奇痒渐减，能维持二天，第三天轻微发作。病延日久，难以速效，再拟开疏肌腠，渗湿止痒。

处方：风池－，双　风门－，双　委中－，双　血海－，双　天井－，双　少海＋，双

手法：捻转补泻，癣痒部以七星针扣击15分钟。

四诊：1963年11月1日，针后顽癣搔痒轻减，有阵发现象，局部皮肤干厚粗糙，营分风热内蕴，湿浊阻滞，再以上方投治，佐以外洗。

处方：风池－，双　血海－，双　天井－，双　少海＋，双　大杼－，双　天柱－，双

手法：捻转补泻，癣痒部以七星针叩击 15 分钟。

外洗方：苍术 12 克　黄柏 9 克　白芷 9 克　黄芩 9 克　苦参 9 克　硫黄 6 克　土槿皮 9 克　地肤子 12 克　海风藤 30 克　功劳叶 15 克

上方浓煎加米醋 15 克洗患处，每日 3～4 次，用后揩干敷凡士林少许。

药洗与七星针并用，二月后随访已基本痊愈。

按： 先贤论癣症有五：一为湿癣（如虫行作痒，搔之汁出）；二为顽癣（不知痛痒）；三为风癣，亦为干癣（搔之落白屑）；四为马癣（微痒白点相连）；五曰牛癣（皮厚且坚）。虽变症多端总由血分热燥，以致风毒流于皮肤，亦有挟湿者，故治当祛风利湿，清血润燥为主旨。陆老取风池、风门泻之以祛风；泻三阴交，阴陵泉以利水渗湿；委中以凉血；天井为三焦火经之合土穴，实泻其子，亦是清热之意，并癣痒部以七星针扣刺，即《内经》“毛刺”、“半刺”法之异用，以疏肌腠风毒之邪。故二诊而痒减。三诊后去利湿之穴，加用血海以清血分之热，并加手少阴心经之合水穴少海补之，益水以制心火，这是受《素问·至真要大论》中“诸痛痒疮，皆属于心”的启示而来。五诊同法，六诊病势已退，乃减少祛风、凉血之穴，去风门、委中。以病在项背，故除用七星针浅刺皮部外，加大抒、天柱，泻之以通经络之气，并佐用洗方，历二月而治愈。

流火（1 例）

徐某，女，45 岁。

初诊：1948 年 7 月，忽病右足腿红肿，其赤如丹，肌肤发热，疼痛难忍，不能步履，病已三日，脉来濡数，舌苔如常，治拟泄热解毒。

处方：委中－，右　阳陵泉－，右　承山－，右　足三里－，右　丰隆－，右

手法：提插为主，委中出血。

刺后疼痛即减，七诊而愈。

按：本病多由热郁化火，流注足胫而成。外科文献虽有色红而干者，属心肝二经之火；色黄而湿者，属脾肺二经湿热之说，但其肿胀疼痛，则多为经气壅滞不通之故，因而治疗皆须清解患部经络之热毒为主，取穴也以随经辨证为法，委中出血可泻下肢血分之热毒，也可在患处用三棱针点刺出血，均是清热泄毒之方法。

阴挺（1例）

李某，女，35岁。

产育多次，气血亏虚，子宫下落不能上收，脉软弱，针灸中药并进以固任脉之气。

处方：（1）关元△　气海△　中极△　百会△

（2）府舍＋，双　维道＋，双　气冲＋，双　冲门＋，双　蠡沟＋，双　三阴交＋，双

（3）中药：全当归12克　川芎6克　酒白芍6克　粉甘草2.4克　潞党参9克　黄芪9克　白术9克　陈皮4.5克　升麻1.5克　乌附片4.5克　×5剂

针灸十二次而愈。

按：阴挺一症，亦称“阴脱”、“胞落癫”，以其突出如菌，故又有“阴菌”之名，多发于产后，故又称“产肠不收”。多因肝郁、脾虚下陷所致，常为虚症，但也有湿热流注肝经而致者，则可兼见小溲涩滞，心烦内热等。又因足厥阴之脉，入毛中过阴器，抵少腹；督

脉起于少腹以下骨中央，女子入系廷孔；任脉起于胞中，以上毛际，故阴挺之病，与此三经关系最密。本例病者，产育多次，损伤胞络，以致气虚下陷，而成此症，故陆老灸关元、气海、中极以固任脉之气，灸百会以升提陷下之中气；兼用针补府舍、冲门以益肝、脾二经之气（足太阴、厥阴之会）；补气冲以益阳明之气；补维道助带脉以主收引（足少阳、带脉之会）；补蠡沟足厥阴之络，引络气上注前阴，以润宗筋；补三阴交以佐蠡沟，也是引三阴之气，上润宗筋之意；兼用补气益血、温阳升提之中药，故治疗十二次而痊愈。

痛经（1例）

奚某，女，29岁。

经前少腹疼痛，经行紫黑，胸肋刺痛，脉之关尺俱涩，此乃肝失条达，气郁血瘀而致，拟疏肝理气。

处方：期门-，双　归来-，双　急脉-，双　曲骨-　三阴交-，双

手法：捻转，留针15分钟。曲骨用盘法。

针治一次痛减，三次痊愈。

按：痛经之症，原因甚多，先贤朱丹溪曾有“将行作痛者，气之滞也；行后作痛者，气血虚也”的论述。盖妇女善病肝郁，木失条畅，则气易滞，气滞则必血瘀作痛。本例病者，脉来涩滞，是气结之象，胸肋刺痛，是肝失条达之征，经行紫黑，是气滞血瘀而致。陆老审症求因，为泻期门、急脉，以疏厥阴之气；曲骨是任脉、足厥阴之会，亦有疏肝而利冲任之功，施用盘法以和少腹之气；泻三阴交，统调肝、脾、肾三经，佐以归来，统是妇科调经的经验要穴。故治之痛减而愈。

妇女少腹痛（1例）

君某，女，36岁。门诊号：66396。

初诊：1964年5月30日，少腹痛8年，伴有腰尻酸痛，两髀枢筋掣，动辄尤甚，平时带下深黄，临经腹痛，乳房发胀，食欲不振，睡眠梦扰频繁，头痛或时眩晕，四肢乏力，面色不华，苔薄黄，脉细，尺脉无力，太溪、太冲两脉隐约不显，上、次髎有压痛，病系脾肾两亏，肝气横逆，冲任失调，木盛侮土，日久之后，中气不振，治拟培补肝肾，理气解郁。

处方：肝俞+，双　肾俞+，双　志室+，双　白环俞+，双　中脘+　气冲-，双　气海+，-　三阴交+，双　太溪+，双　太冲+，双

手法：捻转，不留针。三阴交用皮内埋针，中脘、气海、留针加温。中脘、气海进针一寸，即感滞痛难忍。

二诊：6月4日，近日月经将潮，少腹两侧持续疼痛，腰酸背楚，胃纳不馨，伴有心烦心悸，脉细而滑，苔薄尖红，肝肾两亏之质，木郁脾倦，以致中土失运，气滞厥阴之分，迩来月水将潮，血阻胞宫，而见斯症，治宗前法。

处方：肾俞+，双　肝俞+，双　白环俞+，双　志室+，双　气海-　关元-　三阴交+，双　太冲-，双　太溪+，双　上髎+，双

手法：捻转，不留针。

三诊：6月6日，腹背皆痛，神阙仍有动悸，此次月经量少，腹痛略减，神疲肢乏，纳谷不香，肝木侮土，当拟疏肝理气，佐以和中。

处方：肝俞+，双　肾俞+，双　志室+，双　白环俞+，双　气海+　太冲+，双　太白+，双

四诊：6月9日，经来痛势已减，血块减少，时有心悸，寐则易醒，腰尻酸痛筋掣，下脘至气海拒按疼痛难忍，针刺一寸即感剧痛，不能忍受，病系肝气郁结，中气不伸，遂致气结冲任，多年不解。改用艾条温行之法，以冀气行结散。

处方：中脘△　下脘△　气海△　神阙△　关元△　归来△，双　三阴交△，双　中炷灸　隔姜　每穴灸七壮，今日灸中脘，以后每次选一穴，灸后贴灸疮膏。

五诊：7月4日，灸治月余，腹痛减，白带少，腹部微有隐痛，天枢拒按，脉弦数，舌质红，苔薄黄。

处方：归来右　隔姜灸七壮

六诊：8月15日，停灸一月余，灸疮化脓，迄今方愈，少腹痛减轻，白带减少，腰痛亦轻，精神睡眠转佳，胃纳大增，唯下腹仍有坠胀感，脉舌如前，再从前治。

处方：归来左　隔姜灸七壮

七诊：8月22日，阴道坠痛，腰及少腹隐痛，白带减少，色白稠厚，治再宗前。

处方：三阴交双　隔姜灸七壮

八诊：8月25日，阴道坠痛依旧，气虚湿滞而来。

处方：中极－　子宫－　上、次髎－，双　足三里+，双

手法：捻转，不留针。

九诊：8月29日，阴道坠痛明显轻减，腰及少腹痛亦瘥，白带少，脉沉细，舌淡白，治宗前法。

处方：同上。

手法：捻转，不留针。

按：本例病者少腹疼痛已历多年，初诊时精神萎靡，见证繁杂，经治以后，腹痛得除，余症亦减，精神转佳，胃纳大增，多年沉痼，一旦消除，乃陆老得意之诊例，故生前曾亲自加按，其治疗过程中，运用手法与穴位，机动灵活，用针用灸，随症应变，不拘一格，可为学者师法。原稿因有陆老自按，故不另按再议。

产后会阴痛（1例）

徐某，女，32岁。南汇县中心医院门诊号：30512。

产后已四月余。由于生产时会阴破裂，经缝合后，局部坚硬拒按，刺痛难忍，坐立不稳，步履更感困难，二腿分开时剧痛，并伴有外痔，勉强伛偻而来。脉象濡细，舌苔薄滑。病系瘀血湿热互阻篡间，冲任督三脉失和，拟以治标为主。

处方：长强－　承山－　关元－　中极－　阴廉－，双　三阴交－，双

手法：捻转结合提插，留针10分钟。

三日后复诊，会阴部疼痛减缓，行路已无碍，脉舌如前，再宗原方加减。

处方：长强－　承山－，双　委阳－，双　上髎－，双　关元－　中极－　环跳－，双　三阴交－，双　会阴－

手法：同上。

针治12次后，患者步履如常，两腿能自然分合，会阴部按之亦不觉疼痛。痔疮滞胀也得缓解。

按：会阴之部，亦称为篡间，乃系督脉所过；又任脉、冲脉出中极之下；足太阳之经别，从腘中别入于

肛，内属膀胱，皆与会阴部有关。本例病者症起产后会阴破伤之后，是伤部虽愈而脉气不和，瘀血湿热互阻，以致冲任督三脉之气壅滞所致，故陆老取长强、关元、中极以通任督之气；泻承山疏导足太阳经别；用阴廉疏足厥阴之气，盖厥阳之脉绕阴器而过；泻三阴交统治三阴湿热之邪。二诊加取委阳，义同承山；加上髎，是足太阳、少阳之会，配环跳，是足太阳、少阳之会，统调太、少二经，盖足少阳之脉，出气衔，绕毛际，横入髀厌中，而合足太阳之脉，调此二经，亦与前后阴有关；必要时也可再加会阴，是冲任督三脉之会，穴在病所，泻之以疏导局部之经气。12 诊而诸证悉除。

脑震荡后遗症（1 例）

吴某，男，29 岁。

初诊：1959 年 9 月 24 日，1955 年后脑及肩背部被木棍击伤，昏迷，住院八天，诊断为脑震荡，以后留有头痛眩晕，视力减退，夜寐不安等症状，脉弦滑，舌质红，治拟疏泄清空，滋水降火。

处方：风池 -，双　百会 +　上星 +　丝竹空 -，双　行间 -，双　复溜 +，双　神门 -，双

手法：提插捻转。

二诊：9 月 28 日，针刺后诸恙改善，视力亦见好转，寐仍多梦，脉来弦滑，仍宗上治。

处方：风池 -，双　上星 +　丝竹空 -，双　行间 -，双

按：祖国医学认为跌扑闪挫，猝然身受，气必为之震，震之激，激则壅，壅则凝聚而为病。本例病者，脑部受击，震伤以后，病壅而不通，兼以猝然受击，心肝

之气，因惊而激，引动心肝之火上升，而致头痛眩晕，夜寐不安，诸症延久不愈。陆老辨证求因，取风池、百会、上星、丝竹空，以疏导清旷壅滞之气机，泻行间以平肝，泻神门以宁神，补复溜以滋肾水，标本同治，故一诊而获效。

小脑桥脑萎缩症（1 例）

何某，男，34 岁。门诊号：69927。

初诊：1964 年 9 月 29 日，走路不稳，已历 4 年，时有头痛眩晕，两目远视昏糊，目珠不活，偶有震颤，并有复视，行履常向右侧倾斜，饮食易呛，精神疲乏，烦躁不宁。无四肢震颤，二便不利等症，经×医院诊断为“小脑桥脑萎缩”，而来针灸治疗。诊得舌胖，苔薄黄，寸口虚细而数。病系肝肾两亏，风阳上越，久病之体，势必气阴两亏，经多方治疗，目前尚属稳定，但终属缠绵之疾，决非旦夕间可能奏功，治拟补肾柔肝，升清降浊。

处方：风池－，双　风府－　丝竹空－，双　肝俞＋，双　肾俞＋，双　复溜＋，双　太溪＋，双　足三里＋，双　行间－，双　昆仑－，双　委中－，双

手法：提插捻转，不留针。

二诊：1964 年 10 月 6 日，头晕略轻，下肢行履少力，针刺后觉有热气上下窜动，余症如旧。脉细数，苔薄白，治再宗前，加太冲，－、双，手法同前。

三诊：1964 年 10 月 10 日，针后效果不甚明显，诸症如旧，治法宗前方加减。

处方：风池－，双　丝竹空－，双　上星－　肝俞＋，双　肾俞＋，双　太溪＋，双　太冲＋，双　阳陵泉－，双

昆仑 - ，双　足三里 + ，双　委中 - ，双

四诊：1964 年 10 月 13 日，针刺后两足渐见有力，略有眩晕，近来风邪犯肺，鼻塞打嚏，咳嗽时作，精神疲乏，治宜两顾。

处方：风池 - ，双　丝竹空 - ，双　上星 - ，双　外关 - ，双　列缺 - ，双　肝俞 + ，双　肾俞 + ，双　太溪 + ，双　太冲 + ，双　阳陵泉 - ，双　昆仑 - ，双

五诊：1964 年 10 月 20 日，13 日针治后病势顿觉减轻，行履情况良好，不需扶杖而行，脉舌如前，再拟原法。

处方：风池 - ，双　丝竹空 - ，双　外关 - ，双　列缺 - ，双　肝俞 + ，双　肾俞 + ，双　太溪 + ，双　太冲 + ，双　阳陵泉 - ，双　昆仑 - ，双

六诊：1964 年 10 月 24 日，步履较佳，唯眼球震荡增加，再拟原法。

处方：上方加睛明 - ，双

七诊：1964 年 11 月 7 日，迭投培补肝肾，升清降浊之法，眩晕渐趋好转，下肢行履较稳，举足有力，不扶杖能步行一公里多，视力仍感模糊，间有复视，脉象细数，舌苔薄滑，二便正常，病久势笃，正气不足，肝肾两亏，症状尤著，再拟前法出入。

处方：肝俞 + ，双　肾俞 + ，双　复溜 + ，双　太溪 + ，双　风池 - ，双　行间 - ，双　光明 - ，双　曲泉 + ，双　阳陵泉 - ，双

手法：提插捻转，不留针。

八诊：1964 年 11 月 17 日，针治以来，病情明显好转，下肢行履已较有力，尤以左侧更为明显。每次针后 2 ~ 3 天内症状好转较显著，视力仍较差，有复视。

脉细数，舌质淡，中有裂纹，苔薄腻。再拟培补肝肾，升清降浊。

处方：风池－，双　风府－　丝竹空－，双　肝俞＋，双　肾俞＋，双　足三里＋，双　太溪＋，双　光明＋，双　太冲＋，双　行间－，双

手法：提插捻转，不留针（针丝竹空时，感觉足底有热气窜动）。

按：本例经西医确诊为“小脑桥脑萎缩症”，迭经各种治疗均无显效。应用针刺治疗一个疗程，收到比较满意的效果。病者头晕目糊，烦躁不宁，视物有歧，行履倾斜，脉细数，舌胖苔黄，一派肝肾两亏，风阳上僭之症，故陆老初诊取用风池、风府、行间以泻肝胆上僭之阳而治眩晕；取丝竹空以清肝胆蕴伏之热而明目，是皆治标之法。兼补肝俞、肾俞、太溪、复溜调肝肾之气以益肝肾之精，乃治本之法。取足三里调理脾胃，是“治痿独取阳明”之意。取委中、昆仑疏调足太阳经之气血，盖足太阳主筋，而阳跻起于申脉，是足太阳之支别，足太阳之气血调和，可起强筋健步的作用。本案之取效，主要在于标本兼顾，补泻兼施，这是治疗慢性顽固性疾病的关键。

52检